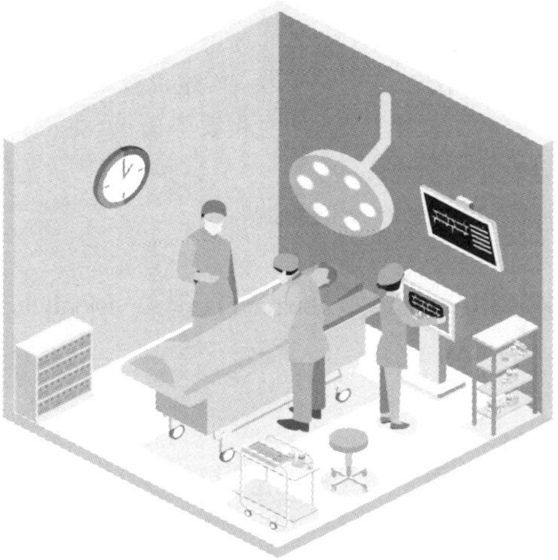

医疗手术资源调度模型与算法

王 昱 唐加福 著

清华大学出版社
北 京

内容简介

本书以优化调度理论为基础，以医院手术室等相关资源为研究对象，运用运筹学、系统工程、统计学等方法，建立了一套手术资源优化调度理论与方法。主要内容包括手术室运作管理模型、求解算法及其应用，研究方法涵盖确定型模型、随机规划和鲁棒优化。本书可供工业工程、管理科学、医院管理等专业的本科生、研究生和教师阅读，也可供相关领域的科研工作者参考。

图书在版编目(CIP)数据

医疗手术资源调度模型与算法/王昱，唐加福著. —北京：清华大学出版社，2021.12
ISBN 978-7-302-59603-5

Ⅰ. ①医… Ⅱ. ①王… ②唐… Ⅲ. ①外科手术－资源分配－调度模型 Ⅳ. ①R61

中国版本图书馆 CIP 数据核字(2021)第 243860 号

责任编辑：陈凯仁　朱红莲
封面设计：傅瑞学
责任校对：赵丽敏
责任印制：杨　艳

出版发行：清华大学出版社
网　　址：http://www.tup.com.cn，http://www.wqbook.com
地　　址：北京清华大学学研大厦 A 座　　**邮　　编**：100084
社 总 机：010-62770175　　**邮　　购**：010-62786544
投稿与读者服务：010-62776969，c-service@tup.tsinghua.edu.cn
质量反馈：010-62772015，zhiliang@tup.tsinghua.edu.cn
印 装 者：天津安泰印刷有限公司
经　　销：全国新华书店
开　　本：170mm×240mm　**印　张**：10.75　**插　页**：2　**字　数**：221 千字
版　　次：2021 年 12 月第 1 版　　**印　　次**：2021 年 12 月第1 次印刷
定　　价：59.00 元

产品编号：094077-01

前言

PREFACE

随着医疗体制改革的进行，人们对医疗服务质量的要求越来越高。手术部作为医院的核心部门，与患者的健康乃至生命安全息息相关，其服务质量更是引起了医院和患者的高度重视。优化安排患者手术，尽量缩短患者手术的等待时间，以减小病情恶化或者感染的风险；调节手术医生的日工作量，防止因过度疲劳而造成的手术事故，创造一个良好的手术环境，是本书研究的意义所在。所谓手术室优化调度问题，在宏观上包括计划和调度两个层面，即根据医院的手术能力及患者的病情需求，合理安排患者的手术时间、手术室及先后顺序的过程。根据所考虑因素和实际背景的差异，其侧重点在研究过程中会有所不同。

本书以国内手术室运作管理环境为背景，借鉴国内外相关领域的理论研究成果，在提炼总结手术室运作流程的基础上，建立了手术室能力分配与优化调度的体系构架，并以此为基础，从手术室管理实际出发对手术能力分配、手术的时间地点调度以及手术排序中的若干关键问题进行深入研究，利用系统工程的理论知识，对相关问题进行优化求解，为医院管理决策者合理安排医院的手术资源提供参考策略及理论和方法支持。

本书的研究内容共分为9章，研究方法由浅入深。第1章绪论，主要介绍手术资源调度问题的研究背景、意义、研究目标及内容。第2章手术室运作管理问题的研究综述，提炼总结出手术室运作的基本流程；结合我国的医疗环境，总结了我国手术室管理所面临的问题与挑战；将手术室管理从影响因素、优化目标、研究方法几方面进行综述，在不同层面上介绍分析了手术室运作管理问题的研究现状与发展趋势。第3章层流手术室排程问题的模型及算法，根据医疗体制改革中提出的新政策——手术室分级管理，将手术室的组织架构融合在问题的建模求解过程当中，在考虑患者术前准备、麻醉、手术、术后清理、麻醉复苏整个流程的情况下，设计了手术室的两阶段管理策略。第4章手术排程问题的多目标粒子群算法，建立了考虑手术时长不确定性的多目标手术排程模型，讨论了患者手术时长均值和方差对模型性能的影响，使用多目标粒子群算法求解手术排程问题，通过引入 ε 支配概念构建非支配解集保证了解分布的均匀性。第5章考虑停台的手术排程问题的模型及算法，分析了医院手术停台现象的产生原因，将控制手术停台率表示为机会约束，建立了手术室调度问题的随机规划模型，分析了模型的性质并设计了求解该问题的列生成算法。第 6 章考虑患者偏好的联合医生排班与手术室分块调度问题方法，考虑到患者对主治医生和手术时间的偏好，开发了患者偏好驱动的联合医生排班和手术室调度模型，模型考虑到了医生班次可用性、技能匹配性及手术室接诊能力等现实约束，开发了基于列生成的启发式算法，分析了患者偏好对医生排班成本的影响，推导了问题目标值的下界。第 7 章面向风险规避型的手术室管理者，研究了手术超时风险控制的手术调度问题，利用随机规划方法进行建模和求解。基于期望效用理论刻画手术室管理者的风险规避行为，提出风险指数决策准则，理论证明了该决策准则能同时考虑超时概率和超时时长。第 8 章针对多科室共用手术室资源的情况，研究了医院多科室间的手术室能力分配问题。将患者需求表示为有界区间，以手术能力分配不足引发的收益损失最小为目标，建立了多科室手术能力分配问题的鲁棒优化模型，使用切平面算法求解该问题。第 9 章面向历史数据有限或手术时长分布难以准确预测的情况，围绕运作层面的手术室单日调度问题展开研究，开发了求解该问题的分布鲁棒优化方法。

本书是作者多年从事医院服务运作管理、鲁棒优化方法研究的部分成果。在研究工作中，本书力求理论与实践相结合，一方面能够从理论层面系统地总结手术室运作管理的相关理论与方法，另一方面从实践层面对我国医院手术室运作管理提供方法性指导。但因作者水平有限，仍有内容有待深入完善。对于不足之处，还请读者谅解指正。

感谢西南财经大学章宇教授、大连市卫生健康委员会副主任曲刚博士对本书的指导、支持和帮助，正是他们的专业背景和多年从事医院运作管理的经验，使得本书的研究内容更加贴近医院运作管理实际。章宇教授参与了本书的第 7、第 9 章的研究工作，章宇教授在鲁棒优化领域深耕多年，他的指导提升了本书的理论深度。此外，感谢东北大学管理科学与工程专业硕士生吴银海在本书排版校对过程中所付出的努力。感谢东北大学工商学院的各位领导，正是他们的支持和帮助，推动了本书的顺利编写和出版。

本书的出版得到国家自然科学基金项目（72071036、71601128、71901180、71831003）和中央高校基本科研业务费（N2006012）项目的资助与支持，在此表示感谢。

还要感谢清华大学出版社的编辑同志，他们的热心、耐心和关心，是本书得以顺利出版的重要保证。

作　者

2021 年 5 月 30 日

目录

CONTENTS

第1章

绪　论

1.1　研究背景

医疗服务业是关系国计民生、人民生命安全的重要行业。近年来，全球人口的快速增长及老龄化的加剧导致了医疗工作量的增加[1]。我国的人口老龄化问题尤为凸显，1999年我国正式迈入老龄化社会。截至2019年年末，全国60周岁及以上人口为25388万人，占总人口比重为18.1%。其中，65岁及以上人口为17603万人，占比12.6%。预计到2030年，中国60岁及以上老年人占人口比率将会达到24.46%，比世界平均水平高出约8.5个百分点[2-3]。人口老龄化和人们对健康意识的提升，使得患者的就医需求逐年增加。

据《中国卫生和计划生育年鉴2019》中的资料显示，2018年，我国医疗机构就诊人次达83.1亿人，比2010年增长了42.3%；医疗机构住院人数比2010年增加了79.6%；然而，我国的卫生机构数量仅增加6.5%。为了满足人们的就医需求，部分医院向大体量、大规模发展。如何高效地利用有限的医疗资源引发了广泛的社会关注。

手术部作为医院的核心部门，是为患者提供手术及抢救的场所[4]，是整个医疗环节中使用设备最昂贵、动用人力资源最广泛、涉及资金最多的医疗过程[5-7]。据不完全统计，手术全过程会涉及整个医院70%的部门[8]。因此，手术室在整个医院管理中具有枢纽作用，其利用率的高低直接关系到外科患者的轮转。由于患者需求和手术过程存在着大量的不确定性，包括：服务时间的不确定性、急诊患者到达的不确定性以及由上述不确定性引发的手术停台风险，增加了手术室管理的难度。长期以来，很多医院存在着患者入院迟迟安排不上手术，手术停台率高，重症患者救治不及时，医生疲劳操作等不合理现象[9]。如何缓解手术资源的供需矛盾，合理高效地利用有限的手术资源，为患者提供及时、舒适的手术治疗，已经成为备受医患关注的问题。

目前，针对手术室资源分配与运作管理问题，相关研究取得了丰硕的研究成果[4,10-11]。Magerlein 等[12]将手术排程分为提前排程和分配调度两阶段，其中提前排程是确定患者的手术日期的过程，而分配调度是需要决策一天内的每个手术具体地点和开始时间。Gupta[11]指出手术室管理是一个复杂的多阶段的过程，手术室管理需要采用分层决策的思想；在战略层，医院管理者需要决策手术部的宏观发展策略，如医院需要建立多少间手术室，手术室的资源器械配置等问题，战略层的问题通常决策周期较长，短则半年到一年，长则 5～10 年。在战术层，医院管理者需要决策科室之间、医生之间的手术资源分配。在运作层，由于急诊患者的突然到达或者择期手术的服务过程不确定性，预先安排的手术计划在执行过程中往往存在着偏差，医院管理者需要实时地调整手术计划以保证患者的生命安全以及手术室的高效合理使用。Cardoen 等[10]从患者特征、影响因素、决策变量、研究方法和不确定性 5 方面对手术排程问题进行了阐述，指出不确定环境下的手术排程以及手术排程中的多资源协同优化将成为未来研究的主要方向。

近年来，随着信息化技术的发展，医疗服务运作管理开始由传统的、基于经验的人工管理向信息化、系统化、模型化转变。舒文等[9]在考虑手术室和护士二维资源约束的情况下，以手术室利用率最大为目标建立了目标规划模型。王昱等[13]在考虑手术时间服从正态分布的情况下，以手术停台风险和患者病情恶化风险最小为目标建立手术调度模型，设计了多目标粒子群算法。本书在以往研究的基础上，结合我国医疗环境和手术室管理的特点，旨在开发出贴合实际的手术室能力与运作管理策略，提高手术室资源使用效率，减少医生过度加班的现象及医院的运作成本。

1.2 研究意义

在中国，随着社会经济的发展，人们对于优质医疗服务的需求迅速增加。习近平总书记在全国卫生与健康大会上强调把人民健康放在优先发展战略地位，努力全方位全周期保人民健康[6]。其中，本书的研究方向侧重于优化健康服务。手术部的投入资金占医院财政支出的 10%，利润占医院总盈利的 40%[10]，手术部的运作管理直接影响着医院的经济效益和发展，受到管理者的高度重视。与此同时，医院具有公益性和营利性双重性质。一方面，医院要以救死扶伤为目的，尽可能为患者提供及时、高质量的诊疗服务；另一方面，医院管理者又希望有效地利用人力、财力、物力等资源，提升资源的利用效率、降低运作成本，所以，加强运作管理就十分重要。

(1) 有利于推动医院管理向精细化管理转型

目前,医院手术室运作管理仍然存在着较多问题,多数医院仅凭借护士长的经验手工排程,存在医患满意度低、手术成本高、患者等待时间过长、医生过度加班等多种问题。

从现实的角度而言,医院使用的手术排程方案均为基于点预测的确定性排程,即医生根据经验给出预期的服务时间,然后提交护士长进行全科手术安排。点预测的方法虽然易于操作,但是排程方案的抗扰动性差。当一些手术的预期时长和实际时长发生差异时,整个排程方案的性能可能出现大幅下降甚至不可行。在医疗服务领域,任何调度方案能否顺利进行都关系着患者的治疗、健康,整个调度方案的抗扰动性至关重要。手术室作为医院的关键资源,其运作管理亟须向模型化、精细化转型。

与此同时,随着信息技术发展速度越来越快,医院的信息化建设逐步完善。模型化、精细化的手术室管理模式更便于与医院的信息化系统相结合,从整体上提升医院的管理水平。

(2) 有利于推动多部门协同

手术部是医院的重要枢纽环节,患者的手术进程不仅仅和其自身息息相关,还关系到相关医护人员的排班、下游麻醉复苏室及床位的调度。手术室与各部门、科室的工作流程就像齿轮一样,紧紧地咬合在一起,不管齿轮的大小,只要一个齿轮出现问题,都会影响大齿轮的运转,影响手术室的工作效率。例如,病房或者重症监护室(ICU)、麻醉复苏室(PACU)病床短缺也会造成手术无法如期进行。针对手术排程的研究有利于推动多部门、多资源协同管理[15]。

(3) 有利于提高资源的利用效率

手术室是整个医院中资源最为密集的地方,它约占用了整个医院资源耗费的40%[1]。医院的手术资源有限,在同一时间段,一套资源只能为一例手术服务,如何合理地将有限的资源分配给患者,是手术排程的关键。并且,由于患者病情的复杂性,择期患者的实际服务时长与预期值往往存在着偏差。急诊患者到达具有随机性,救治具有紧急性,提升了手术排程的难度。如何在不确定的环境下,优化资源利用效率是手术排程的难点。

相关研究中考虑的手术资源包括:①医护人员:主刀医生、麻醉师及护士。在教学型医院,医生除了手术工作以外,还需要承担教学任务。②手术室数量限制:每家医院的手术室数量是固定的,每天可以做的手术也是有限的;目前,我国医院正在推行普及洁净手术室,不同的手术室的洁净等级不一样,与之匹配的手术也不同,有一些手术对手术室的要求较高,必须放在特定的手术室实施。③病床限制:病房或者 ICU、PACU 病床短缺也会造成手术无法进行。④手术器械限制:手术器械是指在临床手术中所使用的医疗器械,除常规手术器械外,还有一些专科如骨科、泌尿科、妇产科、烧伤科、整形外科、脑外科、心胸外科、普外科等使用的器械。

例如，取环钳主要用于妇科在取节育环时使用；取皮机主要用于烧伤科，当患者大面积烧伤需要皮肤移植时，取自体皮时必用。患者手术的差异性使得其对手术器械的需求也有所不同，在术前器械护士要准备好所有需要的器械以保证手术的进行。手术室运作管理对提高关键资源的利用效率具有重大作用。

在医疗服务领域，任何调度方案能否顺利进行都关系着患者的治疗、健康。目前国内大多数医院的手术室缺乏科学合理的调度手段和方法，仍采用人工排程方式安排手术。面对大量的手术需求，通过科学的手术室调度优化医院有限的手术资源配置，有利于提高手术室的服务质量和资源利用效率。

1.3 研究目标与内容

本书的研究目标是以国内手术室运作管理环境为背景，借鉴国内外相关领域的理论研究成果，在提炼总结手术室运作流程的基础上，建立了手术室能力分配与优化调度的体系构架，并以此为基础，从手术室管理实际出发，对不确定的环境下患者的手术时间及地点调度等问题进行深入研究，利用管理科学与工程的理论知识，对相关问题进行优化求解，提出了基于若干关键问题的确定性优化、随机规划和鲁棒优化模型，基于模型特征设计启发式、智能优化以及精确算法获得优化方案。这为医院管理决策者合理安排医院的手术资源提供参考策略和理论支持。本书的主要研究内容包括：

第 2 章手术室运作管理问题。针对手术室管理模式与运作流程，探讨了目前手术室管理过程中面临的问题与挑战。根据医院的现实场景构建了手术室运作管理的研究框架，进而在这一框架下对现有研究进行系统综述，从问题分类、影响因素、研究方法入手总结了目前研究的热点、难点。

第 3 章层流手术室排程问题的模型及算法。根据医疗体制改革中提出的新政策——手术室分级管理，将手术室的组织架构融合在问题的建模求解过程当中，在考虑患者术前准备、麻醉、手术、术后清理、麻醉复苏整个流程的情况下，设计了手术室的两阶段管理策略。

第 4 章手术排程问题的多目标粒子群算法。开发了具有手术时间鲁棒性的多目标手术排程模型，并讨论了患者手术时长均值和方差对模型性能的影响，使用多目标粒子群算法求解手术排程问题，通过引入 ε 支配概念构建非支配解集保证了解分布的均匀性。

第 5 章考虑停台的手术排程问题的模型及算法。分析了医院手术停台现象的产生原因，将控制手术停台率表示为机会约束，建立了手术室调度问题的随机规划模型，分析了模型的性质并设计了求解该问题的列生成算法。

第 6 章考虑患者偏好的联合医生排班与手术室分块调度方法。考虑到患者对主治医生和手术时间的偏好，开发了患者偏好驱动的联合医生排班和手术室调度模型，模型考虑到了医生班次可用性、技能匹配性及手术室接诊能力等现实约束，开发了基于列生成的启发式算法，分析了患者偏好对医生排班成本的影响，推导了问题目标值的下界。

第 7 章考虑手术超时风险控制的手术排程问题模型及算法。面向风险规避型的手术室管理者，通过期望效用理论刻画手术室管理者的风险规避行为，利用随机规划方法进行建模和求解，理论证明了该决策准则能同时控制超时概率和超时时长。

第 8 章考虑择期和急诊两类患者的手术室能力分配问题。将患者需求表示为有界区间，以手术能力分配不足引发的收益损失最小为目标，建立了多科室手术能力分配问题的鲁棒优化模型，使用切平面算法求解该问题。

第 9 章手术室单日调度问题的分布鲁棒优化方法。面向历史数据有限或手术时长分布难以准确预测的情况，围绕运作层面的手术室单日调度问题展开研究。将患者的手术服务时间表示为模糊集合，在考虑手术室收治能力限制的情况下，确定患者的手术室安排，开发了求解该问题的分布鲁棒优化算法，理论推导出手术室运作成本的上下界。分别设计精确求解方法、基于线性决策准则的近似方法和基于离散分布的启发式方法。

本书的研究由浅入深，第 3～4 章考虑确定环境下的手术排程，即假定患者服务时长为定值，优化患者的手术指派及先后顺序。第 5～9 章在基本的手术调度问题基础上刻画了服务时长的不确定性及急诊动态到达等现实场景，因此问题更加复杂。目前，对该类问题的研究主要使用随机变量进行刻画，考虑期望超时时长最短或者期望超时概率最小为目标，这两类问题为#P-难或 NP-难问题，因此难以用于解决大规模现实问题。基于此，本文提出一种能够同时控制超时概率和时长的决策准则，从理论上证明了其合理性，在计算效率上获得了大幅度提升，详见第 7 章。针对历史数据不充分，难以准确刻画随机变量分布的情况，本书提出了求解手术调度问题的鲁棒优化及分布鲁棒优化方法，详见第 8～9 章。

1.4　本章小结

本章给出手术调度问题的理论与现实依据，指出运用运筹学方法为医院手术室管理提供决策支持的必要性和紧迫性，并概括性地介绍了本书的研究背景、研究意义及研究目标与内容。

第2章

手术室运作管理问题

从管理科学的角度来看,所谓手术排程①问题,实质上是根据患者需求及院方的手术能力,产生一段时间内、满足一定约束条件的手术时间表的过程[1]。广义的手术排程除手术时间、地点的调度外,还包含科室间的能力分配、医护人员的协作排班以及手术器材等相关资源的分配与调度。

手术室运作管理本质上是不确定环境下的多因素、多指标的资源分配问题。这些因素包括环境因素(患者类型、病情严重程度、手术流程、急诊患者动态到达、手术时长不确定性等)和行为因素(患者病情临时变化导致的手术取消行为、患者对医生和手术时间的选择行为等);常用的指标包括经济性、患者等待时间、资源利用率、医患满意度、完工时间等。手术室运作管理的最大难点在于手术过程的不确定性和急诊患者到达的随机性,这些数据信息往往难以获得且无法用某种分布准确描述,这种情况下,如何有效地调度医院的手术资源,提升患者的就医满意度并降低医院的运作成本是医院管理者面临的重大现实课题。另一方面,手术治疗需要医生、护士、麻醉师等多方、多部门协同,方案一旦制定,临时更改将引发连锁反应,因此,调度方案的鲁棒性至关重要。正是因为这些因素,使医院手术室运作管理问题重要且复杂,已经成为学者研究的热点问题[10-20]。

本章主要分为6部分:第1部分,相关文献检索统计分析;第2部分,医院手术室管理现状;第3部分,手术室运作管理问题的构成要素及分类;第4部分,手术室运作管理问题的分类;第5部分,手术室运作管理问题的研究方法。第6部分,不确定环境下手术运作管理问题的研究框架。

---

① "手术排程""手术调度""surgery scheduling"可视为含义完全相同、完全可以相互替代的词汇,只不过这三者使用的学科和场合(医疗、运筹学、英语)不同。

2.1 相关文献检索统计分析

医疗服务运作管理关系到国计民生，近年已成为研究的热点，众多学者在领域内深耕。利用 Web of Science 进行检索，检索域为“主题”，时间设定为 2000 年至 2021 年(搜索时间为 2021 年 5 月)。用“healthcare scheduling”“healthcare optimization”或“healthcare management”进行检索，类别：OPERATIONS RESEARCH MANAGEMENT SCIENCE，结果显示，在以上检索范围内的相关论文共有 1495 篇，且在论文数量上呈现增加的趋势。其中，将相关期刊按照发表的相关论文的数量排名，前 20 位如图 2.1 所示。可以看出，运筹学与管理科学领域高质量期刊 *European Journal of Operational Research*、*Production and Operations Management*、*Annals of Operations Research*、*International Journal of Production Research*、*International Journal of Production Economics*、*Omega-International Journal of Management Science*、*Computers Operations Research*、*Management Science*、*Journal of Operations Management*、*MSOM* 等对相关问题均关注度较高。

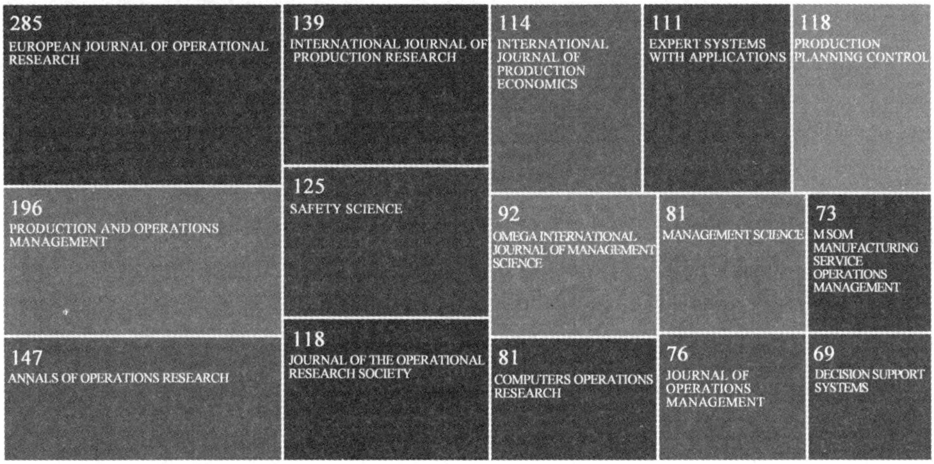

图 2.1 相关期刊发表的论文数量统计(见文后彩图)

手术室运作管理是医疗运作管理的关键组成部分，针对手术室运作管理或者医疗资源优化配置问题，用“operating room scheduling”“surgery scheduling”“operating room management”“surgical resources optimization”“healthcare resource scheduling”或“healthcare resource management”检索，研究方向设定为“operations reseach and management science”，结果显示，以上强相关论文共有 716 篇。

结合本书第 7～9 章的研究主题，针对手术调度中的难点——不确定环境下的手术调度问题，进一步增加主题为“uncertain”“uncertainty”“stochastic”“robust”

或“dynamic”检索，结果显示，强相关论文共有225篇。其中按照期刊发表论文数量排序，前15位期刊如图2.2所示。其中，运筹学与管理科学领域的顶级期刊(UTD24) *Operations Research*、*MSOM*、*Production and Operations Management*、*Informs Journal on Computing* 均位列其中，该主题在UTD发文量占比高达13.78%。该比例显示不确定环境下的手术室/医疗资源运作管理是领域内的关注重点及难点。

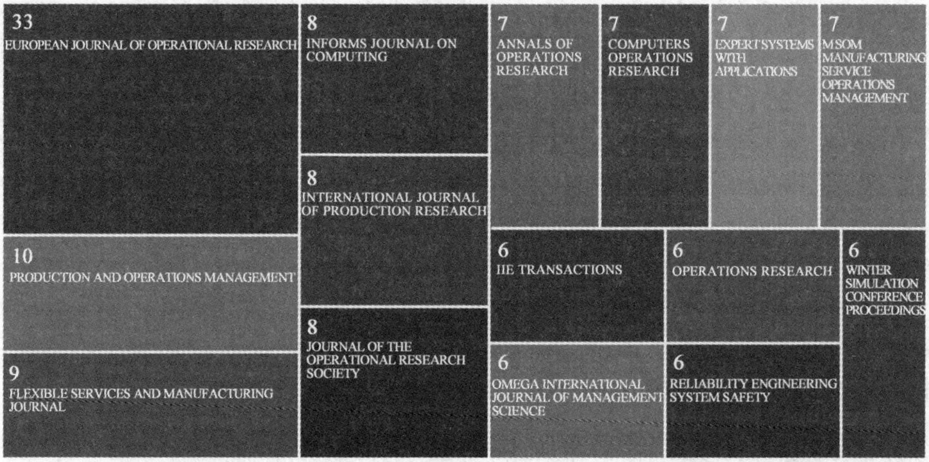

图2.2 主题为“不确定环境下的手术调度”期刊发表的论文数量统计(见文后彩图)

结合上述主题，进一步将相关文献按照发表年份统计，结果如图2.3所示。尽管检索主题词条较多，但针对“不确定环境下的手术室/医疗资源运作管理”，相关研究明显呈现逐年增加的趋势。在2008年，围绕这一主题发表文献数仅为4篇，但在2019年、2020年围绕这一主题发表文献达到33、31篇。这说明了现有研究不再满足于确定性优化问题，如何处理医疗运作管理的不确定性，已逐渐成为学者的关注热点。

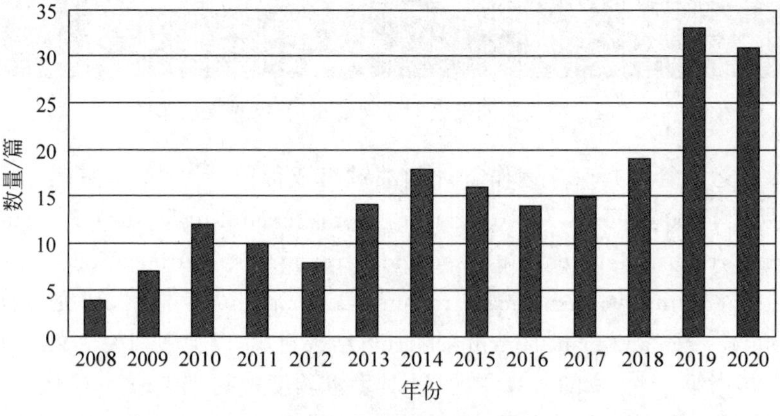

图2.3 相关论文数发表年份统计

2.2 医院手术室管理的现状

近年来，我国医疗卫生体制改革取得重大创新，基本医疗服务和医疗保障能力不断提升，全民基本医疗保障政策的实施在一定程度上缓解了“看病贵”问题，人民的生活水平显著提高。与此同时，人们对于健康的关注与日俱增。人口老龄化的加剧使得诊疗人次逐年攀升。尽管医院手术室建设取得了很多成就，但仍面临很多问题与挑战：

（1）手术资源相对短缺。据《中国卫生和计划生育年鉴 2019》中的资料显示，2018 年我国医疗机构就诊人次达 83.1 亿人，比 2010 年的 58.4 亿人次增长了 42.3%；同时医疗机构住院人数由 2010 年的 1.42 亿人次增加到 2018 年的 2.55 亿人次，2018 年住院总人次比 2010 年增加了 79.6%；2018 年，我国的卫生机构数为 99.7 万个，比 2010 年仅增加 6.5%。由此可见，我国医疗机构数量的增长速度明显小于医疗需求的增加速度。为了满足人们的诊疗需求，我国医疗卫生机构床位数由 2010 年的 478.68 万张增加到 2018 年的 840.41 万张，每 10 万人可用 600 张病床。医院的年接诊量呈现上升趋势，医院向大体量、大规模发展。随着人口老龄化的加剧和人们健康意识的提高，医疗卫生需求持续增加，如何高效地利用有限的医疗资源，提高医疗服务的可及性已经引发了广泛的社会关注。

（2）手术服务时长难以准确预测。患者入院后，院方首先要确定患者的治疗方案，根据经验和历史数据，对患者的手术服务时间进行预测，然后安排其手术日期及手术室[21-22]，以确保患者及时治疗的同时，提高工作时间内手术资源的利用效率。患者服务时长预测是后续手术排程的基础，是高效利用手术资源、避免医生过度加班的前提条件。然而，由于患者病情往往复杂多变、身体条件各异，每个患者都有其自身的特性，历史数据缺失，医生给出的经验值或者依赖数据的历史均值往往与实际情况差异较大。

（3）手术排程鲁棒性差。目前，我国大多数医院的手术排程都是由护士长手工完成。护士长根据手术台数、手术室的大小与手术类型对择期手术做出相对固定的安排，为有效协调各组工作，定出每周的择期手术安排表。但在实际操作过程中，一方面，由于手术患者、病情存在差异，以及手术医生技术水平的差异，预期的手术工作量和实际手术时长差异较大，造成了部分手术室工作时间空闲，这是对手术资源的浪费；而另一部分手术任务需要加班完成，医生加班疲劳工作，患者潜在治疗风险增加，医院也需要支付给医生额外的加班费用，对医生、患者和院方均无益处。另一方面，手术室的工作需要主刀医生、助理医生、麻醉师和护士的配合完成，每一个环节的疏漏延迟都会影响后续工作的开展。因此，在手术调度过程中充分考虑手术过程不确定性带来的影响，增加排程方案的鲁棒性至关重要。

（4）手术延时及取消现象。手术延时及取消现象在各级医疗单位均有发生。

这不仅打乱了正常有序的工作安排，造成人力、物力的浪费，导致反复进行禁食、禁水和备皮等术前准备，也增加了患者的痛苦和医务人员的工作量，延长了住院时间，甚至导致纠纷发生。手术延时的根源在于服务时间的不确定性，预期的患者服务时长和实际存在差别，前面的手术没有在规定时间内完成，势必造成同一手术室的后续手术延时，往往医护人员需要通过加班来完成手术计划，医院需要支付给医生高昂的加班费用，医生超时工作也在一定程度上增加了手术的危险性。疾病和术前准备不充分是择期手术当日停台的重要原因[23]，其主要因素为术前检查缺项和手术器械或设备未到位。医护人员不重视术前准备和医患沟通，没有认真执行术前讨论制度和术前访视制度，缺乏手术停台的常态监管机制。医院可将完善手术停台的监管机制，并把手术停台率作为科室和个人年终考核指标，并与职称晋级、奖金挂钩。

2.3 手术室运作管理问题的构成要素

2.3.1 手术室运作管理问题的影响因素

手术调度问题的实质是在患者需求和服务时间不确定的情况下，考虑手术室瓶颈资源（手术室、器械、医护人员）的限制，决策患者的手术时间及地点。科学、合理、高效的手术调度策略更加人性化，可使患者在较为合理的时间段进行手术，良好地控制病情的发展；同时也提高了医院资源的利用效率，有效地减少了因为调度方案不合理造成的手术临时取消和患者流失等现象的发生，并为医院带来了巨大的经济效益。

手术室运作管理的研究框架如图 2.4 所示，组成要素包括影响因素、优化目标、问题分类和研究方法。影响因素包括患者类型（择期、急诊、多优先级）、服务时间（不确定、有限分布信息）、急诊需求（动态到达、紧急性）、收治能力（手术室、医生）、患者选择（主治医生、手术时间）、其他因素（手术停台、上、下游资源）；优化目标包括等待时间指标、满意度指标、资源利用率指标（手术室利用率、协同利用率）、经济性指标（手术室开放成本、院方收益）、完工时间指标（加班、空闲）和其他指标（患者流峰值）6 个方面。问题分类可以划分手术室能力分配问题、患者手术调度问题和患者手术排序问题[1,11]：①手术室能力分配问题的研究周期通常为几个月甚至几年[24]，此类问题将全院的手术室作为资源，在考虑各科室患者需求不确定的情况下，以收益或利用率最大为目标，将手术室的使用权分配给各个科室；②患者手术调度问题的研究周期通常为周[21]，此类问题以单一科室为研究对象，决策等待队列中患者的手术时间和地点；③患者的手术排序问题通常以日为研究周期[24]，决策手术的先后顺序，考虑的目标通常为患者的等待时间、手术室运作成本等。本项目主要针对患者手术调度问题展开研究，考虑患者类型、服务时间、急诊需求、收治能力、手术停台等影响因素，根据问题特点，选用经济性指标、患者流峰值和等待时间作为优化目标，采用鲁棒优化方法进行建模分析，决策患者的手术时间及地点。

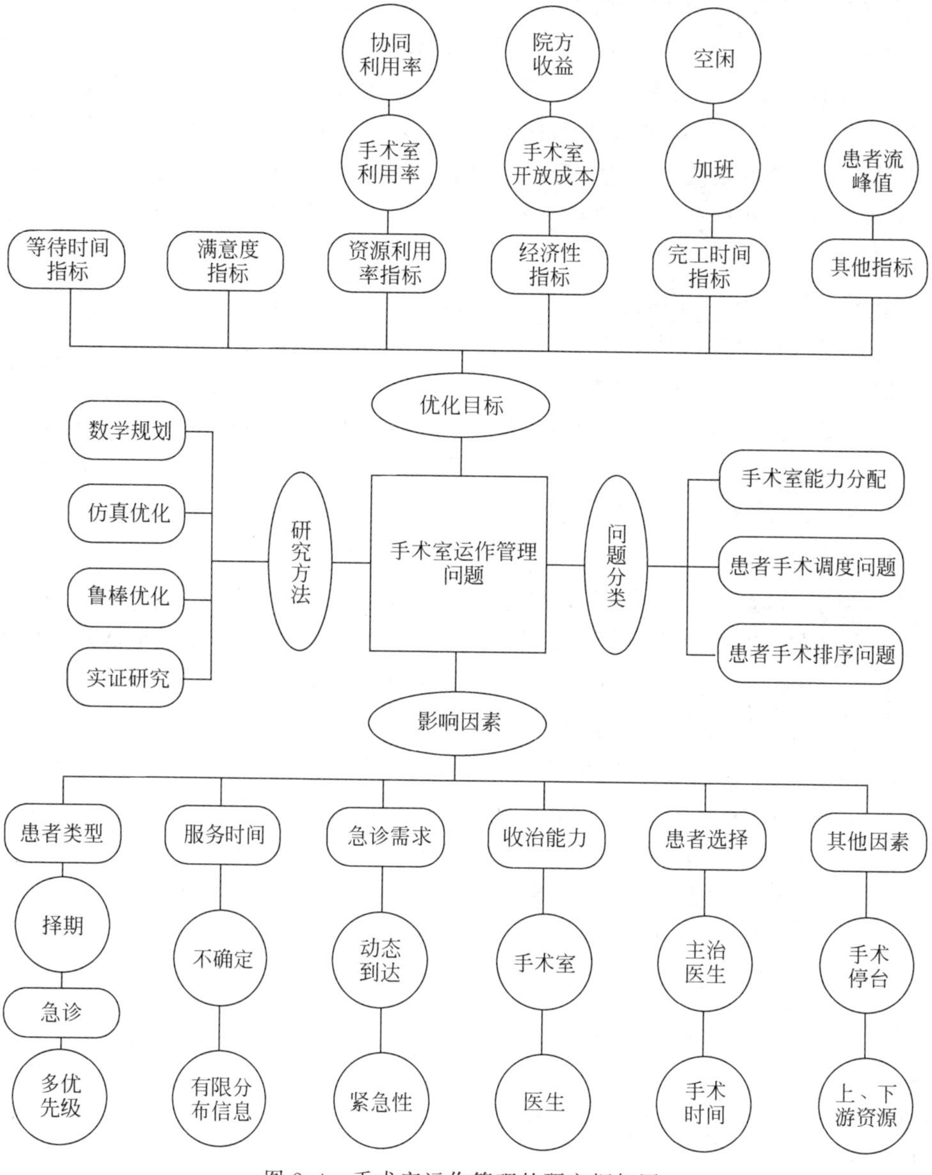

图 2.4 手术室运作管理的研究框架图

2.3.2 手术室运作管理问题的优化目标

由于医院实际情况的各异，目标函数的选择也有所不同。较为常见的目标为经济性指标、患者等待时间、资源利用率、医患满意度、完工时间等[10]。

(1) 经济性指标。常见的经济性优化目标有最小化手术室运作成本、最大化院方收益和最小化患者入院治疗费用。手术室的配置和运营非常昂贵,是医院的重要财政支出部门,人、财、物投入多,医疗资源密集,高价值医疗设备和器械多。其设备日常运行维护、人员、水电等费用与手术室运作成本直接相关。若手术室调度不当,导致手术室在开放时间空闲,或者安排好的手术任务无法在规定时间内完成,医护人员需要加班完成手术任务,都是医院不希望看到的现象。手术室空闲是对手术资源的浪费;反之,手术室超时大幅增加了手术部的运作成本,据估算,手术室单位超时开放时间所导致的人员设备费用支出是正常开放时间的1.75 倍[25]。

Lamiri 等[26]研究了考虑择期和急诊患者需求的手术时间分配问题,由于急诊患者当天到达必须进行手术,医院在安排手术计划时为急诊患者预留了手术能力。文章认为,一方面择期患者从住院等待手术起开始承担治疗的相关费用,即产生了与入院时间相关的住院成本;另一方面,手术室超时开放引发了医护人员的加班成本。文章建立了以最小化患者入院成本与手术室超时开放成本之和为目标的随机规划模型,力图寻找到医院与患者利益的均衡点,获得院方与患者均满意的手术时间分配方案。

Daiki 和 Yuehwern[27]研究了考虑手术时长不确定性和手术下游重症监护病房的手术室调度问题。文章假定手术时长、患者住院时长和重症监护病房需求服从已知的给定分布,建立了以患者住院费用和加班时长为目标的随机规划模型,使用采样平均近似方法求解该问题。

Jebali 等[28]指出很多医疗机构为昂贵的医疗成本所困扰,医疗机构的管理者希望降低医疗成本,充分利用医疗资源。文章提出了手术室的两阶段优化调度方法,第一阶段,确定每个手术室需要执行的手术任务。文章将患者的等待时间计算为从入院日起到手术日,将患者等待时间转化为手术费用函数,建立了以手术费用、手术室加班和空闲费用之和最小为目标的混合整数规划模型。第二阶段,安排每个手术室的手术顺序,建立了以最小化手术室加班成本为目标的手术排序模型。

Fei 等[29]使用开放式策略调度多功能手术室。开放式策略是指医生在手术计划中,可以选择任意工作日为患者安排手术,并指定麻醉医生、护士等工作人员,以使得手术室得到高效利用。文章决策了一周内手术室的指派问题,建立了以最小加班成本为目标的数学模型,并开发了基于列生成的启发式算法求解此问题。

Gupta[11]指出手术室是医院收益和支出的主要部门,文章抽象出医院手术室管理中常见问题进行建模。针对需要进行能力拓展再分配的手术室,研究了面向择期手术的多科室能力分配问题,建立了以医院收益最大为目标的数学规划模型;将手术按照紧急程度的不同,划分为多个等级,其中急诊手术的等级为 1,在考虑下游麻醉复苏室、重症监护病房和普通床位的能力约束下,建立了最大化收益为目标的手术的预调度模型。

(2) 患者等待时间。医疗资源相对紧缺，患者入院接受治疗需长时间等待是“看病难”的一个重要体现。据华西都市报 2012 年 2 月 22 日报道，调查发现，消费者看病选医院最关心的是能否方便就诊，而就医等待时间过长成为大家共同的困扰。在医院手术部门，患者面临的问题更加严峻，即便患者等到床位顺利入院，但入院后迟迟安排不上手术的现象时有发生，既延误了最佳治疗时机，又增加了患者的治疗费用和经济负担，导致了患者的不满。如何降低患者等待队列的长度，减少患者的平均等待时间已经成为学者研究的一个重要目标。

2012 年，Mannino 等[30]提出了医院手术班次调度的新型模式，以最小化各科室的队列长度为目标建立了混合整数规划模型，引入适当松弛以减小手术需求波动给医院手术计划带来的不利影响；2013 年，Holte 和 Mannino[31]在手术班次调度的模式下，研究了手术室资源的优化分配问题，文章考虑了各科室的患者需求的不确定性，以患者等待的队列最短为目标，建立了问题的鲁棒优化模型，并开发了行列生成算法求解此问题。

Denton 等[32]根据患者手术时间的方差给出了一种手术排序规则，这种排序规则可以帮助患者减少手术当日的等待时间，同时提高手术室的利用率。Torkki 等[33]研究具有紧急性的创伤外科手术患者的管理过程。文章对整个手术流程进行分析，使用工业流程管理的思想，遵循计划—执行—调整—执行的准则对手术进行安排，结果发现，方法将患者的等待时间降低了 20.5%。Wullink 等[34]发现在择期手术室预留一定的手术能力给急诊患者，比开设专门的急诊手术室效率更高，前者可以减少急诊患者的等待时间，加快急、重手术的响应速度，提高手术室的使用效率。

(3) 资源利用率。手术室是患者接受手术治疗的场所，提高其使用效率能增加外科患者的周转，减少外科患者的无效住院时间，取得较好的社会效益。手术室利用率是指手术室的实际使用时间与其全部开放时间的比值。手术室的资源是有限的，在有限的资源条件下最大限度地满足科室的手术需求，最有效的方法就是提高手术室的利用效率，避免手术室资源利用不足和利用过度，合理地利用手术室现有资源，改变现有流程，加快手术的周转，从而整体上提高手术室的效率。

麻醉准备间和麻醉复苏室是医院手术流程中的另一个瓶颈资源。麻醉准备间是患者接受术前麻醉的场所。麻醉复苏室是患者手术后送回病房前的一个中转环节，其主要功能是在麻醉医生和护士的照看下，检测患者的生命体征，当患者生命体征回复平稳后方可回到原病房。众所周知，连台手术可以加快手术台的周转效率，但是连台手术在流程上却难以实现快捷，原因在于大部分的手术环节都在手术室完成，病人被推进手术室后才开始消毒麻醉，手术结束后下一个病人才会接着被推进手术室进行消毒麻醉。经过相关流程的计量测算，两台手术之间平均有近一小时的时间用于病人的血管穿刺、麻醉和摆放体位等工作，这相当于在手术室浪费掉一小时的时间，对于拥有众多昂贵设备的手术室来说，一小时的折旧也是一种成本上的损失[35]。

目前，我国医院的麻醉准备间和复苏室的启用率并不高，很多医院由于资金、空间有限，并没有设立麻醉准备间和复苏室，相应过程均在手术室进行，降低了手术室的使用效率。在医疗发展更为完善的欧美地区，麻醉准备室、复苏室已经广泛应用，成为其提高手术室使用效率的一个重要途径。手术室与麻醉复苏室和床位的流程调度也已经进入学者的研究视野。一些术前的准备工作如硬膜外穿刺、血管穿刺等在麻醉准备间完成，这样在上一台手术结束后，在麻醉准备间做好术前准备工作的病人马上就可以被推进手术室进行手术。通常全麻的病人手术后需要一定的时间才能苏醒过来，等到病情稳定后才可以推出手术室。让病人躺在手术台上恢复再推出手术室的工作流程，耗费了一定的手术时间。成立麻醉恢复室，将原来的手术室流程进行改造，将手术结束等待苏醒的病人接到麻醉恢复室，同时腾空的手术台就可以接收下一位病人，开始下一台手术。

Strum 等[36]定义了“超时开放率”和“空闲开放率”的概念，空闲开放率是指资源的无效开放时间与总开放时间的比值；超时开放率是指任务在规定的结束时间没有完成，资源超过结束时间的开放时长与规定开放时间的比值。Shylo 等[37]在考虑手术时间不确定的情况下，建立了以最大化手术室资源利用率为目标的手术分簇调度模型，模型中将手术室超时现象建模为可能性约束，限制手术室超时利用率低于给定值，并开发了启发式算法求解此问题。Bowers 和 Mould[38]面向考虑不确定需求的整形外科室调度展开研究，基于美国某医院的实际数据，建立了以平衡最大化手术室使用效率，避免手术室的过度使用为目标的仿真模型。Ogulata 和 Erol[39]在考虑手术人员和器械限制的情况下，以最大化利用手术室能力为目标，建立了手术室周调度问题的数学规划模型。Dexter 等[25]使用仿真方法建模手术室调度问题，在模型中输入医院的日手术能力、调度周期内总手术能力、手术时长、最长等待时间和多种现有的实时背包算法，以最大化手术室利用率为目标决策患者的手术时间及平均等待时间，仿真结果表明，手术室利用率和患者等待时间有关系，当患者的平均等待时间增加时，手术室的利用率提高。由于手术室调度影响着其他部门的运行，研究者在关注手术室使用效率的同时，也研究了病房、重症监护病房、麻醉复苏室的使用效率。Adan 和 Visers[40]以最小化资源的预期利用率与实际利用率的偏差为目标进行建模，在模型中考虑到了 ICU 医护人员、ICU 床位以及普通床位资源的利用率。

(4) 医患满意度。由于医疗资源相对紧缺，患者存在“看病难、看病贵”的现象。我国医疗支出虽然逐年增长，但我国人均医疗资源仍处于较低水平。如何更加有效地利用紧缺的医疗资源，为公民提供较为满意的医疗服务，已经成为政府和医疗机构面临的棘手问题。另一方面，医生是手术实施的主体，是医院花费大量时间、物力、财力培养的宝贵资源，具有工作强度大、压力大的职业特征，且一些医生除了手术任务，还承担了科研项目、门诊、教学任务，如何提高医生的满意度，避免人才流失，使得医生在较为愉悦的心情下高效率地完成手术任务，也是院方关注的一大课题。相比经济性目标、等待时长和资源利用率，以满意度为目标的研究较少，究其主要原因，是医患满意度较难在模型中显性表达。Velásquez 和 Melo[41] 在考虑医护人员、器械的资源限制下，研究了多手术室调度问题，建立了以最大化患者满意度和最小化医院运作成本为目标的数学模型。

(5) 完工时间。完工时间这个目标一般用于手术室的日调度问题上，指最后一位患者完成手术治疗的时间。减少手术完工时间有助于提高工作效率，避免医护人员不必要的加班情况产生。完工时间的目标多被应用于工件加工领域，由于问题具有一定的相似性，后被引入至手术室调度问题上。Pham 和 Klinkert[42] 将手术任务划分为术前、术中、术后三阶段，将一个手术任务视为需要资源的一系列加工过程，以最小化完工时间为目标决策患者的手术顺序以及手术各个工序的起始时间；对于突然到达的急诊患者，预留一定的手术资源，将急诊看作临时增加的工件进行调度，确保急诊患者在当日可以完成手术。Wang 等[43] 研究了医院的洁净手术室调度问题，在第一阶段以减少患者排队等待时间，提高患者满意度为目标决策患者的手术日期并指定手术室，在第二阶段细化考虑整个手术运作流程，将患者在手术室和麻醉复苏室的治疗过程抽象为两阶段无等待流水车间问题建模，在模型目标中最小化各阶段的最大完工时间，以减少加班费用的产生。

在手术室运作管理问题中，部分目标是相互联系，可以相互转化的。比如，患者的等待时间可以转化为与患者等待时间或者住院天数相关的手术费用；医院的手术室利用效率多被表示成与最小化空闲开放成本与加班成本之和；患者的手术等待时间过长，必然造成患者对手术安排不满意。

2.4　手术室运作管理问题的分类

按照调度周期的长短和决策内容的不同，手术室优化调度问题可以分为 3 类，即手术室能力分配问题、手术室主手术计划问题、患者手术排序问题[44-45]，如图 2.5 所示。

(1) 战略层面的手术室管理问题，主要为手术室能力分配问题。该问题的调度周期最长，短则几个月到一年，长则几年。涉及的决策内容包括：医院需要建设多少间手术室以满足未来几年的手术需求，每个科室要如何分配手术能力以合理化利用手术资源，院方需要引进何种手术器械以满足患者需求等[10]。

Lovejoy 和 Li[46] 面向需要拓展手术能力，新建手术室的某大型医院手术部展开研究，针对患者、医生和医院管理者三个主体，研究了如何在患者等待手术时间、手术计划可靠性和医院收益三者寻求共赢。

Gupta[11] 同样面向需要拓展手术能力的手术室展开研究，决策如何对医院的

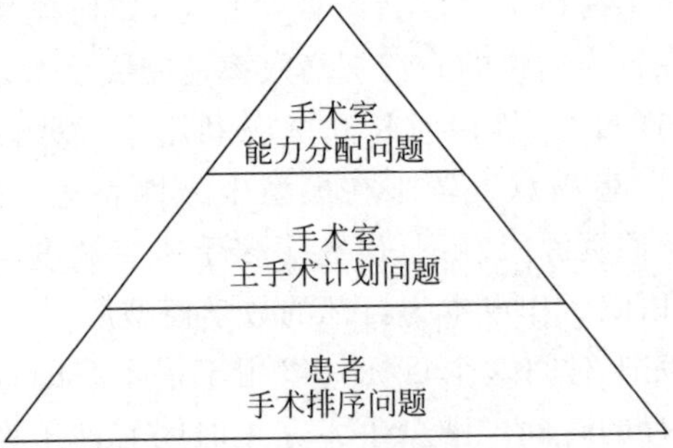

图 2.5 手术室管理的三层次问题

手术室资源进行再分配,在保证再分配的手术室资源不小于当前水平的情况下,最大化医院手术部的总收益。文章根据经验,给出各科室单位手术时间的平均收益,对于未分配的手术资源,由所有科室共同使用,增加了能力分配方案的灵活性,降低了由于手术需求发生偏差造成的医院收益损失。

Kim 等[47]指出医院的重症监护病房(ICU)是医院的稀缺资源,危重患者在手术后需要立即转送 ICU,ICU 资源与医院的手术优化调度息息相关,患者需求和服务时间的不确定性给 ICU 床位的分配增加了难度。文章以香港某医院的 ICU 为背景,通过预留床位来减少下游资源不足引发的手术停台现象发生,并根据 ICU 床位需求的历史数据,建立不同床位预留策略的仿真模型,为 ICU 管理者提供了理性的床位管理策略,以缓解 ICU 使用与手术室调度的潜在冲突。

Choi 和 Wilhelm[48]面向医院多科室的手术室时间分配问题展开研究,将手术室时间分配问题抽象为报童问题,建立了以最小化手术室无效使用与超时使用成本为目标的非线性随机规划模型,通过情景近似方法,将原模型转化为混合整数规划模型进行求解。

(2) 手术室主手术计划问题。该问题的调度周期为一周到几周。问题以满足患者手术需求为基础,在考虑手术相关资源的限制下,决策内容主要包括决策每位患者的手术时间及地点,侧重手术计划与手术能力的平衡[11]。

主手术计划又可分为分块调度(Block-scheduling)和开放式调度(Open-scheduling)两种策略,前者是指管理者将手术室的开放时间分为时段(Block),即一段可利用的手术室时间,通常为 4h、8h 或 10h,首先依据一定的规则将可用的手术室时段分配给医生或者手术小组,然后根据患者的手术时间和所需资源,将患者分配到各个时段中。开放式调度策略是指手术调度按照医生提交的手术计划展开,其中每个手术计划中服务的患者已由医生事先确定,根据医院的手术资源等限制决策医生提交的手术计划的开始时间和地点。目前,分块调度策略适用于择期患者,手术时间段的调度策略使得医生的手术时间更加集中,从而更加方便地为医生预留出大块的教学、门诊等时间。其不足之处在于由于个别医生手术任务量少,无法分配到手术时间段。开放式调度策略的优势在于调度方案更加灵活,但相对分散了医生的手术时间。两种调度策略在医院均有实际应用。

Denton 等[32]指出由于手术时间的不确定性，患者的手术室分配是一个具有挑战性的组合优化问题。文章采用了开放式调度策略，在已知手术患者的情况下，决策一天需要开放的手术室数量以及患者的手术地点。文章以最小化运作成本为目标，提出了手术室分配问题的随机规划模型，其中运作成本与手术室开放数量和加班时长成正比。Wang 等[49]在 Denton 等[32]工作的基础上，对手术室停台现象建模，同样采用开放式调度策略，决策患者的手术地点和需要为急诊患者预留的手术室资源，开发了基于列生成的启发式算法，并分析了手术室停台率对医院手术成本的影响。

Fei 等[29]研究了限期手术的主手术计划问题，由于病情的需要，医院为限期患者规定了最晚手术时间，为确保患者的病情稳定及治疗效果，患者在最晚手术时间前必须手术。文章采用开放式的手术调度策略，以最小化空闲成本和加班成本之和为目标，建立了限期患者的手术日期指派模型，开发了启发式算法求解本问题。

手术室分块调度方法通常又可以细分为两阶段：第一阶段，将手术时段分配给医生或者手术小组；第二阶段，根据患者的预期手术时长，将患者分配到手术时段。Zhang 等[50]采用分块调度的方法，决策一个调度周期内各个科室使用手术室的时间表，建立了以最小化患者入院等待手术时间为目标的混合整数规划模型，即完成了第一阶段——将手术时段分配给手术小组的过程。Marcon 等[51]将手术时段看成已知容量的背包，将患者的手术时长和利润看作重量和收益，以最大化院方收益为目标建模，将第二阶段——患者分配到手术时段的问题抽象为背包问题进行求解。但在实际运作过程中，手术时长的预期值和实际值往往存在着偏差，由于患者病情的复杂性、个体身体状况的差异性、医生技术水平的不同，手术过程具有不确定性，往往无法准确预知手术时长，为主手术调度增加了难度。Denton 等[32]指出，由于手术时长的不确定性，手术排序问题是具有挑战性的。当患者的实际手术时长大于预计手术时长时，就会导致后面的手术推迟进行，相应地，可能会引发加班成本的产生；当患者的实际手术时长小于预计手术时长时，会导致手术室和医护人员空闲，造成资源浪费。具体情形如图 2.6 所示。

Choi 等[48]采用分块调度的策略，将手术室时段分配给各个科室，将问题抽象为报童问题，决策每个时段的长度以及时段的先后顺序。文章假定患者的手术时长服从正态分布，以最小化空闲与加班成本之和为目标进行建模。

（3）患者手术排序问题。患者手术排序问题多在主手术计划制定完成后进行，在手术患者已经确定的情况下，决策手术的先后顺序，以使患者的平均等待时间最短，或者手术室空闲和加班成本最少。Denton 等[32]建立了手术排序问题的两阶段随机规划模型，并提出基于服务时长方差的手术排序规则有助于降低医护人员的等待时间、手术室空闲及加班费用的产生。

Mancilla 和 storer[53]在考虑手术室单一资源的约束限制下，开发了手术排序

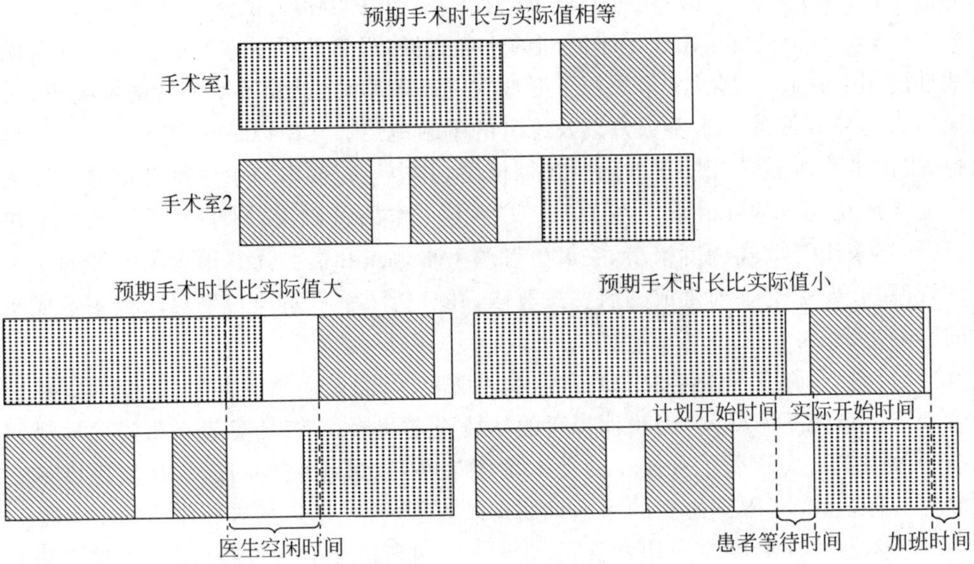

图 2.6 手术室空闲、加班和患者等待现象的产生[52]

问题的随机规划模型，通过采样近似方法，在给定分布下采样随机的手术时长，将原随机规划模型转化成标准的混合整数规划模型，开发基于 Benders 分解的启发式算法求解本问题，并证明了转化后的基于情景采样的手术排序问题是 NP-完全的。

Cardoen 等[10]研究了具有独立急诊手术室的患者手术排序多目标优化问题。文章同时优化了多个目标，分别为年龄低于 5 岁的患儿优先调度，曾经停台的手术优先调度，最小化晚 7：00 后康复病房的患者数量，尽量把距离手术室远的患者优先调度，最小化麻醉复苏室中患者数量的峰值，在模型建立过程中，给各个目标以规定权重，将原来的多目标问题转化为单目标问题；使用 ILOG CPLEX 对模型进行求解，获得了患者的手术开始时间及先后顺序。

Marcon 和 Dexter[54]指出手术室加班会造成患者进入麻醉复苏室的时间推迟，研究了手术顺序对下游麻醉复苏床位的工作人员调度的影响，使用不同的排序规则对每个医生的手术队列进行排序，建立了离散的事件仿真模型，仿真结果说明了手术队列的排序规则对麻醉复苏病房内患者的数量峰值有影响。

2.5 手术室运作管理问题的研究方法

早期，针对手术室运作管理问题的研究聚焦于确定性优化方法，即根据经验预测未来患者的手术时长，建立优化模型并求解[10]。确定性优化方法建模简单，求解效率高，但因为未考虑到患者手术时长的不确定性，方法的鲁棒性很差，服务时长稍一波动就可能导致排程方案性能下降甚至计划取消。手术室运作管理的最大特点在于手术过程的不确定性和急诊患者到达的随机性。手术时长受医生技能水平、疲劳程度、患者身体状态等多方面因素影响，难以准确描述与预测；此外，急诊患者的突然到达使得患者对于手术能力的需求无法准确预知。手术服务和手术需求的内在不确定性给院方手术室管理带来了巨大的困扰，如何增加手术室管理策略的鲁棒性是医院亟待解决的问题。处理不确定优化问题的研究方法主要包括仿真、随机规划、鲁棒优化和分布鲁棒优化。

2.5.1　确定性优化方法

针对确定性的手术室指派问题，我们可以将其视为可拓展的装箱问题。将手术室视为箱子，给定手术室的规定开放时间，假定患者的服务时长为定值，决策如何将患者分配到手术室，从而最小化与手术室开放数量及手术室加班时长相关的成本[32]。针对手术排序问题，通常决策内容包括患者的手术开始时间、结束时间以及先后顺序，以最小化患者等待时间、最小化完工时间或在考虑下游资源（如PACU 利用率）情况下的联合优化。通过建立问题的数学规划模型，通常表现为整数规划模型或者混合整数规划模型，利用优化软件内置建模语言进行求解，如：CPLEX、LINGO 等。确定性优化方法因为忽略了系统内部的不确定性，相对考虑不确定性的优化方法建模更加简单、求解效率高且易于理解，在现实中应用广泛。但由于方法性能不稳定，常常表现为患者服务时长波动造成医生过度加班、患者等待、医院运作管理成本提高甚至手术临时取消，因此相关研究正由确定性向不确定优化方法转型。

Cardoen[10]综合考虑医生、低龄患者偏好、恢复病房利用率等多方面目标，建立了面向日护理机构手术排序问题的多目标优化模型，通过给各个目标以权重，将多目标模型转化成单目标模型，利用模型的集划分表示将原模型分解为主问题和子问题两部分，使用动态规划方法求解子问题，开发了求解手术排序问题的分枝定价算法，并通过大量实验详细说明了不同的分枝策略对解的影响。

Roland 等[55]将手术室日期指派与手术排序问题整合，综合考虑医护人员的可用性，以最大化手术室利用率为目标建立了手术调度问题的混合整数规划模型，并使用 CPLEX 对模型进行求解。

Tanfani 和 Testi[45]考虑到患者的入院时间、手术器材、ICU、手术所需的医护人员数量等参数，在考虑患者病情严重程度的情况下，最小化患者等待时间，建立0-1 线性规划模型，在计划周期内确定每个患者的病房、手术室及手术日期，完成患者的术前调度。

Ozkarahan[56]指出手术室的充分利用对于降低医院的运作成本，满足日益增长的患者需求至关重要。文章以最小化加班和空闲时间，提高医生和患者满意度为目标，在考虑手术室能力、ICU 床位等约束下，决策一天内满足医生手术申请的先后顺序，采用分块调度的方法建立了问题的目标规划模型。

Shylo 等[37]假定手术服务时间服从正态规划，使用机会约束描述手术室超时现象的发生，使用解析的方法将机会约束转换为混合整数非线性规划。

Beliën 和 Demeulemeester[57]以最小化床位使用率为目标，建立了主手术计划的整数规划模型，模型考虑了需求约束和能力约束，其中需求约束是指为每位医生预留的手术室时间都能满足其手术需求，能力约束是指限制医院手术室的手术能力限制。

Zhang 等[50]面向科室间的手术室时间分配问题展开了研究，将患者分为急诊和非急诊两类，以周为调度周期，在考虑医生可用性、手术室能力限制以及急诊患者必须在入院当天处理等约束条件下，建立了以最小化与患者入院等待手术时间成正比的入院费用为目标的混合整数规划模型。

手术调度问题通常可以规约成 NP-难问题，尽管确定性优化方法在建模过程中简化了模型，但针对大规模问题，仍需要花费大量的计算时间甚至无法在可接受的时间内找到问题的最优解。在手术室运作管理实际中，我们往往只需要得到较为满意的解，启发式算法可以在较短的时间内得到满足性能要求的较好解，被广泛应用于求解手术室优化与调度问题。启发式算法是一个基于直观或者经验构造的算法，在可以接受的花费(指计算时间、占用空间等)下给出待解决组合最优化问题每一个实例的可行解，该可行解与最优解的偏离程度不一定事先可以预计。

Marcon 等[51]指出手术日期、手术室指派类似于背包问题，为 NP-难问题。Choi 和 Wilhelm[48]将手术室能力分配问题抽象为报童问题，Cardoen 等[10]则使用三划分方法证明了整合手术室、恢复病房多流程的手术室优化与调度问题为 NP-难问题。当一个组合优化问题被判定为 NP-完全或者 NP-难时，解决这个问题的常用方法是启发式方法，求尽量接近最优解的可行解。

Hans 等[58]提出了多种基于优先级的结构式启发式方法，通过引入一定的松弛时间降低手术停台的风险。Tanfani 和 Testi[45]开发了两阶段启发式算法，在第一阶段，从等待队列中选取在一个计划周期内可以手术的患者；第二阶段，安排患者的手术时间、地点及 ICU。Guinet 和 Chaabane[59]以最小化患者等待时间为目标，决策患者的手术时间和地点，开发了手术室计划问题的原对偶启发式算法。Mancilla 和 Storer[53]将考虑单一资源的手术室调度问题简化为加工时间随机的工件调度问题，建立了以最小化等待成本和空闲成本为目标的两阶段随机规划模型，使用采样近似方法将模型化简，开发了基于 Benders 分解的启发式算法求解本问题，为了说明启发式算法的求解性能，将算法与精确算法从求解质量、效率两方面进行比较，说明了方法的适用范围。Hans 等[60]建立了以最大化手术室利用率、最小化手术取消及医护人员加班风险为目标的手术室优化与调度模型；使用大量的结构性启发式和局域搜索算法，通过对大量历史数据的分析处理，提出了手术室优化与调度问题的组合效应(portfolio effect)；在引入松弛的同时通过手术之间的组合有效地减少松弛时间，释放了手术能力。

2.5.2　仿真方法

仿真方法的优点是可以模拟复杂的手术服务系统，并能考虑更多与患者、医生相关的可变因素。仿真方法主要有两类：一类是用仿真实验来评估不同手术调度系统的性能指标或是研究不同的性能评价指标与可变因素之间的关系，现实中国外已有医院的管理部门开发软件包评估自身调度系统的有效性；另一类是使用仿真与启发式方法相结合优化一系列指定的性能指标，如手术室的运作成本，患者的等待时长等。Jun 等[61]和 Aboueljinane 等[62]总结了医疗运作管理中的仿真优化研究。

离散的事件仿真和蒙特卡罗仿真是两种较为常见的仿真方法。离散的事件仿真是一种动态的方法，可以描述随着时间的推移事件的变化规律，经常用于描述复杂的患者流、手术室以及其他资源的使用效率[63]。Testi 等[45]建立离散的事件仿真模型，在考虑患者病情严重程度的情况下，对患者的手术进行日调度，将患者视为仿真的实体，定义了患者实体的四个相关的属性：期望手术时间、期望入院时间、等待时间及患病类别，决策患者的手术时间。ICU 床位是医院的瓶颈资源，它的使用率随着手术的开展而实时变化，甚至影响着手术能否准时开展，Troy 和 Rosenberg[64]使用离散的事件仿真模型监测 ICU 病床的使用率，患者在 ICU 病床的恢复时间等数据，通过仿真数据分析医院 ICU 床位的需求量，以缓解院方面临的需求与重症监护病房的承载能力不匹配状况。Everett[65]对公立医院择期患者排队等待时间过长的现象设计仿真模型，该仿真模型可用于测试分析患者的就医去向、国家对于各个医院的财政和资源分配、医院不同手术调度政策下资源的使用效率。Cochran 和 Bharti[66]在考虑患者的住院时长、床位可用性和等待队列的情况下，使用仿真的方法重新分配医院的床位。Tuft 和 Gallivan[67]建立仿真模型，比较多种策略在决策患者的入院日期的优劣。Everett[65]开发了基于离散事件仿真模型的决策支持系统，评价不同政策对于患者等待队列和床位使用效率的影响。Blake 等[68]基于大量的历史数据建立了手术室的过程管理系统。蒙特卡罗仿真是一种静态的仿真方法，经常用于分析和量化不同策略对于患者等待时间、手术停台率等相关指标的影响。

Tànfani 和 Testi[69]指出仿真可以模拟大量的现实情景，对于解决复杂的医院管理系统具有优势，采用仿真优化方法解决手术室管理问题，将医院手术室管理分为 3 个子问题：等待队列管理、手术室计划与调度、住院区规划与管理。文章以择期和急诊患者作为仿真的对象，在考虑患者服务时间、住院时间以及更新的患者等待时间的情景下，使用离散的事件仿真模型建模患者进入医院手术的全过程，并内嵌手术室调度的优化模型决策每天每个手术小组可占用的手术资源，并将这个仿真优化方法开发成系统，应用于意大利某公立医院手术部。

医院夜间仍然需要执行面向急诊患者的手术任务，如何配备急诊手术室的夜班工作人员数量，在确保急诊患者得到急诊救治的同时，最小化人员配备成本，是医院亟待解决的问题。Van Oostrum 等[8]在考虑急诊患者救治时间窗的情况下，建立了急诊手术室的离散事件仿真模型，使用伊拉斯姆斯大学医疗中心的数据对仿真模型进行测试，测试结果发现将二线医护人员在家候诊的数量从 9 减少至 5，可以大幅度减少急诊患者救治不及时现象的发生。使用夜间急诊患者救治时间窗，可以在确保患者生命安全的同时降低医院的人员支出成本。

过高的床位使用率会造成医护人员压力过大、手术停台率高以及患者等待手术时间过长等现象发生。Chow 等[63]指出研究者以往把大量的精力集中在手术室管理本身上，而忽略了手术室的下游资源——床位使用率对手术室资源使用效率的影响。文章旨在减少手术室调度不合理引发的医院床位拥堵现象的发生，建立了联合蒙特卡罗仿真与混合整数规划的模型，仿真优化模型完成对医生工作时间和患者的调度以减少床位使用率峰值的大小。

2.5.3 随机规划

随机规划[35-36,46]方法通常将不确定参数描述为某种特定分布，以求得基于分布期望的最优，在医院运作管理中是使用最为广泛的建模方法。根据不同的决策规则，又可以分为期望模型、机会约束规划模型等。其中，基于机会约束条件，在给定置信水平 α，可将机会约束规划模型描述为

$$\text{Prob}(Q(\boldsymbol{x},\tilde{\boldsymbol{d}}) \leqslant 0) \geqslant \alpha$$

其中，$\tilde{\boldsymbol{d}}$ 为不确定参数，在手术室环境中，一般即为手术服务时长。在这类模型中，模型解应当以不低于置信水平的概率满足机会约束条件。

期望模型可描述为

$$\min E_{\tilde{\boldsymbol{d}}} Q(\boldsymbol{x},\tilde{\boldsymbol{d}})$$

Denton 等[32]使用两阶段随机规划方法建模手术室日调度问题，假定院方的手术能力是充足的，等待队列中的所有患者都被安排手术治疗的情况下，决策需要开放的手术室数量和患者的手术地点。Shylo 等[37]采用随机规划方法建模手术调度问题，模型将手术服务时间设定为随机变量，将手术室超时现象构造成机会约束，最大化手术室资源利用率，在随机变量服从正态分布的情况下，化简了机会约束，并开发了启发式求解算法。

Daiki 和 Yuehwern[27]研究了考虑手术时长不确定性和手术下游 ICU 的手术调度问题，假定手术时长、患者住院时长和 ICU 需求服从已知的给定分布，建立了以最小化运作成本为目标的随机规划模型。Mancilla 和 storer[53]在考虑手术室单一资源的约束限制下，开发了手术排序问题的随机规划模型，通过采样近似方法，在给定分布下采样随机的手术时长，将原随机规划模型转化成混合整数规划模型，转化后的手术排序模型是 NP-完全的。

2.5.4 鲁棒优化方法

医院的手术服务时间具有较大的不确定性，手术时长受医生技能水平、疲劳程度、患者身体状态等多方面因素影响，难以准确描述与预测；此外，急诊患者的突然到达使得患者对于手术能力的需求无法准确预知[23]。手术服务和手术需求的内在不确定性给院方手术室管理带来了巨大的困扰，基于确定性服务时长和需求的手术室管理方案在医院实际运作中往往偏差较大甚至无法实施，如何增加手术室管理策略的鲁棒性是医院亟待解决的问题[10]。随机规划和鲁棒优化方法是解决不确定问题的强大工具。随机规划方法依赖于历史数据和分布规律。然而，在医院的实际调度当中，患者的就诊数据往往是不充足的，难以准确描述患者服务时间和就诊需求的分布函数。因此，鲁棒优化方法在包含大量不确定因素的医疗服务领域逐渐引起了学者的重视。不确定优化问题的鲁棒解是最坏不确定情景下使目标函数具有最优值的解，它的一个重要特点是对于任何具体的情景，鲁棒解只是近似最优解，但是对于整个不确定集合是最优的。传统的优化方法在系统的内部参数或者外部环境变化时往往显得无能为力，得到的优化结果与实际偏差很大。鲁棒优化方法在系统的内部结构和外部环境发生变化时，仍然能够保持系统的功能。因此，鲁棒优化方法在求解不确定优化问题时凸显了其巨大的优势。

在手术调度系统中，来自手术操作过程、术中突发状况等不确定性都会直接影响到调度方案能否顺利实施。在这些不确定因素的作用下，鲁棒性成为能否确保医院手术部收益和患者服务质量的重要因素。2010 年，Denton 等[32]首次将鲁棒优化方法应用到医院手术室优化调度中，考虑了手术时长的不确定性，以最小化手术室运作成本为目标，建立了手术室分配问题的鲁棒优化模型，并理论推导出手术室最优开放数量的上下界表达式。Addies 等[70]在 Denton 等[32]工作的基础上，将患者的手术时长表示为对称的区间数，在考虑患者病情紧急程度的情况下，创建了手术调度问题的鲁棒优化模型。

2012 年，Mannino 等[30]提出了医院手术班次调度的新型模式，以最小化手术室的超时开放成本为目标建模；2013 年，Holte 和 Mannino[31]在手术班次调度的模式下，研究了手术室资源的优化分配问题，考虑了各科室的患者需求的不确定性，以患者等待的队列最短为目标，建立了问题的鲁棒优化模型，并开发了行列生成算法求解此问题。

2.5.5 分布鲁棒优化方法

传统鲁棒优化方法具有不依赖随机变量的准确分布且调度方案抗扰动性强的优势，但求解方案过于保守[71-72]。分布鲁棒优化方法既突破了已知随机变量准确分布的假设，又克服了传统鲁棒优化方法的过度保守性[73-74]，成为近年来兴起的优化方法，在医疗服务运作管理领域受到广泛关注[75]。

分布鲁棒优化对数据信息的描述全面程度介于随机规划与(传统)鲁棒优化之间[73]。医院管理者往往可以从历史数据中获得一些描述性统计参数，并通过这些参数构建不确定分布集合(ambiguity set)。参数的选择关系到模型能否高效求解，通常选用参数包括均值、方差、绝对离差、支撑集等，或者假定真实分布和经验分布的距离不超过某一阈值[76]。分布鲁棒优化模型通过考虑不确定分布集合中最差分布去刻画决策者的风险规避性，其中分布函数也是决策变量[77]。通过对偶、锥对偶等理论可以将其等价转化为混合整数规划、二阶锥规划或者半定规划等形式，详见 Wiesemann 等的研究[74]。一般而言，相较于随机规划模型，分布鲁棒优化模型更易于求解[78]。

分布鲁棒优化方法解决手术调度问题的优势在于：①求解方案扰动性和风险规避性强，符合医院管理以患者安全为中心的思想[23]。②考虑多阶段、高维不确定的手术调度模型可能导致"维数灾难"。鲁棒优化与线性决策准则结合可以有效克服维数灾难，相较于随机规划方法，它通常更易于求解[78-79]。③突破了对随机变量完全分布信息的假设，可在有限分布信息下建模求解手术调度问题[71]。

Deng 等[80]研究了手术调度及排序问题，在考虑不确定服务时间的情况下，以最小化与开放手术室数量、手术延迟及超时成本相关的运作成本为目标，建立了含有机会约束的分布鲁棒优化模型，模型可以等价转化为混合整数线性规划，并设计了分支切割方法求解。第 9 章研究了择期患者的手术调度问题，在仅知手术时长不完全分布信息情况下，选定均值、绝对离差和支撑集组成的分布描述手术时长，并建立了问题的分布鲁棒优化模型，分别采用精确方法、启发式方法进行求解。实验结果显示，与基于经验分布的随机规划方法相比，分布鲁棒优化方法提高了手术调度方案的抗扰动性及求解效率。

总体而言，手术室运作管理的分布鲁棒优化研究仍有待深入。为了适应急诊患者动态到达、下游关键资源协同等现实场景，将分布鲁棒优化从静态、线性、单阶段模型拓展到动态、非线性、多阶段决策更具有现实意义。

2.6 不确定环境下手术室运作管理问题的研究框架

本节针对不确定环境下的手术室运作管理问题进一步进行论述。从刻画可行手术调度方案集合、描述患者服务时间的不确定性、选择决策准则与目标函数、设计求解方法几方面着手，提出建模和求解的研究框架，该框架既是基于以往研究框架的总结，又拓展地提出了以后的研究方向。

2.6.1 研究框架的提出

本节在总结相关文献的基础之上，结合作者的思考和理解，提出了关于解决不确定环境下手术调度问题的研究框架。针对一些重点文献，从目标函数、考虑约束、不确定服务时间的表达方式、模型及求解方法几个方面进行总结。

表 2.1 中文献所做的具体工作可参见 2.1 节～2.5 节的文献综述。基于这些文献，结合自己的思考与总结，本章提出关于不确定环境下手术排程问题的研究框架，如图 2.7 所示。该框架可以解释表 2.1 中文献的研究思路，同时指出了一些新的研究机遇。特别地，在满足能力限制的决策准则中，提出一类新的风险规避指数准则，也就是最大化手术计划抵御风险能力。第 7 章将围绕这类准则展开。

表 2.1　一些重点文献的总结和统计

文　献	目标函数	约　束	手术时长的描述	模　型	求解方法
Lamiri 等[26]	最小化加班费用	多手术室能力	分布函数	随机规划	样本平均近似
Han 等[58]	最小化加班时间	多手术室能力超时风险	正态分布	非线性随机规划	启发式
Denton 等[32]	手术室开放费用和加班费用	多手术室能力	场景集合/不确定集合	随机规划鲁棒优化	L-型法
Min 和 Yih[81]	最小化加班费用和患者治疗费用	多手术室能力 ICU	对数正态分布	随机规划	样本平均近似
Batun 等[52]	手术室开放费用和加班费用	多手术室能力	场景集合	随机规划	样本平均近似 L-型法
Shylo 等[37]	最小化手术室超时费用	多手术室能力超时风险	正态分布	机会约束	样本平均近似
Gul 等[82]	手术取消/等待/加班	多手术室能力	场景集合	随机规划	回归近似法
Freeman 等[60]	手术室利用率	多手术室能力	场景集合	随机规划	两阶段启发式
Doulabi 等[83]	总服务时长	多手术室能力手术器械	确定情况	约束规划	分支定价
Rath 等[84]	资源使用率及加班费用	多手术室能力麻醉师	分布函数/不确定集合	随机动态规划/鲁棒优化	启发式

对于该框架的解释，分以下四个方面开展。

(1) 考虑的约束。手术调度问题的本质是决策不确定服务时间下，多约束多变量的优化问题。根据现实场景的不同，考虑的约束条件也有差异。通常，科室内

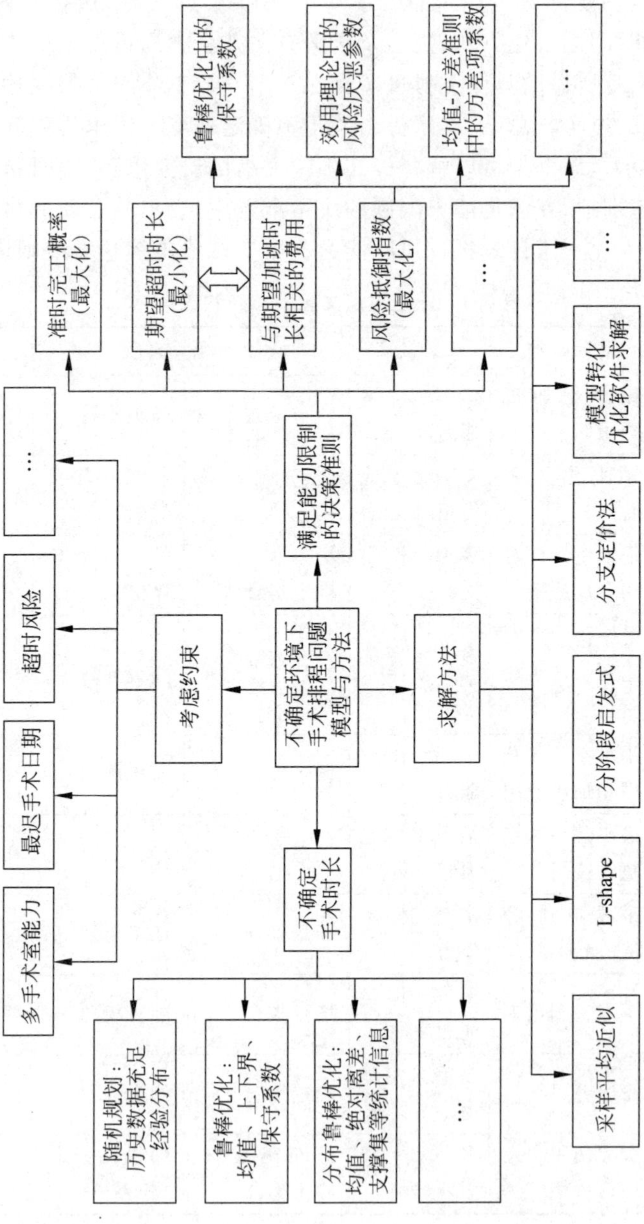

图 2.7 不确定环境下手术排程问题的研究框架

有多个手术室，院方需要根据医院手术室的收治能力，安排患者手术的日期及地点。因此，考虑最基本的影响因素是手术室能力限制，即安排患者的服务时长不能超过手术室的最大收治能力。根据患者的入院时间及病情状况，院方可规定其最迟手术日期。由于手术超时会导致医院运作成本大幅度增加，过长的超时现象还将导致医生疲劳工作，给手术质量及患者生命安全带来潜在危险。因此，一些研究者将手术超时风险作为约束，控制超时风险在规定水平以下[85]。

（2）不确定服务时间的描述。在现实问题中，患者手术时长是随机变量，当历史数据较为充足时，可以给出选用基于经验分布的随机规划方式进行建模求解，以往的研究表明手术时长接近于对数分布或者正态分布[81,85]。当手术时长的概率分布准确可知的时候，随机规划方法是应用最为广泛的方法。当其分布函数不易于估计但描述性统计信息（如手术时长的均值、方差、绝对离差、支撑集）容易获取时，可用分布鲁棒优化的方法进行建模和求解；当只有上下界的信息容易估计时，则用鲁棒优化的范式进行建模和求解。

（3）决策准则的选择。任何手术计划的编排都需要满足手术室接收能力限制，早期的确定性的手术排程问题将手术室能力作为硬约束进行考虑，排程效果差。在不确定环境下，由于手术时长的波动性，硬约束失效，为了测度“满足能力限制”的程度，经典的决策准则包括（最大化）准时完工概率和（最小化）期望超时时长[82]等。部分学者也将期望超时时长乘以一定系数，转化为作用相当的最小化超时成本[26,36-58]。但这两个决策准则分别为NP-难[86]和#P-难[87]问题。基于此，本书基于（最大化）特殊定义的“风险规避指数”的思想，提出一种新的决策准则，详见第7章。

（4）求解方法。目前研究中，针对随机规划模型，学者较多采用基于样本平均近似的方法求解[26,81]。针对鲁棒优化的建模，一般利用对偶理论及模型转化技术，将模型转化为优化软件可以直接求解的形式[84]。由于手术调度问题属于离散优化问题，离散优化问题一般为NP-难问题，上述求解方法一般只能用于求解小规模算例。为了提高求解效率，部分学者通过设计近似算法或者启发式算法进行求解[82,88]。如何设计出在多项式时间内可以高效求解的算法是解决大规模实际问题的关键。

2.6.2　不确定服务时间的描述及处理方法

现实世界中不确定性无处不在，早期的研究为了建模的便利而忽略了不确定性，单纯使用历史均值等方法进行点预测，现实情况稍有波动，可能造成整个调度方案性能大幅度下降甚至不可行[10]。因此，充分考虑到研究问题的不确定性至关重要。不确定环境下的优化方法包括随机规划、鲁棒优化、分布鲁棒优化、模糊优化等，学术界没有统一的定论说明以上哪种方法更好，每种方法都有其适用的环境。本节针对随机规划、鲁棒优化、分布鲁棒优化方法进行简要介绍，为后续章节的研究做好铺垫。

(1) 随机规划

在处理不确定性优化问题时，随机规划最为经典，也是目前应用最为广泛的方法。在随机规划中，不确定参数通过分布函数来描述。在获得手术时长的历史数据的情况下，可以据此推断出手术时长的分布函数，或者将历史数据组成的离散分布视为其分布函数，通常可以建模为如下的随机规划模型

$$\min E_{\tilde{d}} Q(\boldsymbol{x}, \tilde{\boldsymbol{d}})$$

随机规划能够全面考虑不确定参数的分布信息，但是一方面需要历史数据充足，另一方面基于此的优化方法往往难以求得精确解，通常用采样平均近似法进行近似，但即便如此，有时同样难以高效求解[89]。

(2) 鲁棒优化

当不确定服务时长的分布无法准确获知的时候，决策者需要根据经验，估计出参数的均值和上下界。在这种情况下，往往需要运用鲁棒优化方法进行求解。

鲁棒优化的主体思想是对不确定集合中最差的情况加以控制，优化最差场景下的目标函数值，其结果往往较为保守，因此在应用上有限。在鲁棒优化领域的开篇之作中，Soyster[90]定义了一个不确定集来刻画旅行时间的不确定性，即所有旅行线路的行走时间可以同时达到最大值，而这种极端事件在现实中出现的概率极低。后来的研究者认为该集合过于保守，El Chaoui 等[91]和 Ben-Tal 等[92]提出了一种椭球不确定集，然而椭球不确定集不能直接运用于离散优化问题中。为了解决该问题，Bertsimas 和 Sim[71]提出了一种带预算的不确定集，这种不确定集可以广泛地应用于鲁棒离散优化问题中。在手术调度问题中，带预算的不确定集可定义为

$$W(\Gamma) = \left\{ \mu_{ij} \leqslant \tilde{d}_{ij} \leqslant \bar{d}_{ij}, \forall i, j;\ \sum_{(i,j): x_{ij}=1} \frac{\tilde{d}_{ij} - \mu_{ij}}{\bar{d}_{ij} - \mu_{ij}} \leqslant \Gamma \right\}$$

由此可见，在带预算的不确定集中，决策者的保守程度可以通过控制参数 Γ 来控制，它反映了医院管理者的风险偏好程度，表示最多有 Γ 个患者的手术时间同时达到最差值(上界)。若患者总数为 N，显然有，$0 \leqslant \Gamma \leqslant N$；当 $\Gamma = 0$ 时，表示医院管理者乐观地认为所有患者的手术时长为其均值；当 $\Gamma = N$ 时，表示所有患者的手术时间均为上界(最差情况)。对于 $0 \leqslant \Gamma_1 \leqslant \Gamma_2 \leqslant N$，有 $W(\Gamma_1) \leqslant W(\Gamma_2)$，也就是说，不确定集的体积增加，决策者需要考虑的不利场景更多，所以决策者的保守程度增加。

虽然鲁棒优化对于分布信息的描述不太全面，但它的出现仍然具有理论和现实意义[93]。理论上，如下推断

$$\max_{d \in W(\Gamma)} \boldsymbol{d}'\boldsymbol{x} \leqslant \eta \Rightarrow P(\tilde{\boldsymbol{d}}'\boldsymbol{x} \leqslant \eta) \geqslant 1 - \varepsilon$$

成立。也就是说，鲁棒优化约束成立可以推断出机会约束成立，或者说，鲁棒优化是机会约束的一种保守近似[94-95]。从现实来讲，尽管机会约束规划难以高效地求

得精确解[86]，但鲁棒优化通常能在多项式时间内求得精确解[71]。

(3) 分布鲁棒优化

很多情况下，医院管理者能够获得手术时长的历史数据，但是由于历史数据量不够大，或很难找到经典分布与历史数据匹配，或由于个体差异性，难以准确预测患者手术时长的分布。在这种情况下，医院管理者往往可以从历史数据中获得一些描述性统计信息，并通过这些统计信息构建出满足这些描述性信息的所有可能分布的模糊集。例如，均值向量 $\boldsymbol{\mu}$ 和绝对离差向量 $\boldsymbol{\sigma}$，通过这些信息，可构建如下概率分布 $\mathbb{P}$ 的模糊集 $\mathbb{F}$：

$$\mathbb{F}=\left\{\mathbb{P}\left|\begin{array}{l}\mathbb{E}_{\mathbb{P}}(\tilde{\boldsymbol{d}})=\boldsymbol{\mu}\\ \mathbb{E}_{\mathbb{P}}(|\tilde{\boldsymbol{d}}-\boldsymbol{\mu}|)\leqslant\boldsymbol{\sigma}\end{array}\right.\right\}$$

基于该模糊集构建的分布鲁棒优化模型，详见第9章。

与随机规划模型不同，分布鲁棒优化模型中随机变量 $\tilde{\boldsymbol{d}}$ 的分布 $\mathbb{P}$ 是模糊的，且属于模糊集 $\mathbb{F}$。决策者关心在模糊集中最坏情况下的分布 $\mathbb{P}$，即在给定手术调度方案的情况下，$\mathbb{F}$ 中存在使得该排程方案中目标函数值最差的分布 $\mathbb{P}$。所以注意到，与鲁棒优化方法类似，分布鲁棒优化的本质也是保守的，体现了决策者对于分布模糊性的厌恶。通常情况下，分布鲁棒优化模型在一次对偶后可以转化为鲁棒优化模型。

分布鲁棒优化可以视为一种数据驱动的方法[93]，其对数据信息的描述全面程度介于随机规划与(传统)鲁棒优化之间。在分布鲁棒优化模糊集的设定上，描述性统计参数的选择关系到模型能否高效求解，详见 Wiesemann 等的研究[74]。

2.7　本章小结

本章首先概述国内外手术室管理现状和面临的挑战，然后从运筹学角度给出了手术排程问题的定义，并从手术室运作管理中常见的影响因素、优化目标、问题分类以及研究方法等方面对相关文献进行总结和分类，为后续章节研究奠定坚实的实践和理论基础。

第3章

层流手术室排程问题的模型及算法

层流手术室采用空气洁净措施将空气中的尘埃粒子过滤，使细菌无传播载体，从而有效预防和控制感染的发生，同时提供合适的温湿度环境，使病人在手术过程中身体组织受到尽可能少的损伤[43]。根据建设部《医院洁净手术部建设技术规范》，层流手术室洁净度可分为百级、千级、万级、十万级和三十万级五个级别。百级手术室是洁净级别最高的手术室，又称无菌净化手术室，主要接收颅脑、脏器移植等手术；空气中直径大于等于 0.5μm 的尘粒数控制在 350～3500 粒/m^3(0.35～3.5 粒/L)范围内；依次类推，建设部对千级、万级、十万级和三十万级手术室分别制定了相应的标准。

手术室分层级管理是根据《全国医疗服务项目规范》文件，将规范中全部项目归结到 11 个学科 5 个类别当中衍生出来的管理策略[96]。不同类型的手术对于手术室的洁净等级要求是存在差异的，主要区别如下：①百级手术室：即无菌净化手术室，主要接收颅脑、脏器移植等手术；②千级手术室：即无菌手术室，主要接收脾切除手术、闭合性骨折切开复位术、眼内手术、甲状腺切除术等无菌手术；③万级手术室：即有菌手术室，接收胃、胆囊、肝、阑尾、肾、肺等部位的手术；④十万级手术室：即感染手术室，主要接收阑尾穿孔腹膜炎手术、结核性脓肿、脓肿切开引流等手术；⑤三十万级手术室：特殊感染手术室：主要接收绿脓杆菌、气性坏疽杆菌、破伤风杆菌等感染的手术[96]。因此，患者的手术室不是任意选定的，患者的病情种类要与层流手术室的级别相匹配。各级层流手术室由于其有无菌程度的区别，其手术室清扫消毒时间、手术所需松弛时间也各不相同。

面向层流手术室的优化调度问题与普通手术排程问题的区别为：层流手术考虑到了手术室的差异及手术室与患者病种的匹配。由于层流手术室对于空气中的尘粒浓度要求严格，手术室术前消毒及术后清扫时间有严格的要求，花费时间较长，因此，需要考虑手术室术前消毒及术后清扫时间对整个排程的影响。

患者手术需要多部门和资源的协调配合。由于术后麻醉对患者的影响并未彻底消除，患者未完全清醒，自身保护性的反射比较弱，再加上手术的创伤、各类麻醉药物及麻醉辅助药物的特殊作用，均可引起一系列的病理生理变化，发生一些意想不到的问题，如血压剧降、心律紊乱、喉头痉挛、上呼吸道梗阻、心搏骤停等，因此，麻醉术后恢复期的护理观察尤其重要。患者术后需要立即转移到麻醉复苏室，内配有氧气、吸引器以及其他必备的急救器材，有专业人员对术后患者集中护理。麻醉复苏环节与手术环节无缝衔接，对患者麻醉术后并发症的及早发现和处理，保证患者生命安全至关重要[44]。因此，考虑麻醉环节的手术室调度方案更加贴近医院实际。Lee 和 Yih[99]将手术室、麻醉复苏床位联合调度视为柔性车间调度问题，将患者的服务时长表示为模糊数，以最小完工时间为目标进行建模。Dexter et al.[54]允许患者术后继续在手术室观察，待麻醉复苏室空闲，则立即将患者从手术室转移到麻醉复苏室。

本章在考虑手术室下游资源——麻醉复苏室床位限制的情况下，研究了手术部的多手术室调度问题。将问题分解为两个阶段进行求解，首先根据院方的手术能力、患者的入院日期和医生工作量，决策了一个调度周期内哪些患者能被安排手术及具体的手术日期，即患者的手术日期指派问题；然后，在上一阶段调度结果的基础上，考虑更加详细的因素，将患者由手术室到麻醉复苏室的过程建模为两阶段无等待混合流水车间问题，决策患者的手术及复苏地点和患者手术的先后顺序，进而确定了患者的手术时间表，即手术日调度问题。

3.1 患者的手术日期指派模型

某医院有 P 位主治医生，J 个层流手术室；依据手术室分级管理规范，将层流手术室划分为 $S(s=1,2,\cdots,S)$ 种洁净等级，各级层流手术室的数量为 n_s，第 s 级层流手术室的规定日开放时间为 T_s 小时，实际日开放时间标准差为 σ_s 小时；为防止手术患者术中感染等情况发生，每一列手术都需要在规定级别的层流手术室进行；假定有 N_1 位患者等待手术，主治医生根据患者检查报告等数据及经验给出患者的最迟手术时间，为保证患者的安全，患者在最迟手术日前必须完成手术；护士长习惯在周日给出下一周的手术日程表，则周日被称为手术编排日。以最大化所有患者的满意度为目标，决策一个调度周期内哪些患者能被安排手术及患者的手术日期。

(1) 基本参数设定如下：

N_1：等待手术的患者数量，$i\in\{1,2,\cdots,N_1\}$；

J：手术室的数量，$j\in\{1,2,\cdots,J\}$；

K：一个计划周期的天数，$k\in\{1,2,\cdots,K\}$；

P：主治医生的人数，$p\in\{1,2,\cdots,P\}$；

S：层级手术室的类型，$s\in\{1,2,\cdots,S\}$；

n_s：第 s 级手术室的数量；

F_p：医生 p 的日最大工作时长；

η_{ip}：$\eta_{ip}=1$ 表示患者 i 的主治医生为 p，否则 $\eta_{ip}=0$；

θ_{is}：$\theta_{is}=1$ 表示患者 i 可以在第 s 级层流手术室手术，否则 $\theta_{is}=0$；

d_i：患者 i 的手术时长；

c_i：患者 i 的入院日；

e_i：患者 i 的最迟手术日；

t：手术计划编排日；

T_s：第 s 级层流手术室的规定日开放时长；

σ_s：第 s 级层流手术室的实际日开放时长标准差；

β：松弛系数，影响手术计划按时完成的可能性，表示对 σ_s 的引入程度。

(2) 决策变量定义如下：

x_{ik}：0-1 变量，$x_{ik}=1$ 表示患者 i 被安排在第 k 天手术，否则 $x_{ik}=0$。

根据患者的身体检查报告及经验，主治医生给定每位患者的最迟手术日期。为了确保患者的病情稳定，院方规定患者必须在最迟手术日前被安排手术。通常情况下，患者的病情越严重，对其手术日期的变化越敏感，他的规定最迟手术日也越靠前。根据院方的经验可以发现，在身体条件允许的前提下，住院患者希望能够尽早地接受手术治疗，因为这样可以减少患者的等待时间，降低患者的住院成本。由此，引发了如何进行手术编排可以最大化患者满意度(指对手术编排的满意度)的问题。

手术日期指派问题的时间参数关系如图 3.1 所示，其中 e_i-c_i 表示患者的最大允许等待时间，ζ_i 表示患者的实际等待时间。根据患者越早被安排手术，等待时间越短，满意度越高；越晚被安排手术，等待时间越长，满意度越低的普遍现象，拟定患者 i 的满意度函数 $u_i(x)$ 为

$$u_i(x)=[1-\zeta_i/(e_i-c_i)]\sum_{k=1}^{K}x_{ik} \tag{3.1}$$

其中，

$$\zeta_i=t+\sum_{k=1}^{K}kx_{ik}-c_i-1 \tag{3.2}$$

对于患者 i，$z_i=\sum\limits_{k=1}^{K}x_{ik}$ 表示在一个调度周期内患者能否被安排手术。如果 $z_i=0$，在这个调度周期内，患者的满意度为 0。患者的手术日与满意度的关系如图 3.2 所示，患者的满意度受住院日和手术编排日的影响。如果患者的入院日与手术编排日相同，即 $t=c_i$，则患者 i 在当前调度周期的初始满意度为$(e_i-t)/$

$(e_i - c_i) = 1$；否则，初始满意度小于 1。若患者在入院日次日即被安排手术，则他的满意度为 1，随着手术的推迟，患者的满意度线性递减。

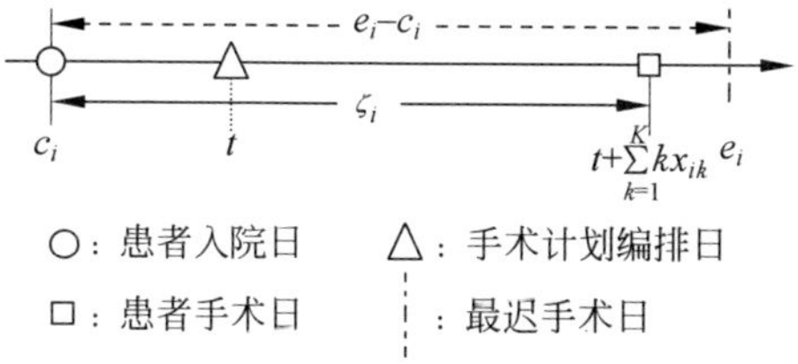

图 3.1 时间参数之间的关系

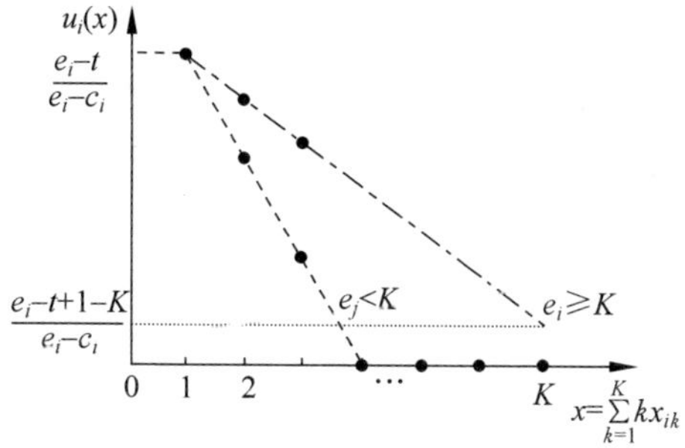

图 3.2 患者的满意度函数

建立患者的手术日期指派模型如下：

$$\max \sum_{i=1}^{N_1} u_i(x) \tag{3.3}$$

s. t.

$$\sum_{k=1}^{e_i - t} x_{ik} = 1, \quad e_i - t \leqslant K, \quad \forall i \tag{3.4}$$

$$\sum_{k=1}^{e_i - t} x_{ik} \leqslant 1, \quad e_i - t > K, \quad \forall i \tag{3.5}$$

$$\sum_{i=1}^{N_1} x_{ik} \eta_{ip} d_i \leqslant F_p, \quad \forall k, p \tag{3.6}$$

$$\sum_{i=1}^{N_1} x_{ik} \theta_{is} d_i \leqslant (T_s - \beta\sigma_s) \cdot n_s, \quad \forall k, s \tag{3.7}$$

$$u_i(x) = [1 - \zeta_i / (e_i - c_i)] \sum_{k=1}^{K} x_{ik}, \quad \forall i \tag{3.8}$$

$$x_{ik} \in \{0, 1\}, \quad \forall i, k \tag{3.9}$$

其中，目标函数(3.3)表示最大化患者对手术日期安排的满意度之和；约束(3.4)为患者的最迟手术日期约束，即确保患者在最迟日期前被安排手术；和约(3.5)表示若患者 i 的最迟手术日在调度周期内，则患者 i 在最迟手术日前一定被安排手术且仅被安排一次，若患者 i 的最迟手术日不在调度周期内，则患者 i 在调度周期内至多被安排一次手术；约束(3.6)表示安排给医生的日工作量不超过他的最大工作量限制；约束(3.7)表示在考虑松弛的情况下，安排在每一层级手术室的日工作量不超过手术室的接待能力；约束(3.8)表示患者的满意度函数；约束(3.9)表示决策变量为 0-1 变量。

3.2 考虑麻醉复苏的手术排序模型

手术结束后，由于麻醉药和神经阻滞药的残留作用尚未消失，机体保护性的反射尚未完全康复，常易发生气道阻塞，通气、换气不顺或循环功能不稳定等症状，患者仍然处于危险期，需要转移至麻醉复苏病房，在专业器械和医护人员监护下苏醒。也就是说，在患者手术结束后，需要立刻转移到麻醉复苏室。麻醉复苏室是整个手术流程中的关键环节，一些手术计划常常因为麻醉复苏室没有空余床位而推迟甚至取消。因此，将手术调度流程化，考虑手术下游资源——麻醉复苏室限制的手术室日调度方案是有意义的。

本节在上一节工作的基础上，针对指定日期单一级别层流手术室的日手术排序问题展开研究，将手术流程分为患者进入手术室手术，术后立即转移至麻醉复苏室监护两道工序，如图 3.3 所示。由于每一级别的层流手术室及复苏床位均有多个，相当于每道工序有多台机器供选择，根据医院实际情况，麻醉复苏室床位的数量不小于手术室数量，将此问题近似为两阶段无等待混合流水车间问题，该问题已经被证明是一个 NP-难问题。

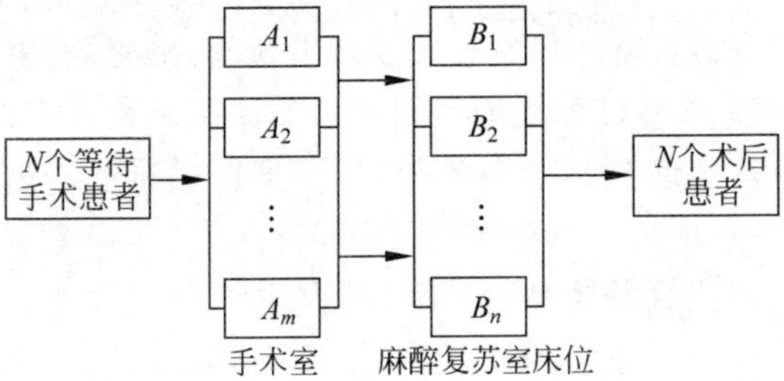

图 3.3　手术部日调度问题示意图

医院某层流手术室有手术室 S 个，麻醉复苏床位 L 个，一天内有 N_2 位手术患者需要调度，患者术后需立刻转移至麻醉复苏床位监护治疗，即手术与麻醉复苏两阶段无等待，患者的手术流程如图 3.4 所示。患者的手术时长及复苏时间已知，同一时间一位主治医生只能为一个患者手术，一个手术室只能容纳一位患者，一个麻醉复苏床位只能供一位患者复苏治疗。如何安排患者手术，使得医院面向所有患者的手术及复苏治疗成本最小。除此之外，我们假设：

(1) 同一级别的各层流手术室内设相同的仪器设备，即手术室无差异。

(2) 医院为方便术后患者集中管理，为每级层流手术室配备一个麻醉复苏室，内设复苏床位多个。麻醉复苏室内各复苏床位处理能力相同，选择哪个床位对患者的麻醉复苏过程无影响。

(3) 麻醉复苏室单位开放时间的成本费用与内设复苏床位数成正比。麻醉复苏室的关闭时间为当天所有患者离开麻醉复苏室的最迟时间。

(4) 医院对层流手术室空气中的尘粒浓度有严格规定，层流手术室采用一用一清洁制度，清理消毒时间较普通手术室长；因此，术后清理消毒时间成为影响排程的因素。

(5) 除值班人员外，医护人员的在班时间即为手术室的标准开放时间，如手术不能在手术室标准开放时间内完成，则需要支付给医护人员加班费用，且层流手术室的滤网和消毒灯等设施连续使用时间过长会降低寿命，因此手术室超时开放的成本要明显高于正常开放时间的使用成本，为减小手术成本应尽量避免手术室超时开放现象。

如图 3.4 所示，将手术流程描述为：患者做好术前准备工作后，麻醉师对患者进行麻醉，等待麻醉药效起作用，此过程为术前准备时间，由麻醉师和护士进行操作，主治医生不参与其中；麻醉药效起作用后，主治医生为患者进行手术治疗；术后患者立刻转移到麻醉复苏室监护，与此同时开始手术室的清理消毒，直至手术室内尘粒浓度满足层级手术室净化标准，这段时间为手术室清理时间。

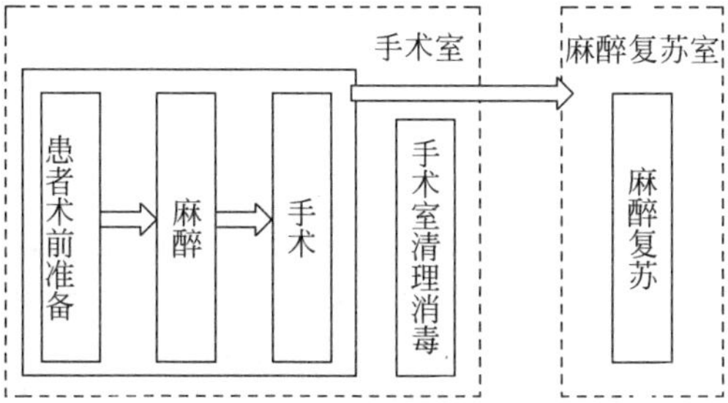

图 3.4　手术流程示意图

(1) 基本参数定义如下：

N_2：某级层流手术室一天需要接待的患者数量；

W：主治医生的数量；

S：某层流手术室的数量；

L：麻醉复苏室的床位数量；

pre_i^1：患者 i 的术前准备时长，其中包含病人的准备时间及麻醉时间；

p_i^1：患者 i 的手术时长；

p_i^2：患者 i 在麻醉复苏室的恢复时长；

η_{iq}：0-1 变量，$\eta_{iq}=1$ 表示患者 i 的主治医生是 q，否则 $\eta_{iq}=0$；

n_i^1：手术 i 的术后清理时长；

d_i^1：手术 i 占用手术室的总时间，其中 $d_i^1=\text{pre}_i^1+p_i^1+n_i^1$；

O：手术室及其麻醉复苏室的开放时刻(如早 8：00)；

C：手术室的标准开放时长(如 8h)；

α：单位手术室超时开放时间与标准开放时间费用的比例；

β：单位麻醉复苏床位超时开放时间与手术室标准开放时间费用的比例；

M：大数。

(2) 决策变量定义如下：

x_{im}：$x_{im}=1$ 表示患者 i 被安排至手术室 m，否则 $x_{im}=0$；

y_{ik}：$y_{ik}=1$ 表示患者 i 被安排至麻醉复苏床位 k，否则 $y_{ik}=0$；

z_{ij}^1：$z_{ij}^1=1$ 表示患者 i 的手术开始时间早于患者 j，否则 $z_{ij}^1=0$；

z_{ij}^2：$z_{ij}^2=1$ 表示患者 i 的麻醉复苏开始时间早于患者 j，否则 $z_{ij}^2=1$；

t_i^1：患者 i 手术的开始时间；

t_i^2：患者 i 进入麻醉复苏室的时间。

(3) 为了建模方便，定义中间变量如下：

H_m：手术室 m 的关闭时刻；

Y_m：手术室 m 的超时开放时长；

Q：麻醉复苏室的开放时长。

图 3.5 表示了手术时间参数的相互关系，其中第一阶段在手术室进行，第二阶段在麻醉复苏床位进行。患者在手术结束后需要立即转移至麻醉复苏室，与手术室清理无关，即患者参与 pre_i^1，p_i^1 和 p_i^2 部分；而医生只参与术中过程 p_i^1。

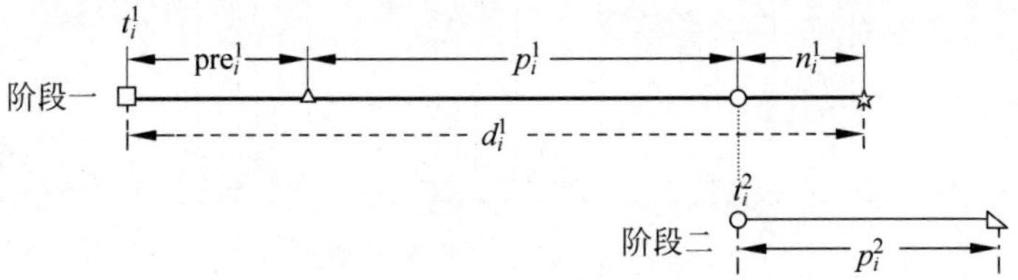

图 3.5 部分参数关系示意图

因此，建立层流手术室的日调度模型如下：

$$\min \sum_{m=1}^{S} (\alpha Y_m + C_m) + \beta L Q \tag{3.10}$$

s. t.

$$t_j^1 + \mathrm{pre}_j^1 \geqslant (t_i^1 + \mathrm{pre}_i^1 + p_i^1) - M(3 - z_{ij}^1 - \eta_{iq} - \eta_{jq}), \quad i \neq j, \forall q \tag{3.11}$$

$$t_j^1 \geqslant (t_i^1 + d_i^1) - M(3 - z_{ij}^1 - x_{im} - x_{jm}), \quad i \neq j, \forall m \tag{3.12}$$

$$t_j^2 \geqslant (t_i^2 + p_i^2) - M(3 - z_{ij}^2 - y_{ik} - y_{jk}), \quad i \neq j, \forall k \tag{3.13}$$

$$z_{ij}^1 + z_{ji}^1 = 1, \quad i > j \tag{3.14}$$

$$z_{ij}^2 + z_{ji}^2 = 1, \quad i > j \tag{3.15}$$

$$t_j^1 \geqslant t_i^1 - M(1 - z_{ij}^1), \quad i \neq j \tag{3.16}$$

$$t_j^2 \geqslant t_i^2 - M(1 - z_{ij}^2), \quad i \neq j \tag{3.17}$$

$$t_i^2 = t_i^1 + \mathrm{pre}_i^1 + p_i^1, \quad \forall i \tag{3.18}$$

$$H_m \geqslant t_i^2 + n_i^1 - M(1 - x_{i,m}), \quad \forall i, m \tag{3.19}$$

$$Q \geqslant t_i^2 + p_i^2 - O, \quad \forall i \tag{3.20}$$

$$Y_m \geqslant H_m - (C + O), \quad \forall m \tag{3.21}$$

$$Y_m \geqslant 0, \quad \forall m \tag{3.22}$$

$$\sum_{m=1}^{S} x_{im} = 1, \quad \forall i \tag{3.23}$$

$$\sum_{k=1}^{L} y_{ik} = 1, \quad \forall i \tag{3.24}$$

$$x_{im}, y_{ik}, z_{ij}^1, z_{ij}^2 \in \{0,1\}, \quad \forall i, j, m, k \tag{3.25}$$

$$t_i^1, t_i^2 \geqslant O, \quad \forall i \tag{3.26}$$

其中,目标函数(3.10)表示最小化手术的运作成本,包含两部分,第一部分是与手术室数量和超时开放时长相关的手术室运作成本,第二部分是与麻醉复苏室床位数量和关闭时刻相关的麻醉复苏室运作成本;约束(3.11)表示同一时间一位主治医生只能为一个患者手术;约束(3.12)表示一个手术室只能容纳一位患者手术;约束(3.13)表示一个麻醉复苏床位只能供一位患者复苏治疗;约束(3.14)、约束(3.15)和约束(3.25)表示决策变量为整数;约束(3.16)和约束(3.17)表示决策变量的相互关系;约束(3.18)表示患者术后立即转移到麻醉复苏病房,即手术和麻醉复苏两阶段无等待;约束(3.19)为手术室关闭时间不等式;约束(3.20)为麻醉复苏室的开放时长不等式;约束(3.21)和约束(3.22)表示手术室超时开放时长的取值范围,其中 $Y_m = \max(0, H_m - (C+O))$;约束(3.23)表示一个患者只能安排至一个手术室接受治疗;约束(3.24)表示一位患者只能被安排一张麻醉复苏床位;约束(3.25)表示决策变量为 0-1 变量;约束(3.26)确保患者的手术开始时间不早于手术室的开放时刻,麻醉复苏的开始时间不早于麻醉复苏室的开放时刻。

3.3 两阶段无等待手术调度问题的算法设计

由于手术室日调度可近似为两阶段无等待混合流水车间问题,该问题已经被证明是一个 NP-难问题,本节中将设计开发一个两阶段无等待手术调度(two-stage no-wait surgical scheduling,TNSS)启发式算法求解本问题。

3.3.1 两阶段无等待手术调度启发式算法

TNSS 算法的基本思想为:按照患者的初始顺序,依次计算每个患者在第一阶段手术的完成时刻(不包含手术室清理时间),并将其按照完成时刻从早到晚的顺序排序,以此顺序作为患者进入下一阶段麻醉复苏室的顺序。此外,为了保证患者手术和麻醉复苏两阶段无等待，将第二阶段正在复苏患者的最早完成时刻，与下一个待复苏患者在第一阶段手术的完成时刻进行比较，取两者中的较大值作为下一个待复苏患者在第二阶段的开始时刻，并对后续患者的完成时刻进行相应的调整，直到所有患者在第二阶段复苏完成。通过计算得到所有患者在第二阶段的完成时间。随后，将调整后的患者在第一阶段手术的完成时间按照由大到小的顺序排序，其中前 M_1 个患者的手术完成后对应的手术室清理完成时刻作为 M_1 个手术室的关闭时刻；将患者在第二阶段麻醉复苏的完成时间按照由大到小的顺序排序，其中第一个患者的复苏完成时间即为麻醉复苏室的关闭时刻。最后，根据手术室和麻醉复苏室关闭时刻计算医院手术复苏治疗总成本。算法的具体步骤如下。

(1) 参数定义如下：

M_1：手术室的数量；

M_2：麻醉复苏室床位的数量；

pre_i^1：患者 i 的术前准备时长；

p_i^1：患者 i 的手术时长；

p_i^2：患者 i 在麻醉复苏室的恢复时长；

$T_{\min}^1$：正在手术室手术的所有患者的最早完成时刻；

$T_{\min}^2$：正在麻醉复苏室恢复的所有患者的最早完成时刻；

T_i^1：R_1 中第 i 个患者的手术完成时刻；

T_i^2：R_2 中第 i 个患者的复苏完成时刻；

T'^1_i：R_2 中第 i 个患者的手术完成时刻；

T''^1_i：R_3 中第 i 个患者的手术完成时刻；

n''^1_i：R_3 中手术 i 的清扫时长；

$n_{\min}^1$：正在进行的所有手术中，最早完成手术的清扫时长。

O：手术室及其麻醉复苏室的开放时刻；

H_m：手术室 m 的关闭时刻；

C_m：手术室 m 的标准日开放时长；

ω_m：手术室 m 的开放成本；

(2) TNSS 启发式算法具体实现过程如下：

步骤 1 随机产生患者手术的初始序列 R_1，在 R_1 中取前 M_1 个患者在手术室手术，并计算 M_1 个手术的完成时刻，$T_i^1=\text{pre}_i^1+p_i^1+O$；

步骤 2 令 $T_i^1=T_{\min}^1+n_{\min}^1+\text{pre}_i^1+p_i^1$，$i=i+1$；

步骤 3 判断 N_2 个患者是否在工序 1(即第一阶段)上全部被手术，若全部手术，初步得到 N_2 个患者在工序 1 上手术的完成时刻；否则，返回步骤 2；

步骤 4 将 N_2 个患者在工序 1 上的完成时刻进行非增序列排序，形成序列 R_2。在 R_2 中取前 M_2 个患者在工序 2(即第二个阶段)麻醉复苏，并计算 M_2 个患者在工序 2 上的完成时刻，$T_i^2=T_i^1+p_i^2$；

步骤 5 判断 $T^2_{\min} > T'^1_i$ 是否成立，若成立则跳转下一步；否则，令 $T^2_i = T'^1_i + p^2_i$，并转到步骤 8；

步骤 6 令 $A = T^2_{\min} - T'^1_i$，并将 R_2 中与第 i 个患者在同一手术室手术的后续患者在工序 1 上的完成时刻均增加 A 个单位时刻；

步骤 7 令 $T^2_i = T^2_{\min} + p^2_i$；

步骤 8 令 $i = i + 1$，并判断 N_2 个患者是否在工序 2 上被全部调度，若被全部调度，则得到 N_2 个患者在工序 2 上的完成时刻；否则，返回步骤 5；

步骤 9 将调整后的 N_2 个患者在工序 1 上的完成时刻进行非减序列排序，形成序列 R_3，得到 R_3 中前 M_1 个患者在工序 1 的完成时刻 T''^1_i，则 M_1 个手术室的关闭时刻为 $H_m = T''^1_i + n''^1_i$；

步骤 10 判断 $H_m > O + C_m$ 是否成立，若成立则跳转下一步；否则，$\omega_m = H_m - O$，$m = m + 1$ 并转至步骤 12；

步骤 11 $\omega_m = C_m + \alpha(H_m - C_m - O)$，$m = m + 1$；

步骤 12 判断 M_1 个手术室的成本费用是否都计算完毕，若已全部计算完毕，则得到 M_1 个手术室的成本费用，并转至步骤 13；否则，返回步骤 10；

步骤 13 找到最后一个完成麻醉复苏患者的完成时刻，表示为 $T^2_{\max}$，则麻醉复苏室的成本费用为 $\beta(T^2_{\max} - O)L$；

步骤 14 计算所有手术室开放的成本费用与麻醉复苏室的成本费用之和 ϕ。

下面给出 TNSS 算法的伪代码：

```
Input:
        L: number of recovery beds; T_i^1: the surgery completion time for patient i;
        T_i^2 The recovery completion time for patient i;
        T_min^1 The earliest completion time for the current processing surgeries;
        T_min^2 The earliest completion time of the current recovery cases;
Output: the completion time at each stage and the operating costs of the surgery
department.
        //calculate the surgery completion time of all patients
        For i = 1 to #ORs
        {T_i^1 ← pre_i^1 + p_i^1 + O;}
        For i = ORs + 1 to #patients
        {T_i^1 ← T_min1 + n_min1^1 + pre_i^1 + p_i^1;}
        Sort ascending T_i^1, forming permutation R1;
        //calculate the recovery completion time of all patients
        For i = 1 to #recovery beds in R1
        {T_i^2 ← T_i^1 + p_i^2;}
        For i = recovery beds + 1 to #patients
          {If T_min^2 > T_i^1   //make sure no wait between two processes
            Defer the completion time of patients using the same OR no earlier than i
for T_min^2 - T_i^1
           T_i^2 ← T_min2 + p_i^2
```

```
        Else T_i^2 ← T_i^1 + p_i^2}
    //calculate the operating costs of surgery department
    Resort descending T_i^1, forming permutation R2.
    For m = 1 to #ORs in R2
      {H_m ← T_m^1 + n_m^1    //the closing time for each OR
      If H_m > O + regularLength
          ORcost_m = regularLength + α(H_m - O - regularLength)
      Else
          ORcost_m = H_m - O}
    Find the biggest T_2 → T_max^2
      Total recovery costs φ ← β(T_max^2 - O)L; Total operating cost ϕ ← Σ_{m=1}^{ORs} ORcost_m + φ
```

3.3.2 离散粒子群优化算法

粒子群优化(particle swarm optimization,PSO)算法是群体智能算法的一种。PSO算法最初源于鸟群的捕食行为。设想这样一个场景：一群鸟在随机搜索食物,在这个区域里只有一块食物,所有的鸟都不知道食物在哪里,但是它们知道当前的位置离食物还有多远,那么找到食物的最简单有效的方法就是搜寻目前离食物最近的鸟的周围区域。PSO算法就是从鸟群的捕食行为得到启示并被用于解决优化问题。在PSO算法中,每个优化问题的解都是搜索空间中的一只鸟。我们称为“粒子”。所有的粒子都有一个由被优化的函数决定的适应值,每个粒子还有一个速度决定它们飞翔的方向和距离。然后粒子们就追随当前的最优粒子在解空间中搜索。

粒子群优化算法是在对动物集群活动行为观察的基础上,利用群体中的个体对信息的共享,使整个群体在问题求解空间中产生从无序到有序的运动演化过程。算法首先初始化一群随机粒子(随机解),然后通过迭代找到最优解。在每一次迭代中,粒子通过跟踪两个极值来更新自己。一个就是粒子本身所找到的最优解,称为个体极值pbest；另一个是整个种群目前找到的最优解,称为全局极值gbest。

1995年,Kennedy和Eberhart[100]首次提出粒子群优化算法。目前,它已被广泛应用于求解约束规划、人工神经网络、多目标优化和动态规划等问题。随着研究的深入,1997年,Kennedy和Eberhart[101]首次使用粒子群优化算法求解离散优化问题,算法中的粒子采用二进制编码方式,使用0和1表示粒子的位置向量,并根据仿真实验对结果进行了分析和比较。

对于离散优化问题的求解,离散粒子群优化算法与遗传算法等其他群体智能算法相比,具有过程简单、易于实现、无需梯度信息、参数少等特点。PSO算法没有遗传操作如交叉和变异过程,而是根据自己的速度来决定搜索,粒子具有记忆功能。因此,在本节中,我们根据问题特性设计离散粒子群优化算法解决手术排序问题。

(1) 编码与更新方式

采用顺序编码的方式求解本问题。设搜索空间为 D 维，则 D 为患者总数，$X_i=(x_{i1},x_{i2},\cdots,x_{iD})$表示粒子 i 当前的位置，对于每个调度方案，X_i 表示患者手术的编号次序，如有 5 个患者，则 2-1-3-5-4 表示患者手术的顺序编号为 2,1,3,5,4。采用如下的基本 PSO 问题的速度更新方式：

$$v_i = wv_i + r_1\eta_1(\text{pbest}_i - X_i) + r_2\eta_2(\text{gbest}_i - X_i) \tag{3.27}$$

$$X_i = X_i + v_i \tag{3.28}$$

其中，pbest_i 表示第 i 个粒子找到的当前最优位置，即个体最优解；gbest_i 表示种群找到的当前最优位置，即全局最优解；w 为惯性权重，一般取值 0.1～0.9，结合本问题的特点，经过大量的实验数据比较发现，$w=0.3$ 时性能较好；r_1,r_2 为学习因子，通常均取值为 2；η_1,η_2 为 0～1 的随机数。因此，本书将各参数分别设为 $w=0.3,r_1=r_2=2,\eta_1,\eta_2$ 为 0～1 的随机数。

(2) 可行解的调整策略

为了保证每次迭代后，粒子所经历的位置 $X_i=(x_{i1},x_{i2},\cdots,x_{iD})$均为顺序编码方式，即每次更新之后的位置的编码均为可行解，我们使用文献[61]中可行解的调整策略来保证每次迭代后解的可行性，并利用实例加以说明。

设待手术的患者数量为 $D=5$，随机生成一个粒子的初始位置 $X_i=(5,2,4,1,3)$，在每次迭代中，粒子通过式(3.27)、式(3.28)更新，得到新位置，如 $X_i'=(2,7,-1,1,6)$，显然更新后的 X_i'不是可行解，因此要对其进行调整。可行解的调整策略如下：

步骤 1　令 $X_i'=(2,7,-1,1,6)$中每一个小于 1 的值等于 1，每一个大于 5(患者数量)的值等于 5，其余值不变，得到 $X_i'=(2,5,1,1,5)$；

步骤 2　若 X_i'中有重复值，任意保存其中一个原值，其余值取值为 0，得到 $X_i'=(2,5,1,0,0)$；

步骤 3　随机产生一个与 X_i'有相同维数的可行解 $X''_i=(3,1,4,2,5)$；令 X''_i 与 X_i'中相同的值取 0，其余值不变，得到 $X''_i=(3,0,4,0,0)$；

步骤 4　将 $X''_i=(3,0,4,0,0)$中的非零值，依次替换 $X_i'=(2,5,1,0,0)$中的非零值，得到调整后的可行解 $X_i'=(2,5,1,3,4)$。

通过上述调整，粒子经过每次迭代后，得到的解仍为可行解。

3.3.3　两阶段无等待离散粒子群优化算法

为了更好地求解手术室日调度问题，我们将上述介绍的两种算法结合，构成两阶段无等待粒子群优化(DPSO-TNSS)算法。DPSO-TNSS 算法的基本思想是：利用 TNSS 算法对 DPSO 算法产生的初始解进行计算，求得当前粒子的适应值，然后再应用 DPSO 算法进行优化，求得粒子的最优适应值，进而得到目标函数的最优值。DPSO-TNSS 算法的基本流程如图 3.6 所示。

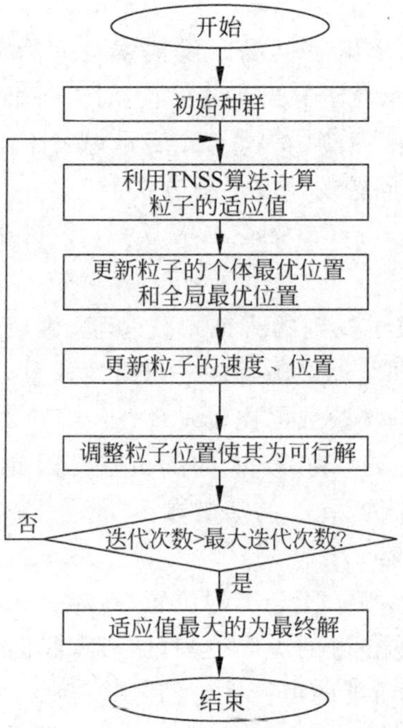

图 3.6 DPSO-TNSS 算法流程图

3.4 计算实验与结果分析

3.4.1 实验设计

数值实验在 Dell Optiplex 745，Intel（R）Pentium（R）D CPU 3.39GHz 0.99Gb 的运行环境下进行。在 Visual studio 2005 平台下使用计算机语言 C# 对算法进行编程，并调用优化软件 ILOG CPLEX 进行数据测试。

为了评估方法的性能，将从某医院调研获得的数据应用到本方法中。该医院 2010 年住院人数 8 万余人次，年手术量 3.2 万余例；共有 14 个科室，5 级层流手术室，每个层流手术室配备多个手术室及一间内设多床位的麻醉复苏室。通过实地调研获得择期患者手术数据，数据主要包括患者的入院日期、患病类别、手术日期、手术的开始及结束时间、主治医生等相关信息。通过对数据的整理，2 月份该医院每周等待手术的患者人数在 204～578 之间波动。通常情况下，所有手术室的开放时间均为 8：00～18：00；麻醉复苏室与手术室在 8：00 同时开放，直至最后一位患者完成麻醉复苏离开，麻醉复苏室关闭。单位时刻手术室超时开放时间的费用为标准开放时间费用的 1.75 倍[25]，即 $\alpha=1.75$，单位时刻手术室开放费用为麻醉复苏床位费用的 10.9 倍[102]，即 $\beta=\frac{1}{10.9}$。

在实例测试中，选择一周为手术的调度周期。一周内，医院有 204 位患者等候手术，已知每位患者的入院日期、最晚手术日期、手术时长及主治医师等相关信息。医院内设 5 个级别的层流手术室，每级手术室的标准日开放时间均为 8：00～18：00，各级层流手术室均有 3 个手术室，各级层流手术室日使用时间标准差分别为 1.69h，1.31h，0.94h，0.5h，0.51h。医院有手术小组 12 个，任意手术小组一天的最大工作量为 10h。使用 CPLEX 优化手术日期指派模型，CPLEX 运行 4h 37min 38s 获得手术日期指派问题的全局最优解。在解决方案中完成一周内全部 204 位患者的手术日程安排，患者满意度之和为 101.14。由此，获得 5 个工作日在各级层流手术室手术的患者信息。

手术室日调度的实验数据在手术计划的输出结果上进行优化，实验设计主要分为以下几部分：（1）在不同的数据规模下，DPSO-TNSS 算法与 F-TNSS 算法，S-TNSS 算法，L-TNSS 算法多种启发式算法的优化结果比较；（2）DPSO-TNSS 算法与 CPLEX 的优化结果的比较；（3）测试手术室数量和麻醉床位数对手术室运作成本的影响，通过调整问题参数，寻找最优的手术室数量和麻醉复苏床位数量值。

3.4.2　算法求解性能分析

为了进一步明确患者手术的先后顺序及手术地点，需对手术室进行日调度。TNSS 算法实验中发现，患者手术的初始序列 R_1 对算法结果影响较大，因此，不宜随机产生算法的初始序列 R_1，而采用三种方式生成患者手术的初始序列。在此，我们引入调度中常用的三种启发式算法：

（1）先到先服务（first coming and first scheduling，FCFS）启发式算法，即按照患者入院先后顺序依次手术；

（2）最长手术时间（longest processing time，LPT）优先启发式算法，即所有患者中手术时间越长的患者越先手术；

（3）最短手术时间（shortest processing time，SPT）优先启发式算法，即所有患者中手术时间越短的患者越先手术。

将 TNSS 算法分别与 FCFS 算法、LPT 算法、SPT 算法相结合，构成 F-TNSS 算法、L-TNSS 算法、S-TNSS 算法。在不同规模的数据下，分别使用 F-TNSS 算法、L-TNSS 算法、S-TNSS 算法以及 DPSO-TNSS 算法进行实验。算法中部分参数设置如下：

对于 DPSO-TNSS 算法，种群规模设计为 100，算法的最大迭代次数为 100。实验中所使用的数据均抽样于调研数据，实验结果如表 3.1 所示。表中第 2 列为数据规模，依次为患者数量 N，手术室数量 M_1 及麻醉复苏床位的数量 M_2，在不同的数据规模下测试四种算法的求解性能，第 3～5 列为启发式算法求得的最优适应

表 3.1 F-TNSS,L-TNSS,S-TNSS 和 DPSO-TNSS 算法的比较

实例	问题规划 $N\times M_1\times M_2$	目标值				标准差	σ/μ
		F-TNSS	L-TNSS	S-TNSS	D-TNSS (μ)	σ	
1	10×2×2	22.93	22.33	23.22	21.39	0.0179	0.0008
2	10×2×3	24.00	23.47	23.69	22.09	0.0066	0.0003
3	10×3×3	32.37	32.45	32.44	32.01	0.0130	0.0004
4	15×2×2	23.46	23.97	25.44	22.30	0.0423	0.0018
5	15×2×3	23.22	23.92	25.62	23.12	0.0451	0.0019
6	15×3×3	32.11	32.31	32.45	32.01	0.0156	0.0005
7	21×2×3	39.03	39.94	39.53	38.79	0.1180	0.0030
8	21×3×3	34.71	37.73	37.41	32.84	0.0359	0.0011
9	21×3×4	34.47	34.86	35.00	33.91	0.0226	0.0006
10	21×4×5	44.23	43.97	44.39	43.71	0.0162	0.0003
11	50×6×8	84.30	85.82	86.25	82.68	0.1108	0.0013
12	50×7×8	81.87	81.44	84.23	77.87	0.0406	0.0005
13	50×8×8	89.33	87.76	90.88	87.02	0.0440	0.0005
14	100×13×15	160.62	178.87	174.62	156.77	0.1986	0.0012
15	100×14×15	160.31	173.50	171.17	155.78	0.2596	0.0016
16	100×15×15	165.24	178.31	176.04	164.24	0.0931	0.0005

值；第 6 列为 DPSO-TNSS 算法运行 10 次得到的平均适应值 μ；第 7 列标准差 σ 为 DPSO-TNSS 算法针对每个实例的平均适应值 μ 对应的标准差 σ,利用它可以衡量算法的稳定性；第 8 列为 DPSO-TNSS 算法的相对标准差。由表 3.1,可以得到如下结论：

(1) 在不同的实例规模下,DPSO-TNSS 算法的目标值均明显好于 F-TNSS 算法、L-TNSS 算法和 S-TNSS 算法这三种启发式算法。

(2) 在不同的实例规模下,DPSO-TNSS 算法的相对标准差均小于 0.3%,说明 DPSO-TNSS 算法具有良好的稳定性。

在手术室日调度问题中,一天的手术患者已经确定,即手术的日工作量已知。是否需要开放全部的 M_1 个手术室和 M_2 个麻醉复苏床位,手术室和麻醉复苏床位的开放数量是否会对日调度成本造成影响？规律如何？这也是我们关心的问题。以实例 7 中 21 个手术患者为例,在 2～5 之间调整手术室和床位的数量取值,使用 DPSO-TNSS 算法求解手术室日调度问题,获得手术运作成本如图 3.7 所示。由图可知,在 16 组(M_1,M_2)取值中,当功能手术室数量为 3,麻醉复苏室床位数量为 3 的情况下,手术的日调度成本最低。也就是说,院方可以通过调整功能手术室和麻醉复苏床位的数量来降低运作成本。

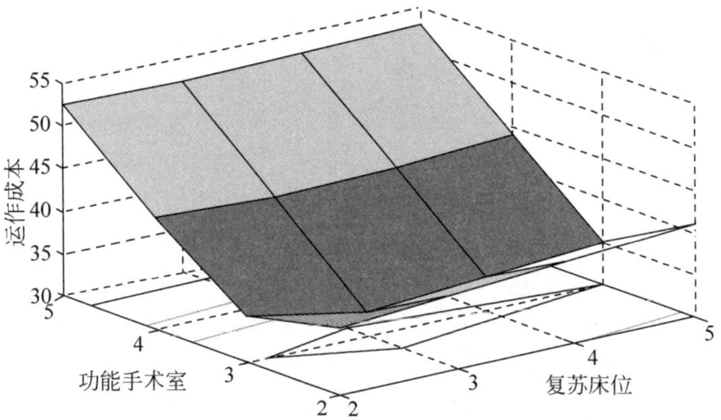

图 3.7　不同功能手术室和麻醉复苏床位下医院的运作成本(见文后彩图)

为了进一步测试 DPSO-TNSS 算法的有效性，针对 ILOG CPLEX 可以求解的中小规模实例，使用 CPLEX 优化软件进行精确求解，并将其结果与 DPSO-TNSS 算法的优化结果进行比较，如表 3.2 所示。从表 3.2 中可以看出对于实例 4 和实例 5，CPLEX 求得的目标值优于 DPSO-TNSS 算法，CPLEX 将 DPSO-TNSS 获得的解的质量分别提高了 1.2%和 1.6%；对于其他的测试实例，CPLEX 和 DPSO-TNSS 算法获得的解的质量基本相同。然而，DPSO-TNSS 的计算时间明显小于 CPLEX。医院的手术部希望在可以接受的时间内获得一个近优的调度方案，花费过长的时间去求解手术室的日调度问题是不明智的。因此，DPSO-TNSS 算法在求解手术室日调度问题上具有实用性。

表 3.2　DPSO-TNSS 算法与 CPLEX 的优化结果比较

实例	问题规划 $N \times M_1 \times M_2$	目标值		计算时间/s	
		D-TNSS	CPLEX	D-TNSS	CPLEX
1	10×2×2	21.37	21.37	5.60	861
2	10×2×3	22.04	22.04	5.62	1079
3	10×3×3	31.49	31.48	5.74	1119
4	15×2×2	22.24	**21.89**	8.58	3435
5	15×2×3	23.04	**22.76**	8.69	3681
6	15×3×3	31.98	31.96	9.03	1032
7	21×2×3	38.77	38.75	13.40	6467
8	21×3×4	33.76	33.66	13.43	4020
9	21×3×5	34.97	34.92	13.59	3944
10	21×4×5	43.65	43.61	13.74	2633

注：加黑数字表示获得的目标值更优。

为了进一步验证本章提出的几种算法的正确性，我们分别给出 F-TNSS 算法、D-TNSS 算法、L-TNSS 算法和 S-TNSS 算法求解实例 1 的甘特图，如图 3.8 所示。

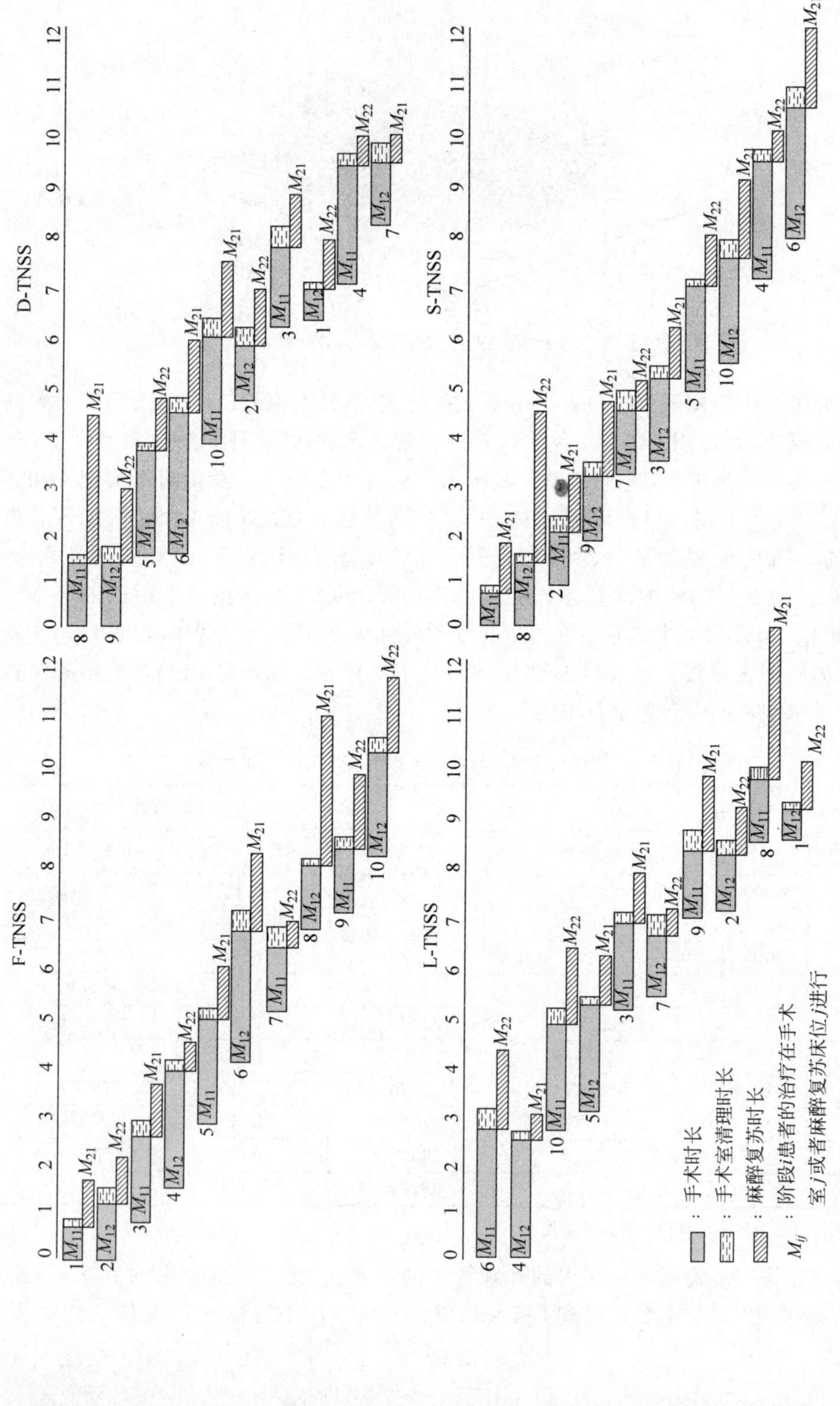

图 3.8 手术室日调度示例的甘特图

其中，横轴表示手术室或者麻醉复苏室的开放时间，条形图前的标号为患者编号。从图中可以清晰地看出，每位患者的手术开始时间、麻醉开始时间、手术和麻醉复苏地点以及手术室和麻醉复苏室的关闭时刻。

3.5　本章小结

本章针对层流手术室的优化调度问题展开研究。在考虑手术室下游资源——麻醉复苏室床位限制的情况下，研究了手术部的多手术室调度问题；将问题分解为两个阶段进行求解，首先根据院方的手术能力、患者的入院日期和医生工作量，决策了一个调度周期内哪些患者能被安排手术及具体的手术日期，即患者的手术日期指派问题；其次，在上一阶段调度结果的基础上，考虑更加详细的因素，并将患者由手术室到麻醉复苏室的过程建模为两阶段无等待混合流水车间问题，决策患者的手术及复苏地点；再次，开发了 DPSO-TNSS 算法、L-TNSS 算法、S-TNSS 算法和 F-TNSS 算法求解手术室日调度问题；最后，通过大量的数值实验说明了 DPSO-TNSS 算法的优越性能，并分析了日开放手术室数量和麻醉复苏床位数量对手术运作成本的影响。

第4章

手术排程问题的多目标粒子群算法

手术时长与患者的身体状况、医生的手术技能及手术过程中的多种不确定性因素有关,将患者手术的预期时间用确定性的数据来表示在一定程度上降低了调度方案的有效性。因此,本章在前一章的基础上,进一步考虑手术时间的不确定性,用平均值和方差来表示患者预期的手术时长,以提高调度方案的有效性和可行性。在实际的手术排程中,医院的期待目标往往不只一个,例如医院希望在利润最大化的同时患者满意度较高,这就产生了多目标手术排程问题。多目标优化问题与单目标优化问题有着本质的差别。在单目标优化问题中,最优解通常是唯一确定的。而在多目标优化问题中,由于有些目标函数之间大多数是相互冲突的,因此找到的是一族解,称为帕累托(Pareto)前沿,通常多目标优化问题的最优解是解的集合。本章将面向单一科室,研究不确定环境下的多目标手术排程问题。

由于患者手术过程存在着较大的不确定性,采用单一的时间估计方法估计手术时长往往存在较大的误差,大大降低了排程的可行性。三点时间估计法是一种较为可靠的时间估计方法[103]。三点时间估计法是一种先验时间估计方法,即分别估计手术时长的最乐观时间、最可能时间以及最保守时间,然后利用这三个时间估算手术时长的平均值和方差。其中最乐观时间,以 t_a 表示,是指在顺利情况下完成任务所需的最短时间;最保守时间,以 t_b 表示,是指在最不利情况下完成任务所需的最长时间;最可能时间,以 t_m 表示,是指在一般情况下完成任务所需的最可能时间。手术时长的平均值和标准方差的计算方法如下所示[104]:

$$t_e = \frac{t_a + 4t_m + t_b}{6} \tag{4.1}$$

$$\sigma=\frac{t_b-t_a}{3.2} \tag{4.2}$$

在实际应用中，主治医师对患者身体检查报告进行分析研究后，由主治医师给出每名患者的手术最乐观时间、最保守时间、最可能时间及患者病情易感染系数等信息。然后，通过三点估计法计算获得每名患者手术时间平均值和标准差，并用其来表示患者的手术时长。本章所使用的患者手术时间信息均由此方法计算获得。

4.1　多目标手术排程问题的模型建立

已知某科室有 N 位患者等待手术，F 位主治医生，J 个可用手术室；用均值 d_i 和标准差 σ_i 来表示患者 i 的手术时长。所有手术室的规定日开放时间相同，均为 c 小时。患者的主治医生已选定，用 0-1 变量 p_{il} 表示，$p_{il}=1$ 表示患者 i 的主治医生为 l，否则 $p_{il}=0$；医生的日最大工作量不超过 s 小时。依照患者病情，由主治医生给定患者的病情易感染系数 w_i，w_i 越大，患者的感染风险越大；医院通常采用一周 5 个工作日为周期，对患者进行手术排程。目标如下：

目标一：如何安排患者手术，使得手术计划不能完成的风险最小；

目标二：如何安排患者手术，使得患者在住院等待手术期间病情感染或恶化的风险最小，即尽量将有感染或恶化风险的患者安排在前面手术。

（1）模型参数定义如下：

K：周期天数；

N：等待手术的患者人数；

F：主治医生数量；

J：手术室数量；

d_i：患者 i 手术时间的均值；

σ_i：患者 i 手术时间的标准差；

c：手术室日开放时间；

δ：手术室开放时间的松弛；

s：医生日最大工作量；

p_{il}：$p_{il}=1$ 表示患者 i 的主治医生为 l，否则 $p_{il}=0$；

w_i：患者的病情易感染系数。

（2）决策变量定义如下：

x_{ijk}：$x_{ijk}=1$ 表示将患者 i 安排至手术室 j 在第 k 天手术，否则 $x_{ijk}=0$。

针对目标一，设手术室 j 第 k 天无法完成手术计划的风险为 r_{jk}，则目标函数可以表示为

$$\min R=\sum_{j=1}^{J}\sum_{k=1}^{K}r_{jk} \tag{4.3}$$

为了计算 r_{jk},假设手术室一天的手术时间 X_{jk} 服从正态分布,定义随机变量 $(\bar{X}_{jk},\bar{\Gamma}_{jk})$,$\bar{X}_{jk}$,$\bar{\Gamma}_{jk}$ 即为手术室 j 第 k 天使用时间的平均值和标准差,将它们表示为

$$\bar{X}_{jk}=\sum_{i=1}^{N} d_i \cdot x_{ijk}, \quad \bar{\Gamma}_{jk}=\left(\sum_{i=1}^{N} \sigma_i^2 \cdot x_{ijk}\right)^{1/2} \tag{4.4}$$

则手术计划可以完成的概率为

$$P(X_{jk}<c)=P\left(\frac{X_{jk}-\bar{X}_{jk}}{\bar{\Gamma}_{jk}}<\frac{c-\bar{X}_{jk}}{\bar{\Gamma}_{jk}}\right)=\Phi\left(\frac{c-\bar{X}_{jk}}{\bar{\Gamma}_{jk}}\right) \tag{4.5}$$

所以有 $r_{jk}=1-\Phi\left(\frac{c-\bar{X}_{jk}}{\bar{\Gamma}_{jk}}\right)$,其中 Φ 为标准正态分布,如图 4.1 所示。

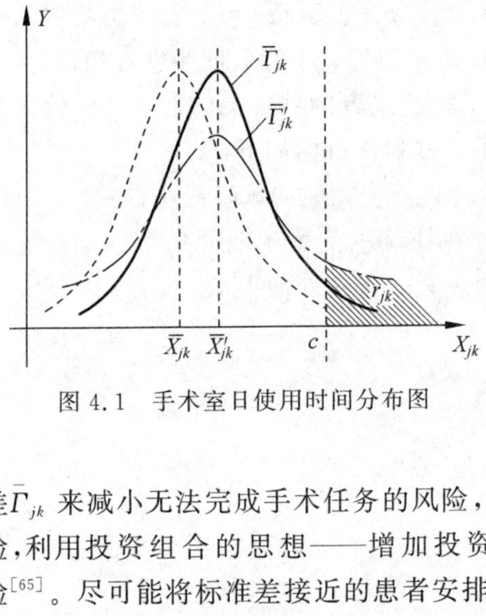

图 4.1 手术室日使用时间分布图

由图 4.1 不难发现,理论上可以通过两种方法来减小图中 r_{jk} 指示的面积:一种方法是,减小平均值 $\bar{X}_{jk}$;另一种方法是,减小标准差 $\bar{\Gamma}_{jk}$。由于一周内患者手术的总任务量是固定的,减少某一个手术室在指定日期的预计使用时长平均值必然会导致另一个手术室在某个日期预计使用时长平均值增加,因此,通过减小 $\bar{X}_{jk}$ 的方法来减少无法完成手术任务的总风险较为困难。这里使用减小标准差 $\bar{\Gamma}_{jk}$ 来减小无法完成手术任务的风险,经济学中常常使用方差或标准差来表示风险,利用投资组合的思想——增加投资多样性(差异性)可以有效降低投资风险[65]。尽可能将标准差接近的患者安排在同一手术室的同一天手术,增加了不同手术室—日期的手术任务差异,有助于降低计划无法实现的总风险(为了表达方便,下面均将手术室在某日期的资源简称为手术室—日期)。下面举例解释投资组合在减少计划无法实现风险的应用。如图 4.2 所示,假设有两个手术室—日期,每个手术室—日期均被安排两次手术,其中两位患者的手术时间为 $(d,\sigma)=(100,10)$,另两位患者的手术时间为 $(d,\sigma)=(100,50)$,比较以下两种情况的标准差。在第一种情况下,手术室日工作时间标准差均为 $\sqrt{50^2+10^2}=51$,则标准差总和为 102;而在第二种情况下,手术室日工作时间标准差为 $\sqrt{50^2+50^2+10^2+10^2}=72.11$,前种情况有效地减小了手术室日工作时间标准差,降低了手术计划无法完成的风险[58]。

针对目标二,尽量将病情有感染或恶化危险的手术安排在前面,即患者的病情感染或恶化系数越高,他的手术日期应该越早。患者 i 的手术日期可以表示为

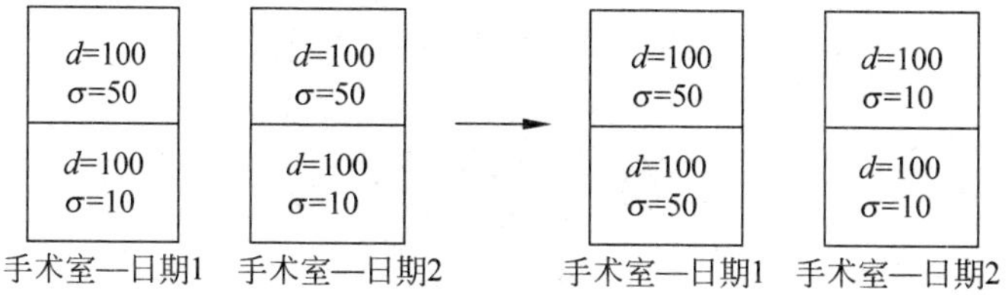

图 4.2 投资组合思想在降低手术计划未实现风险中的应用

$$T_i = \sum_{j=1}^{J} \sum_{k=1}^{K} k x_{ijk} \tag{4.6}$$

对于任何两个不同的手术任务 $i1$ 和 $i2$，满足 $w_{i1} > w_{i2}$，若能够得到决策结果 $T_{i1} \leqslant T_{i2}$，则认为达到了第二个目标。因此，我们可以将第二个目标表示如下：

$$\min W = \sum_{i=1}^{N} \sum_{j=1}^{J} \sum_{k=1}^{K} w_i k x_{ijk} \tag{4.7}$$

式(4.7)可以化简为

$$\min W = \sum_{i=1}^{N} w_i T_i \tag{4.8}$$

我们现在的问题是：如果我们的决策结果使得式(4.7)达到最小值，能否说明已经满足了第二个目标。事实上，我们可以通过以下性质来保证上面的结果。

性质 4.1 如果式(4.7)达到最小值，则对于任何两个满足 $w_{i1} > w_{i2}$ 的手术任务 $i1$ 和 $i2$，它们能够满足 $T_{i1} \leqslant T_{i2}$。

性质 4.1 可以通过简单的反证法得以证明。假设在式(4.7)达到最小值时，对于任何两个满足 $w_{i1} > w_{i2}$ 的手术任务 $i1$ 和 $i2$，如果不能满足 $T_{i1} \leqslant T_{i2}$，而是 $T_{i1} > T_{i2}$。那么，此时我们可以在其他手术任务安排不变的情况下，将手术任务 $i1$ 和 $i2$ 的位置互换，即 $T'_{i1} = T_{i2}$，$T'_{i2} = T_{i1}$。因为其他手术任务没有变化，所以对式(4.8)重新进行计算并减去原来的值，可得：

$$W_2 - W_1 = w_{i1} T'_{i1} + w_{i2} T'_{i2} - w_{i1} T_{i1} - w_{i2} T_{i2} \tag{4.9}$$

对式(4.9)进行简单的代换，可得

$$W_2 - W_1 = w_{i1} T_{i2} + w_{i2} T_{i1} - w_{i1} T_{i1} - w_{i2} T_{i2} \tag{4.10}$$

合并同类项，可得

$$W_2 - W_1 = (w_{i2} - w_{i1})(T_{i1} - T_{i2}) \tag{4.11}$$

显然，式(4.11)的值小于 0，与式(4.7)达到最小值矛盾，所以得证。由此，得到如下的数学模型：

$$\min R = \sum_{j=1}^{J} \sum_{k=1}^{K} r_{jk} \tag{4.12}$$

$$\min W = \sum_{i=1}^{N} \sum_{j=1}^{J} \sum_{k=1}^{K} w_i k x_{ijk} \tag{4.13}$$

$$\sum_{i=1}^{N} d_i x_{ijk} + \delta \leqslant c, \quad \forall j = 1,2,\cdots,J, k = 1,2,\cdots,K \tag{4.14}$$

$$\sum_{j=1}^{J} \sum_{k=1}^{K} x_{ijk} = 1, \quad \forall i = 1,2,\cdots,N \tag{4.15}$$

$$\sum_{i=1}^{N} \sum_{j=1}^{J} x_{ijk} p_{il} d_i \leqslant s, \quad \forall k = 1,2,\cdots,K, l = 1,2,\cdots,F \tag{4.16}$$

$$r_{jk} = 1 - \prod \left(\frac{c - \bar{X}_{jk}}{\bar{\Gamma}_{jk}} \right) \tag{4.17}$$

其中，

$$\bar{X}_{jk} = \sum_{i=1}^{N} d_i x_{ijk}, \quad \bar{\Gamma}_{jk} = \left(\sum_{i=1}^{N} \sigma_i^2 x_{ijk} \right)^{1/2} \tag{4.18}$$

$$x_{ijk} \in \{0,1\}, \quad \forall i = 1,2,\cdots,N, j = 1,2,\cdots,J, k = 1,2,\cdots,K \tag{4.19}$$

在面向科室的手术排程中，Erwin Hans 给出了各个科室手术室日使用时间标准差[58]，如表 4.1 所示。本章节中使用从东北某医院神经外科抽取的数据进行实验，因此查表 4.1 得 $\delta = 144.5$。

表 4.1 各科室手术室日使用时间标准差

手术类别	标准差/min	手术类别	标准差/min
普通外科	105.8	妇产科	53.7
口腔外科	71.2	创伤科	59.9
耳鼻喉科	108.3	眼科	31.8
肺部手术	32.7	整形外科	73.5
神经外科	144.5	泌尿科	104.4

在上述数学模型中，式(4.12)、式(4.13)为目标函数，式(4.12)表示最小化手术计划无法完成的风险，式(4.13)表示最小化患者在住院等待手术期间病情感染或恶化的风险；约束(4.14)表示在考虑松弛的情况下，手术室的日使用时长要小于其日开放时长；约束(4.15)表示每位患者只安排一次手术；约束(4.16)表示医生的日最大工作量限制；等式(4.17)为手术室某一天手术计划未完成风险表达式；等式(4.18)为手术室某一天使用时间平均值和标准差；约束(4.19)表示决策变量为 0-1 变量。

4.2 多目标手术排程问题的算法设计

群体智能是由大量简单个体相互交流和协作涌现出的智能行为。粒子群优化算法作为群体智能的重要代表，源于对鸟群和鱼群觅食和迁徙等行为的模拟。由于算法本身具有快速收敛性和高维多目标优化能力、参数少易于实现的特性，已经吸引了越来越多的研究者将其从单目标优化领域扩展到多目标优化领域[104-105]。鉴于本问题模型为非线性多目标，采用一般的数学规划方法难以求解。因此，我们采用群体智能中粒子群优化算法来对问题进行求解。

4.2.1　粒子群优化算法

粒子群优化算法(PSO)是由 Kennedy 和 Eberhart 提出的一种群体智能算法，由于其算法的简单、易于实现、无需梯度信息、参数少等特点在连续优化问题和离散优化问题中都表现出良好的效果，近年来成为国际上智能优化领域的研究热门[104]。在算法的理论研究方面，有部分研究者对算法的收敛性进行了分析，更多的研究者致力于研究算法的结构和性能改善，包括参数分析、拓扑结构、粒子多样性保持、算法融合和性能比较等。粒子群优化算法最早应用于非线性连续函数的优化和神经元网络的训练，后来也被用于解决约束优化问题、多目标优化问题、动态优化问题等。在数据分类、数据聚类、模式识别、电信 QoS 管理、生物系统建模、流程规划、信号处理、机器人控制、决策支持以及仿真和系统辨识等方面，都表现出良好的应用前景。国内也有越来越多的学者关注粒子群优化算法的应用，将其应用于非线性规划、车辆路径、约束布局优化、新产品组合投入、广告优化等问题[20,105]。

粒子群优化算法的提出是基于对简化的社会模型的模拟。自然界中许多生物体具有一定的群体行为，人工生命的主要研究领域之一就是探索自然界生物的群体行为，从而在计算机上构建其群体模型。通常群体行为可以由几条简单的规则进行建模，如鱼群、鸟群等。虽然每个个体具有非常简单的行为规则，但是群体行为却非常复杂。

粒子群优化算法最初源于对鸟群行为的模拟，算法中的每个粒子就是解空间中的一个解，它根据自己的飞行经验和同伴的飞行经验来调整自己的飞行。每个粒子在飞行过程所经历过的最好位置，就是粒子本身找到的最优解，整个群体所经历过的最好位置，就是整个群体目前找到的最优解，前者叫做个体极值，后者叫做全局极值[97]。通过由优化问题所决定的适应度值来评价粒子的“好坏”程度，每个粒子都通过上述两个极值不断更新自己，从而产生新一代群体[105]。

一般来说，粒子的位置和速度都在连续的实数空间内进行取值，它们根据如下方程进行变化：

$$v[i]=wv[i]+r_1\eta_1(\mathrm{pbest}[i]-\mathrm{pop}[i])+r_2\eta_2(\mathrm{gbest}[i]-\mathrm{pop}[i]) \tag{4.20}$$

$$\mathrm{pop}[i]=\mathrm{pop}[i]+v[i] \tag{4.21}$$

其中，w 为惯性权重，可实现粒子搜索过程中探索能力和开发能力的平衡。r_1，r_2 称为学习因子或加速系数，一般为正常数。学习因子使粒子具有自我总结和向群体中优秀个体学习的能力，从而向自己的历史最优点以及群体内或邻域内的历史最优点靠近。r_1，r_2 通常等于 2。η_1，η_2 为 0～1 的随机数。粒子的速度被限制在

一个最大速度 V_{max} 的范围内。

从粒子的速度更新式(4.20)可以看到，在标准粒子群优化算法中，粒子的速度主要由3部分组成：式(4.20)右侧第1项，这是粒子飞行中的惯性作用，是粒子能够飞行的基本保证；式(4.20)右侧第2项，表示粒子飞行中考虑自身的经验，向自己曾经找到过的最好点靠近；式(4.20)右侧第3项，表示粒子飞行中考虑的社会经验，向邻域中其他粒子学习，使粒子在飞行时向邻域内所有粒子曾经找到过的最好点靠近。

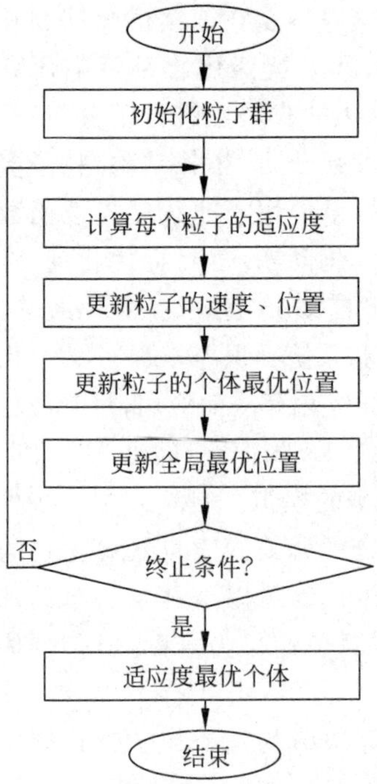

图4.3 经典粒子群优化算法流程图

经典粒子群优化算法的流程如下：

步骤1 在初始化范围内，对粒子群进行随机初始化，包括随机位置和速度。

步骤2 计算每个粒子的适应值。

步骤3 对每个粒子，将其适应值与所经历过的最好位置的适应值进行比较，如果更好，则将其作为例子的个体历史最优值，用当前位置更新个体历史最好位置。

步骤4 对每个粒子，将其历史最优适应值与群体内或领域内所经历的最好位置的适应值进行比较，若更好，则将其作为当前的全局最好位置。

步骤5 根据式(4.20)和式(4.21)对粒子的速度和位置进行更新。

步骤6 若未达到终止条件，则转步骤2。

一般终止条件设定为一个足够好的适应值或达到一个预设的最大迭代代数。经典粒子群优化算法的流程图如图4.3所示。

4.2.2 多目标优化问题

对于有 p 个目标函数 $f_1(x),\cdots,f_i(x),\cdots,f_p(x)$ 的多目标优化问题，常以向量最小化的形式描述，可写成

$$\min f(x)=[f_1(x),\cdots,f_i(x),\cdots,f_p(x)]^{\mathrm{T}}$$

s.t.

$$x \in X=\{x \mid g_i(x) \leqslant 0, i=1,2,\cdots,m\} \tag{4.22}$$

即根据决策向量目标 $f(x)=(f_1(x),\cdots,f_p(x))^{\mathrm{T}}$ 在方案集合 X 中选择最好的方案 x。

多目标优化问题与单目标优化问题有着本质的差别。在单目标优化问题中，最优解通常是唯一确定的。而在多目标优化问题中，由于目标函数之间大多数是不可调和、相互冲突的，因此不可能有唯一确定的解，通常多目标优化问题的最优

解是解的集合[65]。下面首先给出多目标优化问题中的重要定义。

定义 4.1(支配解与非支配解) Pareto 在 1986 年提出，假设两解 S_1 及 S_2，对所有目标而言，S_1 均优于 S_2，则称 S_1 支配 S_2；若 S_1 没有被其他解所支配，则 S_1 称为非支配解，也称帕累托(Pareto)解，非支配解的集合称为非支配解集，也称帕累托解集。

定义 4.2(帕累托前沿) 非支配解集中的解在目标函数空间的映像称为帕累托前沿。

定义 4.3(精确帕累托前沿) 真正的帕累托前沿或近似最好的解在目标函数空间的映像称为精确帕累托前沿。它的作用是可以作为比较的基准。

定义 4.4(近似前沿) 一次运行得到的非支配解集在目标函数空间的映像称为近似前沿。

本章所处理的问题为双目标问题，双目标问题解在目标函数空间中的映射如图 4.4 所示，目标函数 f_1，f_2 均为越小越好。对于所有目标而言，A 均优于 C，则称解 A 支配解 C。若解 A 没有被其他解所支配，则称 A 为非支配解，也称帕累托解，连接一串点的折线所标注的非支配解集中的解在目标函数空间的映像称为帕累托前沿。

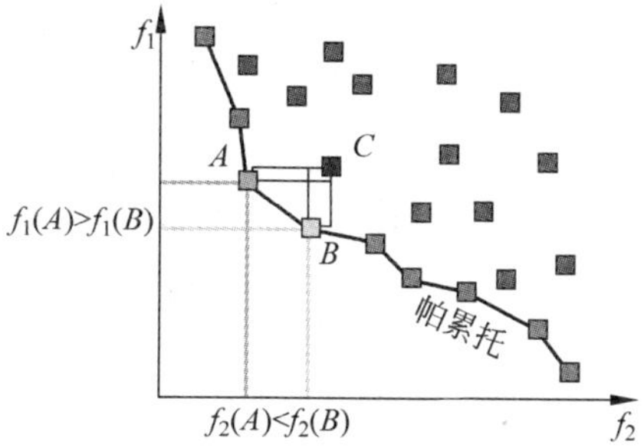

图 4.4 双目标问题解的示意图(见文后彩图)

定义 4.5(ε-支配[105]) 令 $S_1, S_2 \in \mathbf{R}^{+m}$，如果满足条件

$$\forall i \in \{1,2,\cdots,m\}:[S_{1i}/\varepsilon_i \leqslant S_{2i}/\varepsilon_i]$$

则称 S_1 ε-支配 S_2，记为 $S_1 \succ_\varepsilon S_2$。

如图 4.5 所示，在 ε-支配关系下，解空间被划分为若干个网格。在非支配解的选取过程中，解在目标函数空间的映像均转移到其所在网格的左下角点，点个体的支配域比普通支配域扩大了。本章中使用到了 ε-支配的概念，利用它求解多目标粒子群算法的优势在于使解集保持更好的分布性[106]。

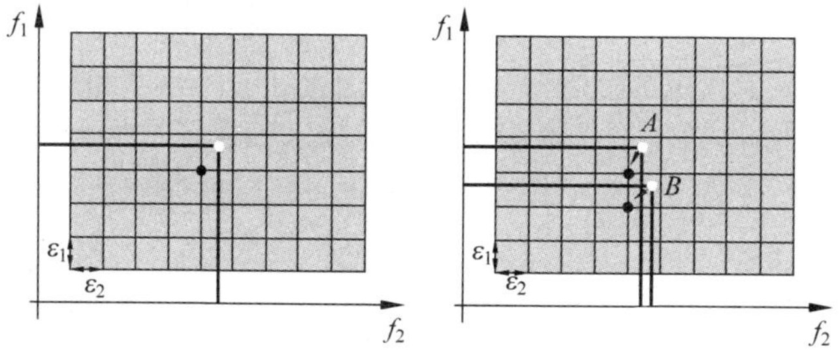

图 4.5 ε-支配关系示意图

2002 年，Laumanns 等[106]提出了多目标优化问题的三个评价指标：

(1) 解的数量 N 尽量多。

(2) 找到的帕累托前沿 PF_{know} 与真正帕累托前沿 PF_{true} 的距离 GD 应尽量小，对于双目标问题，计算公式如下：

$$GD=\frac{\sqrt{\sum_{i=1}^{n} d_i^2}}{n} \tag{4.23}$$

其中，n 是 PF_{know} 中的向量个数，d_i 表示目标空间上每一维向量与 PF_{true} 中最近向量之间的欧几里得距离。若结果为 0，则表示 $PF_{true}=PF_{know}$；而结果为非零值，则它的取值表示 PF_{know} 偏离 PF_{true} 的程度。由于问题的真正帕累托前沿是无法获知的，本书将多次长期不同参数取值情况下运行得到的帕累托前沿视为真正的帕累托前沿，将一次运行得到的非支配解集在目标函数空间的映像视为找到的帕累托前沿，作为指标 2 的评价基准。帕累托前沿与真正前沿距离的示意图如图 4.6 所示。

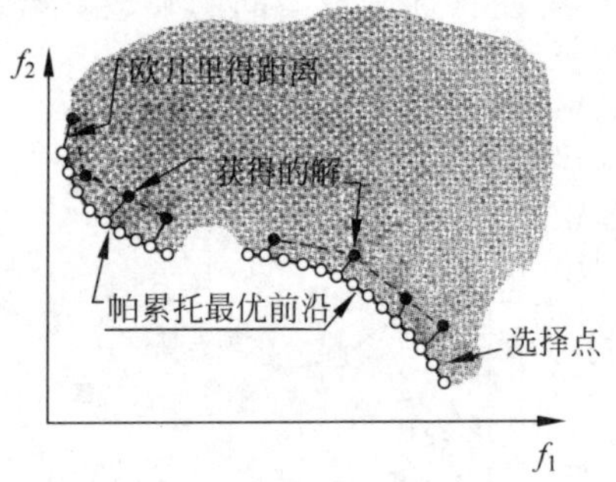

图 4.6 帕累托前沿与真正前沿距离示意图[98]

(3) 解的分布度：算法求得解集中的非支配个体应均匀分布在整个解空间中。对于解集分布度的评价，Schott 给出了衡量非支配解集距离分布的计算公式，可以表示为

$$S=\sqrt{\frac{1}{n-1}\sum_{i=1}^{n}(\bar{d}-d_i)^2} \tag{4.24}$$

其中，$d_i=\min_j(|f_1^i(\boldsymbol{x})-f_1^j(\boldsymbol{x})|+|f_2^i(\boldsymbol{x})-f_2^j(\boldsymbol{x})|)$，$i,j=1,2,\cdots,n$；$\bar{d}$ 为 d_i 的平均值；n 为找到的非支配解的数量。当 $S=0$ 时为理想状态，此时求得的帕累托解集中所有解等距离分布。

4.2.3 多目标手术排程问题的粒子群优化算法

粒子群优化算法非常适合求解连续优化问题，而求解离散优化问题并不是算法的优势所在。因为离散变量在经过粒子群优化算法的速度和位置更新方程的计算后，很可能不再是离散变量。本章所解决的手术排程可归结为指派问题，其决策变量为 0-1 变量。在编码过程中将离散的优化问题转换为连续的优化问题是算法的创新点之一。

1. MOPSO 算法设计的技术关键点

(1) 编码方式

为了将离散的优化问题转化为连续的优化问题，并在编码中涵盖足够多的手术排程信息，我们将编码每一个位置的位值赋予意义，如表4.2所示。其中，编码的整数位代表指派的手术室编号，从{1,2,…,J}中取值；十分位代表指派的手术日期，从{0,1,2,…,9}中取值，这里选用一周的5个工作日为排程周期，其中0～4，5～9分别表示第一周和第二周的周一到周五；十分位后的小数位为虚值，无实际意义；编码的顺序表示患者编号。为方便理解，举例说明，粒子的编码为[1.32，6.91,4.20,…,5.18]，则第一位1.32表示将编号为1的患者被安排到第1个手术室的第一周周四手术，同理6.91表示编号为2的患者被安排至第6个手术室的第二周周五手术。

此种编码方式适用于以一周5个工作日或者两周10个工作日为周期的手术指派，用较为简单的编码表示了需要决策的患者信息，将离散粒子群转化为连续粒子群，发挥了算法的优势。

表4.2 编码位值含义

编　　码	整数部分	十分位	其他小数位	编码串位置
意义	手术室编号	手术日期	虚值	患者编号

(2) 粒子跳出搜索空间的处理

当粒子进行速度及位置更新时，决策变量有可能超过定义域范围，此时必须将粒子保持在搜索空间中。如果粒子的决策变量超过其定义域，那么就直接将该决策变量设定在定义域边界上，并且用下式重新设置新的速度

$$v[i] = -\mu v[i] (\mu < 1)$$

让粒子在下一代中以相反的方向搜索定义域内的空间且大幅减缓其速度，这样还可以解决最大速度问题，使得粒子的速度不会无限增大。

(3) 快速排序法构造非支配解集

算法每一次循环都从种群中选择一个粒子 x，种群中其他粒子依次与 x 进行比较，通过一趟比较将种群分割成两部分，种群的后半部分是被 x 支配的粒子，前半部分是支配 x 或者与 x 构成非支配关系的粒子，若 x 不被其他任何一个粒子支配则将 x 并入到非支配集，接着再对前半部分重复上述过程直到前半部分为空。整个过程如图4.7所示。

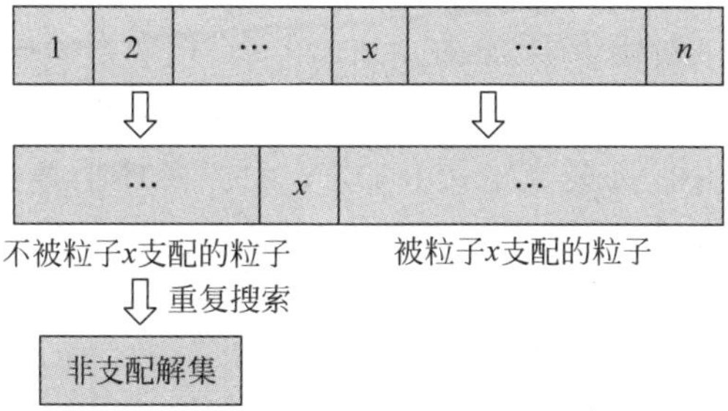

图4.7 快速排序法构造非支配解集示意图

(4) 全局最优解的选取

在将 PSO 算法扩展到处理多目标优化问题时,问题的最好解并不唯一,则需要解决两个问题,非劣解的保存和全局最优解的选取。将保存的粒子飞行过程中得到的最优信息称为“外部存储解集”。

外部存储解集(external archive)的作用如下:

① 为了将算法迭代运行中找到的非支配解保存下来,外部存储解集常用来引导算法更快地向非劣最优区域逼近;

② 粒子的全局最优解从外部存储解集中选取;

③ 外部存储解集中的最终解即为算法的最终解。

在多目标优化中,因为外部存储解集中的粒子均为非支配关系且包含多个,很难从每一次更新后的外部存储解集中确定一个全局最优解。最优解选择的不同,搜索的最终结果也会完全不同,此时,就需要制定一个准则,对这些非劣解的质量进行评价。

下面,给出本章使用的全局最优解的选取策略:产生目前为止开发的搜索空间的栅格,将外部存储档案中的粒子放入栅格中,如图 4.8 所示;计算搜索空间中每个粒子的适应度,由于其适应度值即为其对应的目标函数值,双目标有两个值,随机选择一个适应度值为选择基准。如图中圆圈出的部分所示,当单位栅格中粒子数目大于 1 时,将其中粒子的适应度除以 $X(X>1)$,使用轮盘赌法选择粒子作为全局最优解。

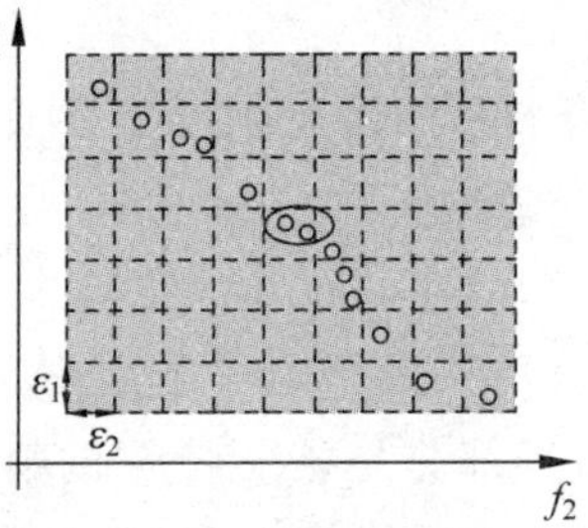

图 4.8 轮盘赌栅格法选择全局最优解示意图(见文后彩图)

(5) 修补策略

在粒子的每一次速度和位置更新后,即便粒子没有超出其定义域搜索空间,仍可能出现不满足要求的粒子。结合手术排程的约束条件,若粒子不满足下述两种情况:

① 每个 OR-DAY 的使用时长超过手术室日开放时长;

② 每个 SURGEON-DAY 医生的工作时长超过最大工作时长。

需进行强制转换。

对于①,采取如下解决方案,计算出所有 OR-DAY 的使用时长,并将其按照从小到大的顺序排列。对于使用时间超时的 OR-DAY 中患者,转移其中手术时间最短的患者至剩余可用时长最大的 OR-DAY 中。循环上述操作,直至所有 OR-DAY 的使用时间均满足要求。②的解决方案同理。

2. MOPSO 算法设计流程

算法设计流程如下:

步骤 1　种群初始化；

步骤 2　计算各个粒子的适应度，适应度值即为其目标函数值；

步骤 3　初始化粒子的历史最好解及外部存储解集；

步骤 4　当循环次数未达到最大时，进行如下操作：

① 产生目前为止搜索空间的栅格平面，将粒子置于其中，各坐标即为其目标值；

② 随机选择一个适应度作为选择基准，将单位栅格中多于一个粒子的适应度除以 10，轮盘赌法选择全局最优粒子；

③ 按如下的计算公式：

$$v[i]=wv[i]+r_1\eta_1(\mathrm{pbest}[i]-\mathrm{pop}[i])+r_2\eta_2(\mathrm{gbest}[i]-\mathrm{pop}[i])$$

$$\mathrm{pop}[i]=\mathrm{pop}[i]+v[i]$$

更新粒子的速度和位置；

④ 将不满足约束的编码强制转换；

⑤ 保持粒子在搜索空间内飞行，防止出边界；

⑥ 对于所有粒子，当前位置优于历史最优位置时，更新粒子的历史最好解；当前位置与历史最优位置为非支配关系时，更新历史最优位置为当前位置；

⑦ 更新外部存储解集中粒子；

⑧ 循环次数+1。

算法的思想如图 4.9 所示

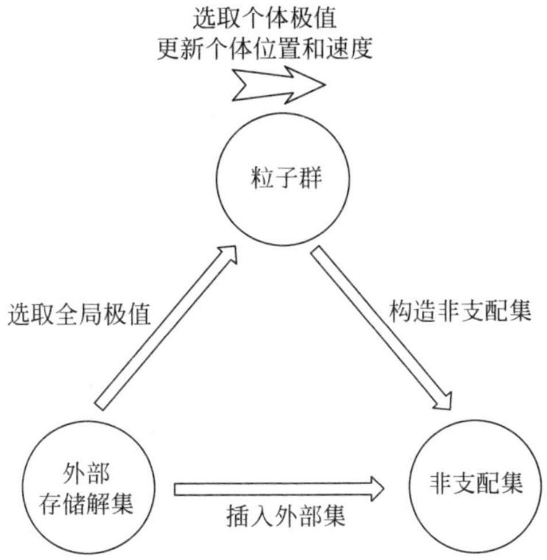

图 4.9　多目标粒子群算法循环演示图

算法伪代码表示如下：

```
BEGIN
    Initialize swarm
    Initialize leaders in an external archive
```

```
        Quality(leaders)
        iter = 0
        while(iter < itermax)
            for each particle
                select leader
                update velocity and position
                mutation
                evaluation
                update pbest
            EndFor
            update leaders in the external archive
            Quality(leaders)
            iter++
        endwhile
        report results in the external archive
    END
```

4.3 实验结果分析

4.3.1 惯性权重和学习因子的设置

算法的运行是否成功,探索能力和开发能力的平衡是非常关键的。对于粒子群算法来说,这两种能力的平衡就是靠惯性权重来实现的。较大的惯性权重使粒子在自己原来的方向上具有更大的速度,从而在原方向上飞行更远,具有更好的探索能力;较小的惯性权重使粒子继承了较少的原方向的速度,从而飞行较近,具有更好的开发能力。学习因子使得粒子具有自我总结和向群体中优秀个体学习的能力,从而向群体内或领域内最优点靠近[97]。以 PSO 算法最大的迭代次数为衡量指标[67],可将 PSO 算法搜索过程分为三阶段:

(1) 0~10%:自由搜索阶段,粒子基本可以自由地对解空间进行探索;

(2) 10%~40%:调整阶段,粒子开始加强在某些局部区域的开发工作;

(3) 40%~100%:收敛阶段,粒子被几个局部最优解所吸引,种群趋向收敛。

因此,在 PSO 算法的不同搜索阶段,有针对性地调整参数,可以使种群的搜索更有效率。固定单位栅格大小为当前解空间的 1/100,分别对惯性权重 w 和学习因子 r 的取值做如下讨论。w-r 设置有如下 4 种方案:

方案 1

阶　段	迭　代	w	r
1	0~10%	0.75	2
2	10%~40%	0.65	1.5
3	40%~100%	0.1	1

方案 2

阶 段	迭 代	w	r
1	0～10%	0.8	2
2	10%～40%	0.7	1.5
3	40%～100%	0.1	1

方案 3

阶 段	迭 代	w	r
1	0～10%	0.8	2
2	10%～40%	0.75	1.5
3	40%～100%	0.2	1

方案 4

阶 段	迭 代	w	r
1	0～10%	0.85	2
2	10%～40%	0.75	1.5
3	40%～100%	0.3	1

在种群大小为 40，迭代次数为 300 的情况下，面向四种 w-r 取值进行试验。惯性权重 w 和学习因子 r 在上述四种方案下，得到的解在目标函数空间的映射如图 4.10 所示。由图可知，方案 1，3，4 得到解的个数均为 6 个，方案 2 得到解的个数为 10 个，从评价标准之一，解的数量上看，方案 2 要优于其他方案；但从解的质量而言，方案 1，3 中的大部分解均支配方案 2，方案 2 中的解离真正的帕累托前沿的距离要远远超过方案 1 和 3，因此，方案 2 并不可取。从解的分布来看，方案 1 的解的分布较方案 3 的更加均匀，因此，在本章中选择方案 1 中的参数。

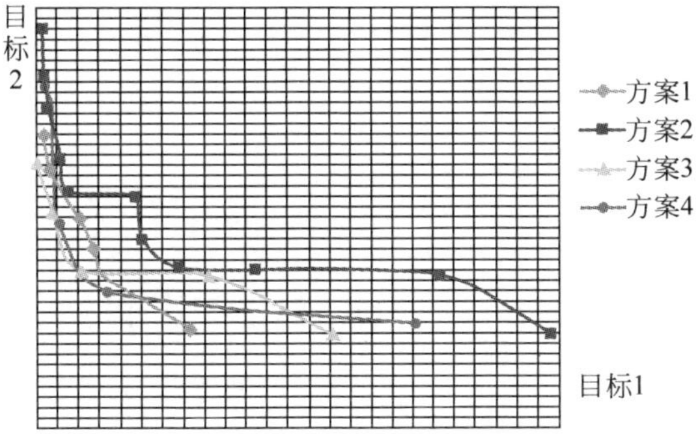

图 4.10　不同 w-r 求解方案示意图(见文后彩图)

4.3.2 栅格大小的设定

在 ε-支配的概念当中，ε 的取值会对解造成较大的影响。ε 取值太小，可能导致解的分布过于集中，在一个区域内最优解的密度较大，而在其他区域内无法找到非支配解，从而陷入局部最优，影响算法效率。而 ε 取值过大，外部存储解集中的一个粒子支配迭代后其他的最优解，导致最优解的丢失，使得找到的最优解过少。因此，ε 的值的选取，会对算法的性能造成一定程度的影响。因此我们固定上述选定的 w-r 值，对 ε 取值做如下讨论。

方案 1

维　　度	取　　值
ε_1	$(f_{1\max}-f_{1\min})/10$
ε_2	$(f_{2\max}-f_{2\min})/10$

方案 2

维　　度	取　　值
ε_1	$(f_{1\max}-f_{1\min})/25$
ε_2	$(f_{2\max}-f_{2\min})/25$

方案 3

维　　度	取　　值
ε_1	$(f_{1\max}-f_{1\min})/50$
ε_2	$(f_{2\max}-f_{2\min})/50$

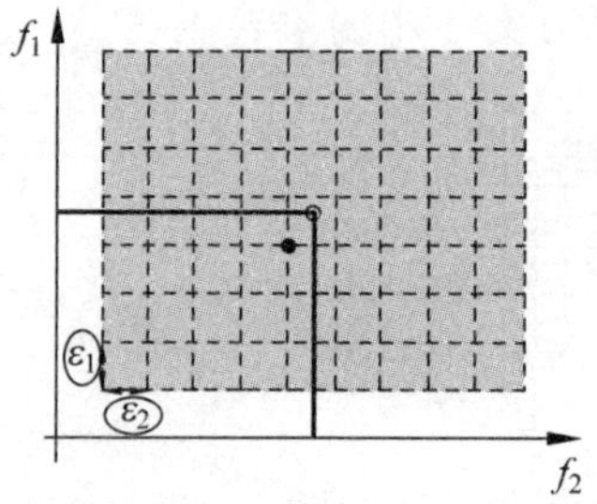

图 4.11　栅格中 ε 示意图

在种群大小为 40，迭代次数为 300 的情况下，面向 ε 的取值进行试验，所得结果如图 4.11 所示。由图可知，方案 1 求得的解数量为 4，获得解的数量较少；而方案 3，虽然求得解的数量较多，但分布过于集中且解的质量较差，由此，选择方案 2 中 ε 的取值。

4.3.3 实验结果与分析

我们抽取某医院神经外科 2011 年 4 月 11 日—4 月 15 日入住的 30 名患者信息。在主治医师对患者身体检查报告的分析研究后，由主治医师给出每名患者的手术最乐观时间、最保守时间、最可能时间及患者病情易感染系数。通过上述前估计法计算获得患者手术时间平均值和标准差等数据，并给出患者的其他基本信息，如表 4.3 所示。

表 4.3 患者手术有关的基本信息表

患者编号	手术时长均值	标准差	主治医生	感染系数	患者编号	手术时长均值	标准差	主治医生	感染系数
1	2.5	1	1	2	16	1.5	0.2	4	1
2	2	0.5	2	2	17	1	0.2	1	1
3	3	0.7	3	4	18	2	0.4	2	1
4	2.5	1.2	3	1	19	3	1.5	3	1
5	2	1.5	1	4	20	1.5	0.5	4	1
6	2	0.5	2	1	21	2.5	1.2	1	1
7	1.5	0.5	3	1	22	2	0.4	2	1
8	2.5	1.5	4	3	23	2.5	0.4	3	5
9	1.5	0.8	1	1	24	1.5	0.4	4	1
10	2.5	0.7	2	2	25	2.5	1	1	2
11	2	0.4	3	2	26	1.5	0.5	2	2
12	2	1	4	2	27	2.5	0.5	3	2
13	2	1	1	2	28	2.5	0.4	4	2
14	3	0.5	2	3	29	3	0.2	1	2
15	1.5	0.7	3	2	30	2	0.4	2	2

在 w-r 取值为方案 1、ε 的取值为方案 2，粒子数量为 40 的情况下进行实验，获得结果如图 4.12 所示。

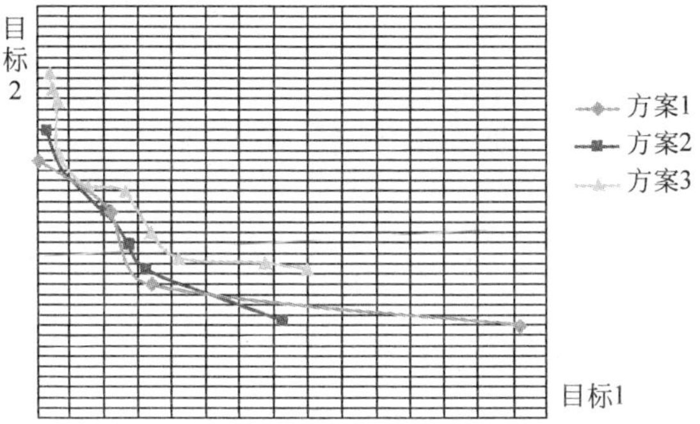

图 4.12 不同 ε 取值效果图(见文后彩图)

这里将近似最好的解在目标函数空间的映像称为精确帕累托前沿[67]，即在不同参数取值和种群规模下，多次长期迭代求得的解在目标函数空间的映像，如图 4.13 中图例标注。将一次运行得到的非支配解集在目标函数空间的映像称为找到的帕累托前沿，如图 4.13 中的三角号线标记。由多目标最优化算法的三个评价指标，算法中找到最优解个数为 7 个，达优率为 33.3%，如表 4.4 所示，除端点数例(0.0036,100)与(0.008,98)外，解的分布均匀性较好，找到的帕累托前沿与真正

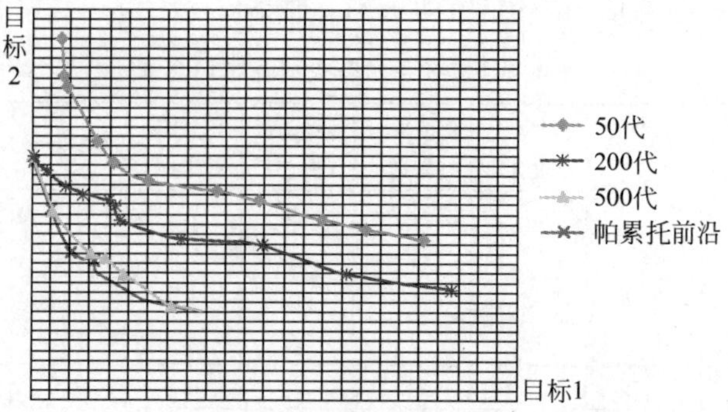

图 4.13 算法收敛性能示意图(见文后彩图)

帕累托前沿近似贴合,证明了本章所涉及的 MOPSO 算法在解决手术排程问题上具有较为良好的性能。

表 4.4 算法的帕累托最优解

编号	目标 1	目标 2	最优解
1	0.0036	100	2.0 2.2 1.7 1.6 2.1 2.4 2.4 1.3 2.3 2.3 1.9 2.9 1.2 2.8 2.0 2.7 1.6 2.4 1.4 1.8 2.2 2.6 1.0 1.5 1.8 1.1 1.0 1.9 2.6 2.5
2	0.008	98	1.1 2.1 2.4 1.3 2.1 1.2 1.2 1.8 1.6 2.0 2.7 2.7 2.0 1.9 2.9 1.5 2.9 2.4 2.3 1.3 1.4 2.2 1.9 2.2 2.8 2.8 1.6 2.6 1.0 1.0
3	0.044	78	2.7 2.5 1.1 1.5 2.0 2.5 2.2 2.1 1.0 1.0 2.9 1.8 2.4 2.3 1.0 2.8 1.1 1.1 1.3 2.9 2.6 1.8 1.7 1.4 1.9 1.7 1.9 1.2 2.7 2.8
4	0.126	60	2.1 1.0 1.8 2.7 1.1 2.5 1.4 2.0 1.2 2.9 1.0 2.8 1.3 2.9 2.2 1.6 1.7 1.7 1.7 1.8 2.4 2.7 1.0 2.0 2.6 2.5 1.9 1.9 2.8 1.6
5	0.1563	58	2.3 2.8 2.0 1.9 1.7 2.0 2.3 1.0 1.3 1.8 1.3 1.6 2.9 1.5 1.9 1.0 2.6 1.9 1.7 2.5 2.2 2.9 2.6 2.7 2.9 2.1 1.6 2.6 1.6 2.2
6	0.1935	52	1.2 2.2 2.0 1.8 2.9 2.2 1.9 1.6 2.3 1.9 1.8 2.0 2.0 1.1 1.0 2.9 2.5 1.5 2.1 2.9 1.2 2.2 2.6 1.7 1.9 1.0 2.9 2.1 2.8 1.5
7	0.2909	38	2.3 2.7 2.9 2.9 1.6 1.9 1.8 1.5 2.1 1.7 1.5 2.0 1.9 1.9 1.1 1.7 2.6 2.2 1.0 2.6 2.0 2.7 2.5 2.8 2.8 1.3 2.1 1.6 1.8 1.7

以编号为 1 的最优解为例,说明解的实际含义:解中元素的位置表示患者编号;解中每个元素的个位表示患者被分配的手术室编号;十分位表示患者被指派的手术日期,其中 0～4,5～9 分别表示第一周和第二周的周一到周五 5 个工作日。如编号为 1 的最优解:其中第 1 个元素 2.0 表示患者 1 被安排到手术室 2 手术,手术时间为第一周的周一;第 2 个元素 2.2 表示患者 2 被安排到手术室 2 手术,手术时间为第一周的周三,依次类推。在多个最优解当中,医院管理者根据自身偏好和发展战略选择排程方案。若管理者期望手术计划未完成的风险尽量小,而患者等待手术期间感染因子控制在一定范围内即可,则可选择最优解 1,2;若管理者期望兼顾两个目标,将计划未完成风险和患者等待手术期间感染风险均控制在一定标

准内，则可选择最优解 3，4，5；若医院管理者力争达到患者入院后零风险的治疗目标，医护人员乐于适当加班完成手术任务，创出医院口碑和品牌，则可选择最优解 6，7。

由于算法运行一次的偶然性较强，在参数不变的情况下，将算法运行 10 次，每次迭代 300 代。利用 4.2.2 节给出的多目标优化问题的评价指标评价算法的性能，如表 4.5 所示。其中，第 1，2 列为算法运行得到的解的数量；第 3，4 列为算法求得的帕累托最优解与真正帕累托最优解的世代距离；第 5，6 列为求得帕累托解集的空间评价。

表 4.5 算法求解性能表

N	MOPSO	GD	MOPSO	S	MOPSO
最好值	7	最好值	0.0195	最好值	1.2106
最差值	5	最差值	1.3275	最差值	5.9632
平均值	6.2	平均值	0.377	平均值	3.7334
标准差	0.51	标准差	0.52	标准差	1.0763

4.4 本章小结

由于手术时长受到患者身体状况、医生水平等多重因素影响，且手术过程中存在着部分突发因素，因此，考虑手术时长不确定性的手术排程更加贴近实际。本章利用了三点时间估计法对患者的手术时间进行预测；与此同时，使用了平均值及标准差表示患者的手术时间，建立了以手术计划不能完成的风险最小，患者等待手术期间感染概率最小为双目标的手术排程模型，并分析了模型的性能；设计开发了 MOPSO 算法求解手术排程问题，在算法中引入了 ε 支配的概念以保证解分布的均匀性，并调整了算法中各个参数以使算法的性能达到最佳。

第5章

考虑停台的手术排程问题的模型及算法

择期手术停台在各级医疗单位均有发生[107]。造成手术停台的原因主要包括两类：①患者自身原因，包括疾病因素、患者或者家属拒绝手术等；②外部原因，主要指手术计划波动导致的手术停台，包括急诊患者占用原有手术的资源迫使手术停台，前面的手术处置时间过长导致后面的手术计划停台等。过高的手术停台率打乱了手术室正常有序的工作安排，造成人力、物力的浪费；同时反复进行禁食、禁水和备皮等术前准备，也增加了患者的痛苦和医务人员的工作量，延长了住院时间，甚至导致纠纷发生[107]。

本章对由外部原因引发的手术停台现象进行建模，如图 5.1 所示，每个手术室都有其标准开放时长，如 8：00～16：00。当计划的手术任务在标准开放时长未完成时，则医护人员需要加班完成手术任务，加班成本随即产生；但考虑到医护人员的疲劳状况、满意度及医院的手术成本等，加班时间是受限的，通常加班时长不超过 90～150min。当计划的手术任务在加班时间仍无法完成时，则手术停台现象产生。下面引入手术停台率的概念，即定义 5.1。

定义 5.1 手术停台率表示手术计划无法在手术室最大加班时间内完成的可能性。

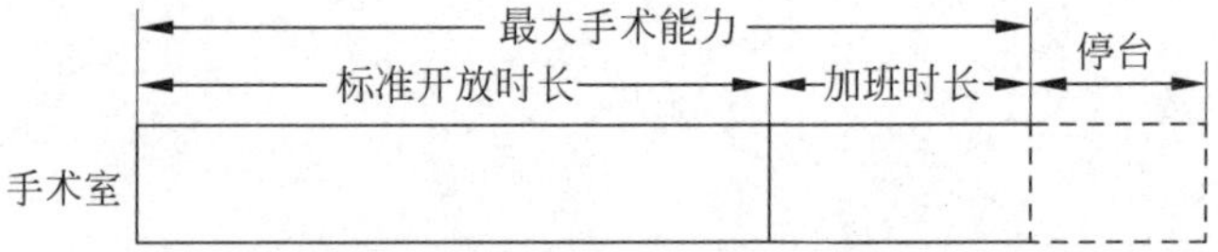

图 5.1 计划波动导致的手术停台现象

本章在控制手术停台率的情况下，对择期和急诊两类患者进行手术调度，并分析了控制手术停台率对手术室运作成本的影响。急诊患者的突然到达是造成手术停台的一个重要原因。急诊患者多为意外伤和突发病，手术以挽救病人生命及保存身体器官或肢体功能为主，具有急迫性，为了不错过患者的最佳救治时间，院方一般确保在急诊患者入院两小时内紧急手术[10,108]；而择期患者的手术时间、病情不具备紧急性，因此，在院方预留急诊能力不足时，往往取消部分择期患者的手术安排。在手术调度过程中，手术部的管理者根据医生提交的手术计划和经验分配医院的手术室资源，并预留一定的手术能力给急诊患者。当预留的急诊能力过多时，会造成手术室资源的浪费；而当预留的急诊能力不足时，有可能导致手术的响应速度降低，引发手术停台现象的发生。由于急诊患者的到达和手术需求的不确定性，因此考虑急诊患者给手术室调度增加了难度。

Essen 等[109]考虑到急诊患者救治的紧急性，以最小化急诊患者等待时间为目标进行调度，当没有空闲的手术室为患者手术时，安排急诊患者到最早完成手术的手术室进行手术，开发了精确算法和启发式算法求解本问题。Adan 等[40]在考虑重症监护病房和护理资源的情况下，对急诊和择期患者进行联合调度；由于预期的手术需求量和实际往往存在偏差，所以一些被调度的择期手术可能停台，部分急诊患者可能无法收治，需要转移到其他医院接受治疗。Wullink 等[34]针对手术部的调度策略展开研究，比较了在手术部设置专用的急诊手术室和在择期手术室预留急诊能力两种调度策略，采用离散的事件仿真方法测试两种策略对手术室管理中各项性能指标的影响；仿真结果表明，当增加急诊手术室时，急诊患者的响应速度和手术室的使用效率提高，但加班时间也会增加。本章面向急诊和择期手术两类患者展开调度，在手术室预留一定的急诊能力，建立了以最小化医院运作成本为目标的随机规划模型。

列生成是求解大规模整数规划问题的有效方法。它的思想源于 1960 年 Dantzig 和 Wolfe[110]基于凸规划理论对一类具有角形结构的线性规划模型提出的一种分解策略，即 Dantzig-Wolfe 分解。1961 年，Gilmore 和 Gomory[111]首次将这种列生成技术应用于求解一维切割问题。1984 年，Desrosiers 等[112]将列生成技术同分枝定界相结合，求解了带有时间窗的路径问题，这是列生成算法首次应用于求解整数规划问题。列生成算法的主要思想就是：将最初原始的问题分解为主问题和子问题，其中主问题中变量较多，因此在主问题中寻找部分变量（至少包含一个可行解）形成一个限制主问题；然后对限制主问题求解，将得到的对偶变量值传递给子问题，求解子问题形成具有负消减成本的列（目标函数为最小），再将具有负消减成本的列加入限制主问题中，继续求解限制主问题；重复上述过程，直至不能产生负消减成本的列为止，此时原问题达到最优。列生成算法的基本原理请参见文献[110,113-114]。

现今，列生成算法已作为高效、实用的优化方法，被应用到了医疗服务优化管理领域。Bard 和 Purnomo[115]指出如何公平合理地安排护士的工作班次是一件亟需解决的问题；在考虑护士偏好的情况下，使用列生成算法结合整数规划与启发式规则求解一个时间周期内护士的工作排班。He 和 Qu[116]同样使用列生成算法求解护士排班问题，提出了医院护士排班问题的基于列生成的约束规划方法，在考虑现实中护士排班的多重约束下进行建模；在求解约束规划子问题的过程中，提出了两种列的产生策略以提高算法的运行效率，通过与 Benchmark 的比较实验说明了这两种列的产生策略对算法的收敛和求解速度均有提高。Ma 等[57]面向医院的床位和医生分配问题展开研究，以最大化院方收益为目标建立了医院稀缺资源分配问题的整数线性规划模型，在列生成算法的基础上加入分枝策略，针对大规模整数规划模型开发了分枝定界算法求解医院的稀缺资源分配问题，并利用实验说明了算法的求解性能。Troels 等[117]研究了患者准入调度问题，在考虑医院床位接待能力等硬约束和软约束的限制下，开发了患者准入调度模型，使用列生成算法求解，提出了一种新的对偶分解策略，提高了 Benchmark 实例中解的上下边界。Fei 等[29]以最小化加班成本为目标建立了手术室周调度模型，开发了基于列生成的启发式算法求解手术室调度问题，并开发了四种分枝策略，通过实验测试了算法的四种分枝策略对最终调度结果的影响。

本章面向择期和急诊患者的手术调度问题展开研究，主要完成了以下几部分工作：(1)在考虑手术停台风险的情况下，以最小化手术室运作成本为目标进行建模，建立了手术室调度问题的随机规划模型；(2)通过理论推导，给出了手术室最优开放数量的取值范围的表达式；(3)开发了基于列生成的启发式算法求解本问题；(4)在实验设计部分，分析了手术停台率对手术室运作成本的影响；在小规模问题求解上，将开发的基于列生成的启发式算法与 ILOG CPLEX 比较；在大规模问题求解上，将算法与模型松弛获得的下界比较，说明了算法的有效性。

5.1 考虑手术停台的手术调度模型

本节研究以最小化运作成本为目标的手术室日调度问题，决策手术室的开放数量和患者的手术地点。假定手术室开放即产生了一个固定的手术室开放成本，这个开放成本包括手术室医护人员的工作费用、手术室和器械的运作成本等。由于医护人员的加班费用高，且过度的加班会导致工作人员的疲劳和情绪不满，产生一些隐性的加班成本，因此，手术室单位超时开放成本要明显大于手术室单位正常开放时间的运作成本，即 $c^v > c^f/T$。

假设某科室的日等待手术的患者集合为 I，科室内设有 R 个手术室，其接待能力(包括加班)可以满足患者的手术需求。由于可能有急诊患者突然到达，科室在手术室为急诊手术预留一定的手术能力。手术室的标准开放时间为 T 小时，最大加班开放时长为 H 小时，若手术室任务在最大加班时间内仍无法完成，则未完成的手术任务取消，即手术停台现象发生，如图 5.1 所示。院方规定科室的手术停台率不得超过 β。

(1) 基本参数如下：

R：表示手术室集合，其中 $r \in R$；

I：表示患者集合，其中 $i \in I$；

Ω：表示场景集合，其中 $\omega \in \Omega$；

c^f：表示手术室开放的固定成本；

c^v：表示手术室单位超时开放成本；

T：表示手术室的标准开放时长；

H：表示手术室的最大超时开放时长；

d_i^ω：表示在场景 ω 患者 i 的手术时长；

d_i：表示患者 i 的实际手术时长；

e_r^ω：表示在场景 ω 手术室 r 预留的急诊能力；

e_r：表示手术室 r 的实际的急诊需求；

O_r^ω：表示在场景 ω 手术室 r 的超时开放时长；

β：表示科室规定的手术停台率上界。

(2) 决策变量如下：

x_r：$x_r=1$ 表示手术室 r 开放，否则 $x_r=0$；

y_{ir}：$y_{ir}=1$ 表示患者 i 被分配到手术室 r，否则 $y_{ir}=0$。

由于患者的手术时长和急诊需求具有不确定性，为了建立手术室调度问题的随机规划模型，使用场景来描述随机的手术需求，则一个可能发生的场景由各个择期患者的服务时长和各个手术室的急诊需求值组成，可以表示为$[d_1^\omega, d_2^\omega, \cdots, d_{|I|}^\omega, e_1^\omega, \cdots, e_2^\omega, \cdots, e_{|R|}^\omega]$，场景的维度为$|I| \times |R|$。

建立考虑手术停台率的手术室调度问题(operating room allocation problem with cancellation risk，ORAP-CR)的随机规划模型如下：

$$J = \min \sum_{r \in R} c^f x_r + c^v E_\omega \left(\sum_{r \in R} O_r^\omega \right) \tag{5.1}$$

s. t.

$$y_{ir} \leqslant x_r, \quad \forall i \in I, \forall r \in R \tag{5.2}$$

$$\sum_{r \in R} y_{ir} = 1, \quad \forall i \in I \tag{5.3}$$

$$O_r^\omega = \left(\sum_{i \in I} y_{ir} d_i^\omega + e_r^\omega - T \right)^+, \quad \forall r \in R, \forall \omega \in \Omega \tag{5.4}$$

$$P\left(\sum_{i \in I} y_{ir} d_i + e_r > T + H \right) \leqslant \beta, \quad \forall r \in R \tag{5.5}$$

$$x_r, y_{ir} \in \{0,1\}, \quad \forall i \in I, \forall r \in R \tag{5.6}$$

其中，目标(5.1)表示最小化与开放手术室数量和超时时长相关的手术室运作成本，E_ω 表示在不同场景 ω 下的数学期望；约束(5.2)表示决策变量间的相互关系；约束(5.3)表示等待队列中的所有患者都被安排手术；约束(5.4)为场景 ω 下手术室 r 的超时开放时长；约束(5.5)表示各个手术室的手术停台率不超过规定上界 β；约束(5.6)表示决策变量是 0-1 变量。

由于手术室超时开放导致医护人员加班、疲劳和满意度下降，手术室单位超时开放成本明显大于单位正常开放时间的成本，即存在参数关系 $c^f < c^v T$，也就是说，科室为每个手术室分配的手术任务至多为 $T + c^f/c^v = T[1 + c^f/(c^v T)]$，否则再开放一个手术室可以减少科室的运作成本[48]。由此可获得如下性质 5.1。

性质 5.1 如果开放一个手术室，则这个手术室的利用率不大于 $1 + c^f/(c^v T)$。

性质 5.2 科室最优开放手术室的数量 M 的取值范围为

$$\left\lceil \frac{\sum_{i\in I} d_i + \sum_{r\in R} e_r}{T\left(1 + \frac{c^f}{c^v T}\right)} \right\rceil \leqslant M \leqslant 2\left\lceil \frac{\sum_{i\in I} d_i + \sum_{r\in R} e_r}{T\left(1 + \frac{c^f}{c^v T}\right)} \right\rceil$$

说明 由性质 5.1 可知手术室的最大使用效率为 $1 + c^f/(c^v T)$，$\sum_{i\in I} d_i + \sum_{r\in R} e_r$ 为科室的总手术需求，则总需求与手术室最大利用率的比值表示最少开放手术室的数量，由于手术室数量为整数，因此向上取整，M 的下界如不等式左端所示；又因为若存在任意两个手术室，它们的使用效率均小于 1/2 的最大使用效率 $1 + c^f/(c^v T)$，则将这两个手术室的手术合并到同一个手术室进行，可以节省科室的运作成本，因此，手术室的利用率不小于 $1/2 + c^f/(2c^v T)$。同理可得，手术室开放数量的上界如性质 5.2 中不等式的右端所示。

使用样本平均近似方法化简 ORAP-CR 模型，研究发现手术服务时间通常服从正态分布或者对数正态分布，急诊需求通常服从正态分布或者指数分布[118-121]。在给定分布函数下随机产生 K 个样本，其中 d_i：$d_i^1, \cdots, d_i^K$，e_r：$e_r^1, \cdots, e_r^K$，则样本 k 可以表示为$[d_1^k, \cdots, d_N^k, e_1^k, \cdots, e_R^k]$，样本数量为 K。令 True(·)表示指示函数，若·为真，则 True(·)=1；否则 True(·)=0，则 ORAP-CR 模型中手术停台率约束可以重新解释为：对于所有的 K 个样本，不等式关系 $\sum_{i\in I} y_{ip} d_i^\omega + e_r^\omega > T + H$，$\forall \omega$ 为真的数量小于 βK，即

$$\sum_{\omega\in\Omega} \left[\mathrm{True}\left(\sum_{i\in I} y_{ir} d_i^\omega + e_r^\omega > T + H\right)\right] \leqslant \beta K \tag{5.7}$$

相应地，目标函数(5.1)可以重新表示为

$$\begin{aligned} J &= \min \sum_{r\in R} c^f x_r + c^v E_\omega\left(\sum_{r\in R} O_r^\omega\right) \\ &= \min \sum_{r\in R} \left[c^f x_r + c^v \frac{1}{K} \sum_{w\in\Omega} \left(\sum_{i\in I} y_{ir} d_i^\omega + e_r^\omega - T\right)^+\right] \end{aligned} \tag{5.8}$$

由此，原 ORAP-CR 的随机规划模型可以转化为如下形式(ORAP-CR1)：

$$J=\min\sum_{r\in R}\left[c^f x_r + c^v \frac{1}{K}\sum_{\omega\in\Omega}\left(\sum_{i\in I} y_{ir} d_i^{\omega} + e_r^{\omega} - T\right)^+\right] \tag{5.9}$$

s. t.

$$y_{ir}\leqslant x_r,\quad \forall i\in I,\forall r\in R \tag{5.10}$$

$$\sum_{r\in R} y_{ir}=1,\quad \forall i\in I \tag{5.11}$$

$$\sum_{\omega\in\Omega}\left[\mathrm{True}\left(\sum_{i\in I} y_{ir} d_i^{\omega} + e_r^{\omega} > T+H\right)\right]\leqslant \beta K,\quad \forall r\in R \tag{5.12}$$

$$x_r, y_{ir}\in\{0,1\},\quad \forall i\in I,\forall r\in R \tag{5.13}$$

当患者的服务时长和急诊需求均服从相互独立的正态分布，且 $d_i\sim N(u_i,\sigma_i^2)$，$e_r\sim N(u_e,\sigma_e^2)$时，由正态分布性质可知

$$\sum_{i\in I} y_{ir} d_i + e_r \sim N\left(\sum_{i\in I} u_i y_{ir} + u_e, \sum_{i\in I}\sigma_i^2 y_{ir} + \sigma_e^2\right)$$

即各个手术室的实际使用时长也服从正态分布，则手术停台率约束(5.5)可以转化为：

$$\begin{aligned} & P\left(\sum_{i\in I} y_{ir} d_i + e_r > T+H\right)\leqslant\beta \\ & \Rightarrow 1-\beta < F_r(T+H) \\ & \Rightarrow F_r^{-1}(1-\beta) < T+H \end{aligned} \tag{5.14}$$

其中，F_r 是均值 $\sum_{i\in I} u_i y_{ir} + u_e$，方差为 $\sum_{i\in I}\sigma_i^2 y_{ir}+\sigma_e^2$ 的正态分布的累积分布函数；当置信区间为 $1-\alpha$，日最优开放手术室数量的下界(L)和上界(U)可以分别表示为

$$L=\left\lceil\frac{\sum_{i\in I} u_i + u_e - z_{\frac{\alpha}{2}}\left(\sum_{i\in I}\sigma_i^2+\sigma_e^2\right)^{\frac{1}{2}}}{T\left(1+\dfrac{c^f}{c^v T}\right)}\right\rceil,\quad U=\left\lceil\frac{\sum_{i\in I} u_i + u_e + z_{\frac{\alpha}{2}}\left(\sum_{i\in I}\sigma_i^2+\sigma_e^2\right)^{\frac{1}{2}}}{T\left(1+\dfrac{c^f}{c^v T}\right)}\right\rceil \tag{5.15}$$

5.2 手术调度问题的列生成算法

求解手术室调度问题的难点在于，随着患者数量 N 的增加，可行的手术室分配策略成指数增长，问题求解的复杂度增加。列生成算法是求解大规模整数规划的有效方法[113]，其核心思想是在算法的运行过程中，只寻找部分变量参与运算，在必要的时候再添加其他变量，这大大降低了算法运行的复杂度，提高了求解效率。本节详细介绍了求解手术室调度问题的基于列生成的启发式算法，提出了算法的几种分枝策略和子问题求解策略，基于列生成的启发式算法的主要思想是：(1)将原来的整数规划模型转化为适合于列生成算法求解的集划分模型，利用 Dantzig-Wolfe 分解原理获得原问题的主问题和子问题；(2)使用列生成算法求解主问题的

线性松弛问题，求解子问题并将具有负消减的列存入列集；(3)在给定的分布下随机产生 K 种情景，删除列池中不满足手术停台率的手术计划；(4)使用启发式的分枝策略选择最终采用的手术计划；(5)重复(1)～(4)，直至所有患者都被安排手术。

5.2.1 集划分变换

首先，将 ORAP-CR 模型转换为适合于列生成算法直接求解的集划分模型，模型中每一列对应着一个手术室，表示一个的可行的计划，则安排在计划 p 的患者集合可以表示为

$$p=[y_{1p},y_{2p},\cdots,y_{Np}]$$

其中，$y_{ip}=1$ 表示患者 i 被安排到计划 p 进行手术；否则 $y_{ip}=0$。计划 p 的运作成本可以表示为

$$C_p=c^f+\frac{c^v}{K}\sum_{\omega\in\Omega}\Big(\sum_{i\in I}y_{ip}d_i^{\omega}+e_r^{\omega}-T\Big)^+,\quad \forall r\in R \tag{5.16}$$

为了便于计算，使用均值 μ_i 表示患者的手术时长，μ_e 表示急诊需求，则主问题中计划 p 的成本费用可以表示为

$$C_p=c^f+c^v\Big(\sum_{i\in I}y_{ip}u_i+u_e-T\Big)^+,\quad \forall r\in R \tag{5.17}$$

令 Ψ 表示所有的可行计划，$\lambda_p,\forall p\in\Psi$ 为 0-1 决策变量，表示计划 p 是否被选择，也就是说，

$$\lambda_p=\begin{cases}1, & 计划\ p\ 被选择\\ 0, & 否则\end{cases}$$

则手术室分配问题可以重新建模为集划分主问题(ORAP-MP)，暂时忽略手术停台率约束，则得到的模型如下：

$$\min\sum_{p\in\Psi}C_p\lambda_p \tag{5.18}$$

s. t.

$$\sum_{p\in\Psi}y_{ip}\lambda_p=1,\quad \forall i\in I \tag{5.19}$$

$$\lambda_p\in\{0,1\},\quad \forall p\in\Psi \tag{5.20}$$

$$C_p=c^f+c^v\Big(\sum_{i\in I}y_{ip}u_i+u_e-T\Big)^+,\quad \forall r\in R \tag{5.21}$$

其中，约束(5.19)对应着约束(5.11)，表示所有患者都被安排手术且每个手术只处理一次。由于可行的计划集合 Ψ 包含数量众多，直接对主问题求解难度较大。松弛整数约束(5.20)为 $0\leqslant\lambda_p\leqslant1$，使用子集 Ψ^* 替换集合 Ψ，构成限制主问题(RMP)，RMP 模型表示了各个手术计划之间的相互关系，为线性规划问题，可以通过列生成算法直接求解。

为了寻找具有负消减的列，寻找性能更好的手术计划，需要求解价格子问题。每

个子问题对应着一个手术室，由于我们假定手术室是无差异的，在模型中我们只需要表示出一个子问题进行求解即可，避免了所有子问题的依次求解。这种处理相同的子问题的方法优势是避免了解分枝过程引起的内在的对称性降低求解效率[122]。

令 π_i 表示约束(5.19)的对偶变量，则对应于单个手术室的子问题(ORAP-PP)可以表示为

$$\sigma_p = \min c^f + c^v\Big(\sum_{i \in I} y_{ip}u_i + u_e - T\Big)^+ - \sum_{i \in I}\pi_i y_{ip} \tag{5.22}$$

s. t.

$$y_{ip} \in \{0,1\}, \forall i \in I, \quad \forall p \in \Psi^* \tag{5.23}$$

为了化简目标函数中的$(\cdot)^+$项，将 ORAP-PP 分解成如下的两个子问题：

① 子问题 ORAP-PP1

$$\sigma_p = \min c^f - \sum_{i \in I}\pi_i y_{ip} \tag{5.24}$$

s. t.

$$\sum_{i \in I} y_{ip}u_i + u_e - T \leqslant 0, \quad \forall p \in \Psi^* \tag{5.25}$$

$$y_{ip} \in \{0,1\}, \forall i \in I, \quad \forall p \in \Psi^* \tag{5.26}$$

② 子问题 ORAP-PP2

$$\sigma_p = \min c^f + c^v u_e - c^v T + \sum_{i \in I} y_{ip}(c^v u_i - \pi_i) \tag{5.27}$$

s. t.

$$\sum_{i \in I} y_{ip}u_i + u_e - T > 0, \quad \forall p \in \Psi^* \tag{5.28}$$

$$\sum_{i \in I} y_{ip}u_i + u_e \leqslant T + \frac{c^f}{c^v}, \quad \forall p \in \Psi^* \tag{5.29}$$

$$y_{ip} \in \{0,1\}, \quad \forall i \in I, \forall p \in \Psi^* \tag{5.30}$$

约束(5.29)源于性质 5.1，用于避免劣质的手术计划产生。子问题 ORAP-PP1 是 0-1 背包问题，子问题 ORAP-PP2 是背包问题的变形[29,123]。

5.2.2 价格子问题的求解

在最小化模型中，价格子问题对应的负消减费用如式(5.22)所示，模型需要寻找具有最小负消减费用的列。然而，在实际运算中，任意具有负消减费用的列都可以提高解的质量，作为最终的备选方案进入列集，我们并不需要寻找最小的负消减费用的列，利用这个性质可以提高算法的运算效率[122]。因此，对于价格子问题，我们可以先使用启发式算法进行求解，只要启发式算法可以找到具有负消减费用的列，将其放入列池；若启发式算法无法找到具有负消减费用的列，使用动态规划方法求解子问题，找到具有最小负消减费用的列。下面，我们分别介绍求解子问题的启发式算法和动态规划方法的设计。

(1) 求解价格子问题的启发式算法设计

在 5.2.1 节,价格问题被分解为两个背包问题 ORAP-PP1 和 ORAP-PP2。求解背包问题的典型启发式算法为贪婪算法。对于模型 ORAP-PP1,目标函数可以转化为 $\max \sum_{i \in I} \pi_i y_{ip}$ 形式,表示物品 i 的重量为 μ_i,价值为 π_i。ORAP-PP 是典型的背包问题,将患者按照 π_i/μ_i 从大到小的顺序依次放入背包,满足背包容量不超过 T-μ_e。类似地,对于模型 ORAP-PP2,式(5.27)中 $c^f+c^v u_e-c^v T$ 项为常数,可以在变形中去掉。暂时忽略约束(5.28),则子问题 ORAP-PP2 可以转化为 ORAP-PP2.1:

$$\sigma_p=\max \sum_{i \in I} y_{ip}(\pi_i-c^v u_i) \tag{5.31}$$

s.t.

$$\sum_{i \in I} y_{ip} u_i+u_e \leqslant T+\frac{c^f}{c^v}, \quad \forall p \in \Psi^* \tag{5.32}$$

$$y_{ip} \in \{0,1\}, \quad \forall i \in I, \forall p \in \Psi^* \tag{5.33}$$

ORAP-PP2.1 为典型的背包问题,物品的重量为 μ_i,价值为 $\pi_i-c^v u_i$,将患者按照 $(\pi_i-c^v u_i)/\mu_i$ 从大到小的顺序排列,依次放入背包,满足背包容量不超过 $T+c^f/c^v-\mu_e$。检验最终背包的重量是否小于 $T-\mu_e$,即是否满足约束(5.28),若满足,则将对应的解加入 RMP,否则停止使用启发式算法求解 ORAP-PP2.1。

(2) 求解价格子问题的动态规划方法设计

由于模型 ORAP-PP1 为典型的背包问题,可以直接采用 Martello 和 Toth[124] 方法进行求解,这里不再赘述。对于模型 ORAP-PP2.1,首先定义动态规划方法的状态和阶段,给定整数 n 表示阶段数,其中 $0 \leqslant n \leqslant N$;能力 H,其中 $0 \leqslant H \leqslant H_{\max}$,$H_{\max}=T+c^f/c^v$。假定在阶段 n 手术室的能力为 H,则模型 ORAP-PP2.1 的最优值为

$$f_n(H)=\max\left\{\sum_{i=1}^{n} b_i y_i, \text{s.t.} \sum_{i=1}^{n} y_i u_i=H\right\}$$

其中,

$$b_i=\pi_i-c^v u_i \tag{5.34}$$

状态转移方程的递推式可以为

$$f_n(K)=\begin{cases}\max\{f_{n-1}(H), b_n+f_{n-1}(H-u_n)\}, & u_n \leqslant H \leqslant H_{\max} \\ f_{n-1}(H), & u_n>H\end{cases} \tag{5.35}$$

初始状态可以表示为

$$f_1(H)=\begin{cases}0, & H=0,\cdots,u_1-1 \\ b_1, & H=u_1,\cdots,H_{\max}\end{cases} \tag{5.36}$$

模型 ORAP-PP2.1 的最优解为 $f_n(H^*)$,其中 $H^*=\arg \max\limits_{0 \leqslant H \leqslant H_{\max}} f(H)$,时间

复杂度为 $O(NH_{\max})$。接下来需要检验 H^* 是否满足约束(5.28)，如果 $H^*+u_e-T>0$ 并且 ORAP-PP2 的目标函数值 $c^f+c^v u_e-c^v T-f_n(H^*)$ 为负数，则将对应的负消减费用的列加入 RMP；否则，没有负消减费用的列，当前解即为最好解。

5.2.3 算法流程及实现

在本节中，我们给出基于列生成的启发式算法(column generation based heuristic algorithm，CGBH algorithm)的算法流程。CGBH 算法分为内外两层循环迭代，内部循环过程为列生成(column generation，CG)算法，外部循环为分枝策略和确保最终方案满足手术停台率的规则，分枝策略用于保证最终解为整数。

在列生成算法中，价格子问题为 RMP 问题提供了新的改进列，而 RMP 问题为价格子问题提供了对偶变量值，其中内部循环的列生成算法设计如下：

步骤 1 使用"先到先服务"启发式规则，产生初始的手术计划代入最初的限制主问题(RMP)，初始化列池使其为空；

步骤 2 求解当前的 RMP 问题；

步骤 3 使用贪婪启发式算法求解子问题，若算法可以产生具有负消减费用的列，将具有负消减费用的列放入列池，跳转至步骤 2；若启发式算法无法产生具有负消减费用的列，使用 5.2.2 节介绍的动态规划方法求解子问题，将产生的具有负消减费用的列放入列池，跳转至步骤 2；

步骤 4 若产生的所有列对应的消减费用均不小于零，终止列生成算法，当前解即为线性松弛主问题的最优解。

列生成算法的实现过程如流程图 5.2 所示。

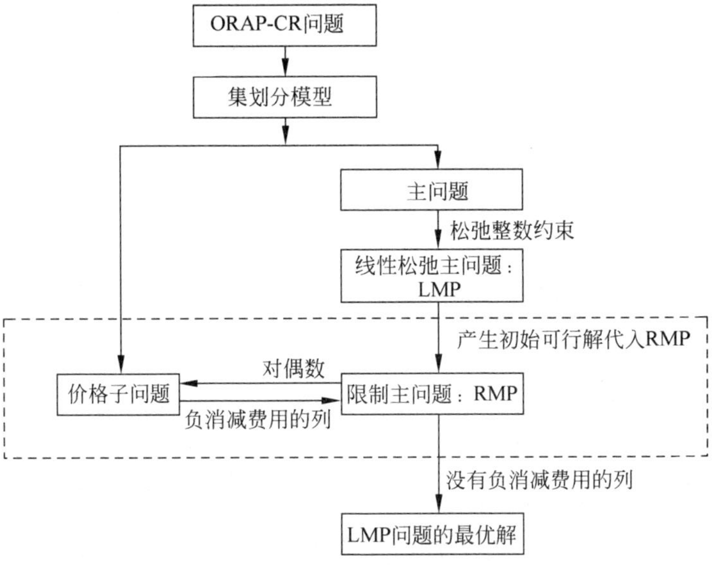

图 5.2 列生成算法基本流程

基于列生成的启发式算法设计如下：

步骤 1 初始化患者等待队列，初始化最终解集使其为空；

步骤 2 使用列生成算法求解 LMP 问题，更新列池为对应的决策变量 $\lambda_p>0$ 的列；

步骤 3 在给定的分布下随机产生 K 个场景。测试列池中的列是否满足手术停台率约束(5.7)，若不满足，则删除该列；

步骤 4 使用 5.2.4 节中介绍的分枝策略在列池中选择手术计划，将选择的列放入最终解集中，删除患者等待队列中已安排手术的患者；

步骤 5 重复步骤 2～步骤 4，当患者等待队列为空时，算法终止。

5.2.4 分枝策略的设计

列生成算法只获得了线性松弛问题的最优解，而整数约束很有可能违背，使得列生成算法获得的解并不可行[125]。因此，我们需要设计分枝策略，以保证决策变量为整数的约束满足。若使用分枝定界方法进行分枝，并与列生成算法结合，构成分枝定界算法可以获得最优解，但是随着问题规模的增大，该算法将耗费大量的时间在分枝数的搜索过程中。在实际应用中，医院的管理者希望在合理的时间范围内找到质量较好的可行解即可。因此，这里放弃使用分枝定界方法求得最优解，而是开发启发式的分枝策略。本节设计如下 5 种启发式的分枝策略，其中前三个分枝策略每次迭代只选择一个可行的手术计划，而后两个分枝策略每次迭代可能选择多个可行的手术计划。

(1) 分枝策略Ⅰ

选择列池中对应的决策变量 λ_p 最大的列作为一个最终选用的手术计划，删除等待队列中已经安排的患者。如果列池中有两个列对应着相同大小的 λ_p 值，选择单位时间手术成本最小的列作为一个最终选用的手术计划。单位时间的手术成本定义为手术计划执行的费用与手术计划总时长的比值，即 $C_p/\left(\sum_{i\in I} y_{ip}u_i+u_e\right)$。

(2) 分枝策略Ⅱ

选择列池中单位时间手术成本最低的列作为一个最终选用的手术计划，删除等待队列中已经安排的患者。如果有两个手术计划对应着相同的单位手术成本，则选择对应的决策变量 λ_p 最大的列。

(3) 分枝策略Ⅲ

在列生成算法的主问题和子问题的迭代过程(步骤 2～步骤 3)中，如果在列池存在这样的手术计划，手术计划的服务时长恰好等于手术室的开放时长，且计划满足 CGBH 算法中步骤 3 的手术停台率约束，则将该列作为一个最终选用的手术计划，停止列生成算法迭代过程，更新患者等待队列；否则，执行步骤 2～步骤 3，直至没有负消减费用的列产生，选择列池中对应的决策变量 λ_p 最大的列作为一个最终选用的手术计划，如策略Ⅰ所示。

(4) 分枝策略Ⅳ

策略Ⅳ由以下两部分组成。

① 删除列池中对应的决策变量 $\lambda_p=0$ 的列，并将列池中的列按照 λ_p 从大到小的顺序排列。选择第一个列(对应的 λ_p 最大)为一个最终选用的手术计划，删除等待队列中已经安排的患者。遍历列集，若列集中存在这样的列，它所对应的手术计划只处理了没有安排手术的患者，则将该列也作为一个最终选用的手术计划，并更新患者等待队列；

② 根据性质 5.1 可知，当未处理的患者总手术时长小于 c^f/c^v 时，另外开放一个手术室的费用要高于通过加班处理这些手术的费用。将未处理的患者按照手术时长从大到小的顺序排列，将患者依次放入最终解集执行时间最短的计划中进行手术，测试调整后的手术计划是否满足手术停台率约束，若满足，更新最终解集和患者等待队列；否则，再开放一个手术室处理剩余的所有患者。

(5) 分枝策略Ⅴ

策略Ⅴ由以下两部分组成。

① 将列池中的列按照单位手术成本从低到高的顺序排列。选择第一列(单位手术成本最低)作为一个最终选用的手术计划，删除等待队列中已经安排的患者。遍历列池，若列池中存在这样的列，它所对应的手术计划只处理了没有安排手术的患者，则将该列也作为一个最终选用的手术计划，并更新患者等待队列；

② 同策略Ⅳ中的②。

5.3 数值实验与影响因素分析

数值实验在 Dell Optiplex GX620，Intel (R) Pentium (R) D CPU 2.80GHz 2.00Gb 的运行环境下进行。在 Visual studio 2008 平台下使用计算机语言 C# 对算法进行编程，并调用优化软件 ILOG CPLEX12.0 进行数据测试。

在本章中考虑了急诊和择期两类患者的手术需求。假定择期患者的手术时长服从对数正态分布，随机产生对数正态分布的参数，其中均值在区间{3,5}产生，方差在区间{0.05,0.3}产生[125-126]，则所有择期患者手术时长的分布函数已知；假定急诊患者的手术需求服从均值为 80 的指数分布。在给定分布下采样，获得择期患者的服务时长和急诊需求值，大多在 20～240min 之间波动，取值为整数。手术室规定开放时长为 480min，最大加班能力为 90min。开放一个手术室的固定成本为 3200 元，单位加班成本 700 元。通过对大连市某三甲医院 2011 年 1 月 1 日—12 月 31 日的数据进行调查，剔除无效数据后，该医院日等待手术的患者数量在 9～54 人之间波动。

实验设计主要包含三部分内容：(1)选择分枝策略，比较 5.2.4 节中提出的不同分枝策略对算法性能的影响；(2)测试算法的求解性能，对于 CPLEX 可以求解的小规模数例，使用本章提出的 CGBH 算法与 CPLEX 进行比较，并针对 CPLEX 无法求解的大规模数例，使用 CGBH 算法与其线性松弛问题的下界比较；(3)测试手术停台率对开放手术室的数量和手术室运作成本的影响。

5.3.1 分枝策略对算法性能的影响

列生成算法仅能获得线性松弛问题的最优解，需要与分枝策略相结合，方能满足解的整数性要求。分枝策略的优劣通常直接影响着解的质量和算法的求解速度。5.2.4 节设计了 5 种启发式的分枝策略，本节将比较分析这 5 种策略对算法性能的影响，选定最优的分枝策略。

在样本数量为 100，手术停台率不超过 20%的情况下，将 5 种启发式的分枝策略分别与 CGBH 算法相结合进行测试，测试结果如表 5.1 所示。

表 5.1 不同分枝策略的比较

患者数量	目标值/元					计算时间/s				
	策略Ⅰ	策略Ⅱ	策略Ⅲ	策略Ⅳ	策略Ⅴ	策略Ⅰ	策略Ⅱ	策略Ⅲ	策略Ⅳ	策略Ⅴ
10	6960	6960	6960	6960	9600	3.2	2.1	2.3	1.9	1.9
20	12811	12800	12893	12800	12800	27.8	16.1	5.2	31.7	9.5
30	18426	18426	18426	18426	18426	119.2	82.3	77.0	318.2	71.5
50	28411	28411	28411	28411	28411	588.0	442.5	142.9	365.1	229.1
70	40068	40068	40068	40068	40068	3071.6	2817.2	430.0	639.6	1041.6
100	—	—	57736	57600	58440	—	—	2787.6	2746.4	4927.6

注："—"表示算法无法在 2h 内获得最终解。

首先比较不同分枝策略对算法求解质量的影响，从表 5.1 观察可知，当患者数量为 30，50 和 70 时，5 种分枝策略下 CGBH 算法求得解的目标值相同，也就是说，在这三种实例中，这 5 种分枝策略下算法的求解质量没有差异。在其他规模的实例中，策略Ⅳ的解的质量最优。

接下来比较不同分枝策略对算法求解效率的影响，观察各个分枝策略下算法的计算时间，容易发现随着患者数量的增大，CGBH 算法的计算时间明显增加。策略Ⅲ～Ⅴ的求解效率明显好于策略Ⅰ和策略Ⅱ，这可能是因为使用分枝策略Ⅰ和Ⅱ时，CGBH 算法在每次迭代过程中只选用一个最终的手术计划，而策略Ⅳ～Ⅴ每次可以选择多个手术计划，减少了列生成算法的迭代次数；而策略Ⅲ在列生成算法运算时，遇到满足条件的局部最优解时即跳出循环，减少了每次迭代中列生成算法的运算时间，所以，策略Ⅳ具有更好的计算效率。当日手术患者数量为 50 时，即在某医院目前的日接诊水平下，如表 5.1 第 4 行所示，5 种分枝策略下的 CGBH 算法均可在 10min 内获得最终的手术室调度策略，在医院的实际操作中是可以接受的。为了测试算法求解大规模实例的求解性能，满足患者需求日益增长的现状，将实例规模增大到70和100，对不同分枝策略下的CGBH算法进行测试。观察发现，选用策略Ⅰ和策略Ⅱ时，CGBH算法的计算时间成指数增长，当患者数量为100时，算法无法在2h内获得手术室的最终调度方案；而选用策略Ⅲ和Ⅳ时，算法在50min内即找到了问题的最终解，也就是说，策略Ⅲ和Ⅳ适合求解大规模的手术室日调度问题。因此，从求解质量和求解效率两方面考虑，分枝策略Ⅳ的性能最优，在后续的实验中，均选用分枝策略Ⅳ下的CGBH算法进行实验。

5.3.2 列生成算法的性能测试

患者的手术时长和急诊需求受患者身体状况、医生技术水平、天气等多重因素影响，是不确定的，本章使用样本平均近似方法模拟实际可能发生的情景，给出患者的手术时长和急诊需求。

为了测试样本数量参数 K 的取值大小对算法性能的影响，设定患者数量为30，手术停台率不超过20%。对于每种样本规模 K，CGBH算法均独立运行5次取平均值，得到结果如表5.2所示。由表可知，随着样本数量 K 的增大，σ/μ 值呈减小的趋势，K 的取值对CGBH算法的求解速度影响不大；当样本数量 K 取值为100时，σ/μ 小于0.5%，也就是说，样本值已经非常接近真实值。在后续的实验中，如无特殊说明，样本数量 K 均取值为100。

表5.2 不同样本规模下算法的求解性能

样本数量 K	最小目标值	平均目标值 μ	最大目标值	标准差 σ	σ/μ	平均计算时间/s
5	18310	18615	18881	290.33	0.015596	103
10	18753	18888	19161	215.69	0.011420	154
20	18520	18864	19200	287.96	0.015265	130
50	17936	18166	18391	165.75	0.009125	117
100	18103	18209	18412	47.23	0.002594	142
200	18014	18241	18490	58.23	0.003192	158

为了进一步测试CGBH算法的性能，将CGBH算法与优化软件ILOG CPLEX的求解结果进行比较，并定义相对偏差值为

$$\mathrm{GAP}=(\mathrm{CGBH}-\mathrm{CPLEX})/\mathrm{CGBH}$$

虽然样本大小 K 对CGBH算法的计算时间影响不大，但随着 K 的增大，CPLEX模型中决策变量和参数的数量大幅增加，求解时间成指数增长。为了在可接受的时间范围内获得CPLEX获得的优化结果，便于两种方法的比较，将样本 K 设定为10。所得的结果如表5.3所示。

由表5.3可知，当实例规模为10,15和20时，CGBH算法和CPLEX求得的目标值相同，即解的质量一样好；当患者数量超过25时，CPLEX无法求得问题的最优解，使用“—”表示CPLEX无法在规定的2h内找到最终解，CPLEX花费2h获

得的当前最优解与 CGBH 算法在 40s 内获得解的质量相同。也就是说，在求解小规模数例时，CGBH 算法可以获得近似的精确解，具有良好的求解性能。

表 5.3 CGBH 算法与 CPLEX 的比较

患者数量	目标值/元		计算时间/s		GAP/%
	CGBH	CPLEX	CGBH	CPLEX	
10	6400.0	6400.0	1.9	2.8	0
15	10148.3	10148.3	9.4	25.0	0
20	12811.7	12811.7	11.3	672.3	0
25	16000.0	16000.0	20.1	—	0
29	18916.7	18916.7	35.8	—	0

为了评价 CGBH 算法在求解大规模数例上的性能，将 CGBH 算法与它的线性规划问题(LP)的松弛解比较，所得结果如表 5.4 所示。5.2.3 节介绍的列生成算法可获得的最终解即为原问题的线性松弛解，这个线性松弛解是 ORAP-CR 问题的最优解的下界。

表 5.4 CGBH 算法与它的线性松弛解的比较

患者数量	目标值/元		GAP/%
	CGBH	LP	
30	18426	17664	4.13
50	28411	27528	3.10
70	40068	39544	1.31
100	57600	56688	1.58

由表 5.4 可知，CGBH 算法求得的目标值与 LP 松弛解的目标值的相对偏差在 5%范围内波动，也就是说，CGBH 算法获得的解与真实的最优解的偏差小于 5%，CGBH 算法在求解大规模数例上性能较好。

总体来说，在处理不同的规模数例上，CGBH 算法均可以高效率地获得近优解，具有良好的求解性能。

5.3.3 手术停台率的影响

手术停台现象在我国各级医院的手术部均有发生，手术停台率与手术计划安排是否合理、急诊患者的实际手术需求息息相关。过高的手术停台率打乱了手术室正常有序的工作安排，也增加了患者的痛苦和医务人员的工作量，因此，院方需要对手术停台率进行控制。

为了分析手术停台率对院方造成的影响，调整手术停台率上界 β 在 2%～20% 之间波动，实验结果如表 5.5 所示。由表可知，β 的取值对医院的手术成本以及开放的手术室数量均有显著的影响，并且随着 β 取值的下降，院方需要开放的手术室数量有增多的趋势，手术室的运作成本增加。也就是说，虽然手术停台会导致患者的不满、医护的资源重复调度和医院的信用下降，但是过低的手术停台率会大大增加院方的手术成本，手术停台率与手术室运作成本是存在制衡的。医院的管理者需要根据自身的发展情况限定手术停台率的取值，若医院的资金短缺，寻求低成本的运作模式，则可以设定手术停台率在较高的水平，如 $\beta=20\%$；若院方希望找到整体利润和患者满意度、院方口碑的均衡，则可设定比较中庸的手术停台率取值，如 $\beta=10\%$。

表 5.5　手术停台率的影响

患者数量	样本数量	手术停台率/%	最终解	
			开放手术室数量	目标值/元
30	100	20	5	18426
30	100	15	5	18671
30	100	10	5	18881
30	100	5	6	20530
30	100	2	7	22400

5.4　本章小结

本章针对急诊和择期两类患者的手术室日调度问题展开研究。在考虑手术服务时间和急诊需求不确定的情况下，建立了手术室日调度问题的随机规划模型；针对国内医院广泛存在的手术停台现象，使用数学模型将其表示出来，解析地推导出手术室最优开放数量的上下界；使用样本平均近似方法将手术室日调度问题的随机规划模型转化为确定模型；开发了基于列生成的启发式算法求解本问题，设计了多种启发式的分枝策略以及子问题求解策略。数值实验显示：

(1) 较高的手术停台率有助于降低手术室的运作成本，减少手术室的开放数量但会导致患者的不满、医护人员的重复调度和医院声誉的下降。手术停台率与手术室运作成本存在制衡关系。

(2) 对于求解手术室日调度问题的基于列生成的启发式(CGBH)算法，在求解小规模实例时，CGBH 算法可以求得和 CPLEX 质量一样好的解；对于 CPLEX 无法求解的大规模实例，CGBH 算法求得解与问题线性规划下界的偏差小于 5%。

第6章

考虑患者偏好的联合医生排班与手术室分块调度方法

本章以面向高端患者提供服务的私立医院为研究背景，旨在开发一种患者偏好驱动的联合医生排班与手术室调度方法。改革开放以来，随着人们生活水平的提高和医疗健康意识的增强，医疗卫生水平得到了广泛的关注。我国人口老龄化的加剧使得人们对医疗服务的需求不断增大，公立医院受到政府财政预算的资金支持，是中国医疗服务体系的主体，也是解决基本医疗问题、缓解人民群众看病就医困难的主体。公立医院由于其公益性，收费较为合理，但患者就诊量大，由于其紧张的供求关系，患者往往需要排队等待较长时间才能接受到服务，就诊环境较为拥挤。

近年来，随着医疗市场的逐步放开，为了缓解医疗资源紧张的现状，分担公立医院的接诊压力，政府出台了一系列政策支持私立医院的发展，患者需求的多样化也推动了私立医院的快速崛起。本章将对旨在为高端患者提供专业化服务的私立医院展开研究，这类医院通常就诊环境舒适，服务态度好，长期聘请国内外专家及客座教授定期出诊，在专科服务上具有优良的医疗团队和口碑。因此，此类医院的收费较高，通常是提供同类服务的公立医院就诊费用的 2～3 倍，甚至更多。由于收费高昂，就诊门槛较高，这类私立医院通常有着较为固定的就诊人群，院方对于患者在就诊过程中的心理感受、个性化需求及社会口碑极其重视，如北京和睦家医院、上海国际医疗中心等，因此，本章开发了患者偏好驱动的手术室管理策略。

本章在考虑患者对手术时间和主治医生的偏好情况下，对手术室进行调度。在同类文献中，考虑患者偏好的研究工作相对较少。Gupta 和 Wang[127] 指出，患者的心理存在差异性，他们对就诊时间和诊疗医生的偏好是不同的，文章在允许患者选择诊疗时间和医生的情况下，建立了以最大化收益为目标的预约调度模型。

Cardoen 等[128]在综合考虑医生、低龄患者偏好、恢复病房利用率等多方面目标下，建立了日护理机构手术排序问题的多目标优化模型，通过给各个目标以权重，将多目标模型转化成单目标模型进行求解。Dexter 等[129]在调研中发现患者对就诊的日期存在偏好，并且，多数患者希望在上午接受治疗。Velasquez 和 Melo[41]针对多手术室调度问题展开研究，给定每位患者偏好的手术开始时间，以最大化患者偏好满足程度为目标安排患者的手术计划。

本章针对联合医生排班和手术室调度问题(integrating surgeon and surgery scheduling problem，ISSS)展开研究，主要完成了以下几部分工作：①在考虑患者对主治医生和手术时间偏好的情况下，开发患者偏好驱动的联合医生排班和手术室调度模型，该模型考虑到了医生班次可用性、技能匹配性及手术室接诊能力等约束，以最小化人员排班成本为目标建模；②开发了基于列生成的启发式算法；③在实验设计部分，分析了患者偏好对医生排班成本的影响；推导了 ISSS 问题目标值的下界；在小规模问题求解上，将开发的基于列生成的启发式算法与问题下界比较，在大规模问题求解上，开发算法的加速策略，说明了算法的有效性。

6.1 联合医生排班与手术室分块调度问题的研究背景

手术室分块调度是指管理者将手术室的开放时间分解为时段，即可使用手术室的时间，常常以 4h，8h 或 10h 为一个时段长度。以往的研究将手术室分块调度分解为两阶段展开[45,130-132]：第一阶段，依据一定的规则将可用的手术室时段分配给各个医生或者手术小组；第二阶段，根据患者的手术时长和医院的手术资源，将患者分配到各个时段中进行手术[133]。Choi 和 Wilhelm[17]采用分块调度的策略研究第一阶段内容，将手术室时段分配给各个科室，他们将问题抽象为报童问题，决策每个时段的长度以及时段的先后顺序，并假定患者的手术时长服从正态分布，以最小化空闲与加班成本之和为目标进行建模。Marcon 等[51]将手术时段看成已知容量的背包，对第二阶段问题展开研究，将患者的手术时长和手术利润看作重量和收益，以最大化院方收益为目标建模，将患者分配到手术时段的问题抽象为背包问题进行求解。

手术室分块调度策略应用广泛[10-11]，但仍然存在着缺陷，即第一阶段分配给医生的手术时间与第二阶段患者对医生的实际需求往往存在着差异，可能导致：①医护人员的在岗时间利用率较低；②患者无法被安排在其偏好的主治医生和时间接受手术治疗。也就是说，传统的手术室分块调度方法虽然应用广泛，技术成熟，但是无法满足面向高端患者提供服务的私立医院的需求。因此，本章整合手术室的两阶段管理方法，开发了患者偏好驱动的联合医生排班与手术室调度策略，帮助私立医院提高在岗医护人员及资源的利用率，提高患者的满意度。

医生是医院的核心资源，合理有效的医生排班有助于提高医生的工作效率，减少医生的加班时间和医院的人员运作成本。医生排班通常要考虑到如下因素：①班次，工作班次通常有着固定的开始时间和结束时间，如上午班 8:00～12:00，下午班 14: 00～16: 00；对于急诊部门，为了保证急重患者的及时诊治，医生的班次安排更为复杂，医生还需要有夜班任务，前夜班 16:00～24:00，大夜班 0:00～8:00，医生的排班班次通常几周或者 1 个月进行一次调整。②技能，指医生的专业、技术职称和经验水平，即医生是否具备执行某类手术的能力，如心脏搭桥手术。③可用性，除了手术任务以外，医生还有出诊、教学任务，并享有休息日和年假，医生排班需要综合考虑医生的可用性。

Ferrand 等[134]针对急诊部门的医生排班问题展开研究，建立了医生循环排班问题的混合整数规划模型，模型考虑医生偏好、休假等因素，采用医生三班次调度模式，即白班 8: 00～16: 00，前夜班 16: 00～24: 00，大夜班 0: 00～8: 00，在保证医生大夜班后休息时间不少于 16h 的硬约束条件下进行建模。Brunner 等[135]针对德国某综合型医院展开研究，开发了医生柔性排班方法，将医生的工作班次分为长班和短班两种，短班次医生的工作时间为 6～7h，长班次医生工作时间为 12～13h，其中长班次医生必须中途休息 1h 以避免过度疲劳，他们在考虑休假、教学任务和患者需求等约束的情况下，建立了医生柔性班次调度问题的整数规划模型，考虑的目标为最小化人员运作成本。

由于医生的工作班次安排与患者的手术量息息相关，手术是医生工作量的重要来源，且医生的排班周期与手术室调度周期差异不大，本章在考虑手术患者的主要关心事项——主治医生和手术时间的情况下，面向为高端患者提供服务的私立医院手术室管理展开研究，开发了患者偏好驱动的联合医生排班与手术室调度方法。

6.2 联合医生排班与手术室分块调度模型

6.2.1 问题假设与参数

本章研究以最小化人员工作成本为目标的联合医生排班与手术室调度问题。令 I 表示等待手术的患者集合，S 表示可用医生集合，K 表示一个调度周期的所有工作班次集合。δ_{sk}，η_{is} 为 0-1 参数，δ_{sk} 表示医生 s 在班次 k 是否可以安排手术任务；η_{is} 表示医生 s 是否可以为患者 i 手术，即医生技能与患者的手术需求是否匹配。若医生在一个班次内被安排手术任务，则医生在这个班次上班，固定的人员调度成本为 c^f。假定一个班次的工作时长为 T 小时，如果医生需要执行的手术任务无法在班次规定的工作时间内完成，则加班现象产生。令 O_{sk} 表示医生 s 在班次 k 的加班时长，c^v 表示单位时间的加班成本，由于院方需要支付给医生昂贵的加班费用，存在参数关系 $c^v > c^f / T$。为了防止医生疲劳在岗引发的手术事故，规定医生一个工作班次的最长加班时间为 U。d_i 表示患者 i 的手术时长，α_{ie} 表示手术 i 需要的器械 e 的数量。假定医院的手术能力充足，院方可以且必须在计划周期内为所有的患者安排手术，决策手术室的调度方案及医生的工作班次安排。

患者对主治医生和手术时间存在着偏好，令 p_{isk} 表示患者 i 对医生 s 班次 k 的偏好程度，p_{isk} 在"1～5"取值，其中"5"表示患者特别满意，依次递减，"1"表示患者特别不满意。院方规定患者的满意程度不得小于 μ，即患者不能被安排在偏好值小于 μ 的医生的工作班次手术。以最小化医生工作成本为目标，决策医生的工作班次和患者的手术安排。

（1）基本参数设定如下：

R：表示手术室集合，其中 $r \in R$；

I：表示患者集合，其中 $i \in I$；

S：表示医生集合，其中 $s \in S$；

K：表示班次集合，其中 $k \in K$；

Ω：表示场景集合，其中 $\omega \in \Omega$；

c^f：表示一个工作班次的固定成本；

c^v：表示单位加班成本；

T：表示一个班次的标准工作时长；

U：表示一个班次的最长加班时间；

d_i：表示患者 i 的实际手术时长；

d_i^ω：表示在场景 ω 患者 i 的手术时长；

：表示在场景 ω 医生 s 在班次 k 的加班时长；

p_{isk}：表示患者 i 对医生 s 班次 k 的偏好程度；

μ：表示医院规定的偏好满足程度下界；

δ_{sk}：表示医生 s 在班次 k 是否可以安排手术；

η_{is}：表示医生 s 技能与患者 i 的手术需求是否匹配；

A_{ek}：表示班次 k 可用的手术器械 e 的数量；

α_{ie}：表示手术 i 需要的器械 e 的数量。

（2）决策变量设定如下：

x_{isk}：$x_{isk}=1$ 表示手术 i 被安排给医生 s 班次 k 进行，否则 $x_{isk}=0$；

y_{sk}：$y_{sk}=1$ 表示医生 s 在班次 k 工作，否则 $y_{sk}=0$。

6.2.2 联合医生排班与手术室分块调度问题的随机规划模型

由于患者的手术时长具有不确定性，本章使用多种可能发生的场景来描述随机的手术时长，一个场景由各个择期患者的手术时长组成，可以表示为$[d_1^\omega, \cdots,$

$d_i^\omega,\cdots,d_{|I|}^\omega$]。因此，建立的考虑患者偏好的联合医生与手术室调度问题的随机规划模型(integrating surgeon and surgery scheduling problem，ISSS)为

$$J=\min\sum_{s\in S}\sum_{k\in K}c^f y_{sk}+c^v E\left(\sum_{s\in S}\sum_{k\in K}O_{sk}^\omega\right) \tag{6.1}$$

s. t.

$$\sum_{s\in S}\sum_{k\in K}x_{isk}=1,\quad \forall i \tag{6.2}$$

$$O_{sk}^\omega=\left(\sum_{i\in I}x_{isk}d_i^\omega-T\right)^+,\quad \forall s,k,\omega \tag{6.3}$$

$$\sum_{i\in I}x_{isk}d_i^\omega\leqslant (T+U)y_{sk},\quad \forall s,k,\omega \tag{6.4}$$

$$\sum_{s\in S}\sum_{i\in I}\alpha_{ie}x_{isk}\leqslant A_{ek},\quad \forall e,k \tag{6.5}$$

$$\sum_{s\in S}y_{sk}\leqslant R,\quad \forall k \tag{6.6}$$

$$x_{isk}=0(p_{isk}<\mu \text{ 或 } \eta_{is}=0),\quad \forall i,s,k \tag{6.7}$$

$$y_{sk}=0(\delta_{sk}=0),\quad \forall s,k \tag{6.8}$$

$$x_{isk},y_{sk}\in\{0,1\},\quad \forall i,s,k \tag{6.9}$$

其中，目标(6.1)表示最小化医院需要支付医生的工作费用，由两部分组成，一部分表示与医生工作班次数量相关的固定成本；另一部分表示与医生加班时长相关的加班费用。约束(6.2)表示所有患者都被安排手术；约束(6.3)为场景 ω 下医生 s 在班次 k 的加班时长。约束(6.4)给出了两个决策变量的相互关系，表示院方安排的手术任务不能超过医生单位班次的最大手术能力。约束(6.5)表示在一个班次手术需要的器械数量不得超过医院的器械总量。约束(6.6)表示手术室数量限制。约束(6.7)表示如果医生的技能与患者病情不匹配，或者患者对主治医生 s，手术时间 k 的偏好小于临界值，则患者不能被安排在这个医生的这个时间段手术。约束(6.8)表示若医生的班次 k 不可用(出诊、教学任务或者休假)，则医生不能在班次 k 被安排手术任务。约束(6.9)表示决策变量为 0-1 变量。

性质 6.1 如果等待队列中未调度的患者总手术时长小于 c^f/c^v，则利用加班时间手术比额外安排一个工作班次更能节省人员的排班成本。

证明 当未调度的患者总手术时长 $\vartheta<c^f/c^v$，而利用加班时间完成这些手术的人员排班成本 $\psi=c^v\vartheta<c^v(c^f/c^v)=c^f$，故性质 6.1 成立。

性质 6.2 联合医生与手术室调度问题的医生调度成本(目标值)下界为

$$\mathrm{LB}=\begin{cases}c^f\left\lfloor\sum_{i\in I}d_i/T\right\rfloor+c^v\left(\sum_{i\in I}d_i-T\left\lfloor\sum_{i\in I}d_i/T\right\rfloor\right), & \text{当}\sum_{i\in I}d_i-T\left\lfloor\sum_{i\in I}d_i/T\right\rfloor<c^f/c^v\\ c^f\left\lceil\sum_{i\in I}d_i/T\right\rceil, & \text{当}\sum_{i\in I}d_i-T\left\lfloor\sum_{i\in I}d_i/T\right\rfloor\geqslant c^f/c^v\end{cases}$$

证明 由于院方需要支付给医生的单位加班费用明显大于单位正常工作时间

的费用，即存在参数关系 $c^f/T<c^v$，所以医院尽量避免加班现象产生；同时，医生在岗即产生固定的支出 c^f，院方尽量避免空闲时间的产生，以减少资源的浪费。也就是说，医院最理想的调度方案是既不存在加班时间，也不存在医生空闲时间，即所有工作班次的利用率为100%。患者的总手术需求为 $\sum_{i\in I} d_i$，松弛ISSS模型中的 $x_{isk}\in\{0,1\}$ 的整数约束为 $0\leqslant x_{isk}\leqslant 1$，则在工作班次利用率为100%的情况下，院方需要安排的最少工作班次数量为 $\left\lfloor \sum_{i\in I} d_i/T \right\rfloor$。等待队列中所有患者均需要调度，则剩余的工作量为 $\sum_{i\in I} d_i - T\left\lfloor \sum_{i\in I} d_i/T \right\rfloor$，由性质6.1可知，若 $\sum_{i\in I} d_i - T\left\lfloor \sum_{i\in I} d_i/T \right\rfloor < c^f/c^v$，则利用加班时间安排剩余的手术任务；否则，再额外安排一个工作班次。

使用样本平均近似方法化简ISSS模型。学者研究发现患者的手术时长通常服从对数正态分布[118-119]。根据对数正态分布定义，产生一系列正态分布的样本 X，求 $\exp(X)$ 即获得服从对数正态分布的样本值[136]。在区间[3,5]生成随机数作为正态分布的均值，在区间[0.05,0.03]产生随机数作为正态分布的方差[118-119]，则对应于每个患者服务时间的正态分布函数产生；在给定分布下采集 L 个样本，并求解样本的 $\exp(\cdot)$ 值，则获得了 L 个场景下患者的手术时长，该时长近似服从对数正态分布。一个场景可以表示为 $[d_1^\omega,\cdots,d_i^\omega,\cdots,d_{|I|}^\omega]$，场景数量为 L，目标函数(6.1)可以近似为

$$J_L = \min\sum_{s\in S}\sum_{k\in K}\left[c^f y_{sk} + c^v \frac{1}{L}\sum_{\omega\in\Omega}\left(\sum_{i\in I} x_{isk} d_i^\omega - T\right)^+\right] \tag{6.10}$$

则原ISSS问题的随机规划模型转化为整数规划模型。

6.3 联合医生排班与手术室调度问题的列生成算法

由于列生成算法是求解大规模整数规划模型线性松弛解的有效方法，并且算法获得的目标值与整数规划模型的最优值非常接近[122]。因此，本节在列生成算法的基础上，开发有效的启发式优化和分枝策略，构成基于列生成的启发式算法，寻求在有效的计算时间内获得近优的手术室调度和医生排班策略。

6.3.1 联合医生排班与手术室调模型的集划分变换

首先，将ISSS模型转换为适合于列生成算法直接求解的集划分模型，模型中每一列对应着一个医生的工作班次，表示一个可行的手术计划，则计划 j 可以表示为

$$j=[a_{1j},\cdots,a_{|I|j},b_{j1},\cdots,b_{j|K|},n_{j1},\cdots,n_{j|S|}]$$

其中，a_{ij}，b_{jk} 和 n_{js} 分别表示为

$a_{ij}=1$ 表示患者 i 被安排在计划 j 进行手术，否则 $a_{ij}=0$；

$b_{jk}=1$ 表示计划 j 被安排在班次 k 进行，否则 $b_{jk}=0$；

$n_{js}=1$ 表示计划 j 由医生 s 执行，否则 $n_{js}=0$。

即计划 j 由三部分组成，第一部分 $a_{1j},\cdots,a_{|I|j}$ 表示处理的患者集合；第二部分 $b_{j1},\cdots,b_{j|K|}$ 表示计划的执行时间；第三部分 $n_{j1},\cdots,n_{j|S|}$ 表示手术的主治医生。因此，选用计划 j 的医生排班成本可以表示为

$$C_j=c^f+\frac{c^v}{L}\sum_{\omega\in\Omega}\Big(\sum_{i\in I}a_{ij}d_i^{\omega}-T\Big)^+ \tag{6.11}$$

为了便于计算，使用均值 μ_i 表示患者的手术时长，则选用计划 j 的医生排班成本可以近似表示为

$$C_j=c^f+c^v\Big(\sum_{i\in I}a_{ij}u_i-T\Big)^+ \tag{6.12}$$

令 J 表示所有的可行计划集合，$\lambda_j(\forall j\in J)$ 为 0-1 决策变量，表示计划 j 是否被采用，也就是说，$\lambda_j=\begin{cases}1,\text{计划 } j \text{ 被采用}\\0,\text{否则}\end{cases}$。

将 ISSS 问题重新建模为如下的集划分模型：

$$\min\sum_{j\in J}C_j\lambda_j \tag{6.13}$$

s. t.

$$\sum_{j\in J}a_{ij}\lambda_j=1,\quad \forall i\in I \tag{6.14}$$

$$\sum_{j\in J}b_{jk}n_{js}\lambda_j\leqslant 1,\quad \forall k\in K,s\in S \tag{6.15}$$

$$\sum_{j\in J}b_{jk}\Big(\sum_{i\in I}\alpha_{ie}a_{ij}\Big)\lambda_j\leqslant A_{ek},\quad \forall e\in E,k\in K \tag{6.16}$$

$$\sum_{j\in J}a_{ij}b_{jk}\Big(\sum_{s\in S}n_{js}\Big)\lambda_j\leqslant R,\quad \forall k\in K \tag{6.17}$$

$$\lambda_j\in\{0,1\},\quad \forall j\in J \tag{6.18}$$

其中，选用计划 j 的排班成本 C_j 可以使用式(6.12)获得。对于集划分模型的每一列，为保证获得的手术计划可行，参数 a_{ij}，b_{jk} 和 n_{js} 需要满足下列约束：

$$\sum_{i\in I}a_{ij}u_i\leqslant T+U,\quad \forall j\in J \tag{6.19}$$

$$\sum_{k\in K}\sum_{s\in S}b_{jk}n_{js}=1,\quad \forall j\in J \tag{6.20}$$

$$a_{ij}b_{jk}n_{js}=0,\quad \forall p_{isk}<\mu \text{ 或 } \eta_{is}=0 \tag{6.21}$$

$$b_{jk}n_{js}=0,\quad \forall \delta_{sk}=0 \tag{6.22}$$

约束(6.14)对应着约束(6.2)，表示所有患者都被安排手术且每个手术只处理一次；约束(6.15)表示一个医生的工作班次至多选用一个可行计划；约束(6.16)对应着约束(6.5)，表示同一班次手术需要的每种器械的数量不超过医院的总器械数

量；约束(6.19)表示安排给每个计划的总手术任务不超过一个班次的最长工作时间；约束(6.20)表示每个手术计划对应着一个医生的工作班次；约束(6.21)对应着约束(6.7)，表示患者不能被安排在偏好值小于 μ 的医生的工作班次手术，并且医生的手术技能必须与患者病情相匹配；约束(6.22)对应着约束(6.8)，表示若医生在某班次处于忙碌状态，则这个班次不给医生安排手术任务。

6.3.2　主问题的求解

根据 Dantzig 和 Wolfe[110] 分解原理，ISSS 的集划分模型可以分解为主问题(master problem，MP)和定价子问题两部分。ISSS 的集划分模型中，式(6.12)～式(6.18)与决策变量 λ_j 有关，限制了各个手术计划之间的相互关系，构成主问题。由于可行的计划集合 J 数量庞大，主问题中决策变量和约束个数众多，直接对主问题求解较为困难。松弛整数约束(6.18)为 $0\leqslant\lambda_j\leqslant 1$，使用子集 J^* 替换集合 J，$J^*\in J$，构成限制主问题(RMP)。RMP 为线性规划模型，在列生成算法的每次迭代中，只需要对 RMP 问题进行求解，在需要的时候再产生其他列，这样可以大大提高算法的求解效率。

为了寻找具有负消减的列，产生性能更好的调度计划，需要求解价格子问题。每个子问题对应着一个医生的工作班次，令 $\pi\mathrm{I}_i(i\in I)$，$\pi\mathrm{II}_{sk}(s\in S,k\in K)$，$\pi\mathrm{III}_{ke}(k\in K,e\in E)$ 和 $\pi\mathrm{IV}_{ie}(i\in I,e\in E)$ 分别表示约束(6.14)、约束(6.15)、约束(6.16)和约束(6.17)的对偶变量，则对应于 RMP 模型的第 j 列的负消减费用可以表示为

$$\sigma_j=\min_{\{a_{ij},b_{jk},n_{js}\}} C_j-\sum_{i\in I}a_{ij}\pi\mathrm{I}_i-\sum_{k\in K}\sum_{s\in S}b_{jk}n_{js}\pi\mathrm{II}_{sk}-\sum_{k\in K}\sum_{e\in E}b_{jk}\Big(\sum_{i\in I}\alpha_{ie}a_{ij}\pi\mathrm{III}_{ke}\Big)-\sum_{i\in I}\sum_{k\in K}a_{ij}b_{jk}\Big(\sum_{s\in S}n_{js}\pi\mathrm{IV}_{ik}\Big)\tag{6.23}$$

若存在 $\sigma_j<0$，则将对应于 $\sigma_j<0$ 的列加入 RMP 模型的下一次迭代中；否则，目前的局部最优解即为全局最优解。

6.3.3　价格子问题的求解

价格子问题以最小化负消减费用为目标，求解变量 a_{ij}，b_{jk} 和 n_{js} 的值。观察 ISSS 集划分模型可知，约束(6.19)～约束(6.22)保证产生的计划必须可行，构成价格问题：

$$\sigma_j=\min_{\{a_{ij},b_{jk},n_{js}\}} C_j-\sum_{i\in I}a_{ij}\pi\mathrm{I}_i-\sum_{k\in K}\sum_{s\in S}b_{jk}n_{js}\pi\mathrm{II}_{sk}-\sum_{k\in K}\sum_{e\in E}b_{jk}\Big(\sum_{i\in I}\alpha_{ie}a_{ij}\pi\mathrm{III}_{ke}\Big)-\sum_{i\in I}\sum_{k\in K}a_{ij}b_{jk}\Big(\sum_{s\in S}n_{js}\pi\mathrm{IV}_{ik}\Big)$$

s. t. 约束(6.19) ～ 约束(6.22)

价格问题由 $S\times K$ 个子问题(subproblem，SP)组成，每个子问题对应着一个特定

的医生和班次。令 $y_i=1$ 表示将手术 i 安排至医生 s 在班次 k 进行，则对应着医生 s 班次 k 的子问题可以表示如下：

$$\min_{y_i} C_j-\sum_{i\in I}y_i\pi\,\mathrm{I}_i-\pi\,\mathrm{II}_{sk}-\sum_{e\in E}\Big(\sum_{i\in I}\alpha_{ie}y_i\pi\,\mathrm{III}_{ke}\Big)-\sum_{i\in I}y_i\pi\,\mathrm{IV}_{ik} \tag{6.24}$$

s. t.

$$\sum_{i\in I}y_iu_i\leqslant T+U \tag{6.25}$$

$$y_i=0,\quad \forall i:\delta_{sk}=0 \tag{6.26}$$

$$y_i=0,\quad \forall i:p_{isk}<\mu \text{ 或 } \eta_{is}=0 \tag{6.27}$$

$$y_i\in\{0,1\} \tag{6.28}$$

除手术外，医生还需要承担门诊、教学等任务，需要正常的休假，即 $\delta_{sk}=0$ 时，医生 s 在班次 k 不能安排手术任务，如约束(6.26)。由于 δ_{sk} 已知，约束(6.26)可以通过剔除不可用的子问题实现，则需要求解的子问题数量由 $S\times K$ 个减少到 $\sum_{s\in S}\sum_{k\in K}\delta_{sk}$ 个。对于 $\delta_{sk}\neq 0$ 的子问题(s,k)，令 I_{ks} 表示可以在医生 s 班次 k 手术的患者集合，即 $I_{ks}=\{\forall\, p_{isk}\geqslant\mu \text{ 且 } \eta_{is}=1\}$，子问题化简为：

$$\min_{y_i} C_j-\sum_{i\in I_{ks}}y_i\pi\,\mathrm{I}_i-\pi\,\mathrm{II}_{sk}-\sum_{e\in E}\Big(\sum_{i\in I_{ks}}\alpha_{ie}y_i\pi\,\mathrm{III}_{ke}\Big)-\sum_{i\in I_{ks}}y_i\pi\,\mathrm{IV}_{ik} \tag{6.29}$$

s. t.

$$\sum_{i\in I_{ks}}y_iu_i\leqslant T+U \tag{6.30}$$

$$y_i\in\{0,1\} \tag{6.31}$$

其中，$C_j=c^f+c^v\big(\sum_{i\in I}a_{ij}u_i-T\big)^+$，为了化简目标函数中的$(\cdot)^+$项，将子问题按照 $\sum_{i\in I}a_{ij}u_i-T>0$ 和 $\sum_{i\in I}a_{ij}u_i-T\leqslant 0$ 两种情况进行分解，获得如下子问题SP1，SP2。

(1) 子问题 SP1：

$$\min_{y_i} c^f-\sum_{i\in I_{ks}}y_i\pi\,\mathrm{I}_i-\pi\,\mathrm{II}_{sk}-\sum_{e\in E}\Big(\sum_{i\in I_{ks}}\alpha_{ie}y_i\pi\,\mathrm{III}_{ke}\Big)-\sum_{i\in I_{ks}}y_i\pi\,\mathrm{IV}_{ik} \tag{6.32}$$

s. t.

$$\sum_{i\in I_{ks}}y_iu_i\leqslant T \tag{6.33}$$

$$y_i\in\{0,1\}$$

(2) 子问题 SP2：

$$\min_{y_i} c^f-c^vT+\sum_{i\in I_{ks}}(c^vu_i-\pi\,\mathrm{I}_i)y_i-\pi\,\mathrm{II}_{sk}-\sum_{e\in E}\Big(\sum_{i\in I_{ks}}\alpha_{ie}y_i\pi\,\mathrm{III}_{ke}\Big)-\sum_{i\in I_{ks}}y_i\pi\,\mathrm{IV}_{ik} \tag{6.34}$$

s. t.

$$\sum_{i\in I_{ks}}y_iu_i>T \tag{6.35}$$

约束(6.30) ～ 约束(6.31)

在子问题模型 SP1 中，目标函数中 $c^f - \pi II_{sk}$ 为常数，式(6.32)可以转化为 $\max \sum_{i\in J_{ks}} \left(\pi I_i + \sum_{e\in E} \alpha_{ie}\pi III_{ke} + \pi IV_{ik}\right) y_i$。SP1 是典型的背包问题，表示物品 i 的重量为 μ_i，价值为 $\pi I_i + \sum_{e\in E} \alpha_{ie}\pi III_{ke} + \pi IV_{ik}$，将物品放入背包中，满足背包容量不超过 T，最大化放入背包中的物品价值。类似地在子问题模型 SP2 中，式(6.34)中 $c^f - c^v T - \pi II_{sk}$ 项为常数，可以在变形中去掉。暂时忽略约束(6.35)，则子问题 SP2 可以转化为

SP2.1：

$$\sigma_j = \max \sum_{i\in I_{ks}} y_i \left(\sum_{e\in E} \alpha_{ie}\pi III_{ke} + \pi IV_{ik} - c^v u_i + \pi I_i \right) \tag{6.36}$$

s. t.

$$\sum_{i\in I_{ks}} y_i u_i \leqslant T + U$$

$$y_i \in \{0,1\}$$

SP2.1 为背包问题的典型模型。它表示物品 i 的重量为 μ_i，价值为 $\sum_{e\in E} \alpha_{ie}\pi III_{ke} + \pi IV_{ik} - c^v u_i + \pi I_i$，将物品放入背包中，满足背包容量不超过 $T+U$，最大化放入背包中的物品价值。

价格子问题需要寻找具有最小负消减费用的列。然而，在实际运算中，任意具有负消减费用的列都可以提高解的质量，作为最终的备选方案进入列集，我们并不需要寻找最小的负消减费用的列，利用这个性质可以提高算法的运算效率[122]。因此，对于价格子问题，我们可以先使用贪婪启发式算法进行求解背包问题 SP1 和 SP2.1，只要贪婪启发式算法可以找到具有负消减费用的列，且对于 SP2.1 的解满足约束(6.35)，将其放入列池；若贪婪算法无法找到具有负消减费用的列，使用动态规划方法求解子问题，找到具有最小负消减费用的列。下面，我们介绍求解子问题的动态规划方法的设计。

求解价格子问题的动态规划方法设计：由于模型 SP1 为典型的背包问题，可以直接采用 Martello 和 Toth[124] 方法的方法进行求解，这里不再赘述。对于子问题模型 SP2，首先定义动态规划方法的状态和阶段，给定整数 n 表示阶段数，其中 $0 \leqslant n \leqslant |I_{sk}|$；能力 H，其中 $0 \leqslant H \leqslant H_{\max}$，$H_{\max} = T + U$。假定在阶段 n 医生的工作班次的手术能力为 H，则模型 SP2.1 的最优值为

$$f_n(H) = \max\left\{ \sum_{i=1}^{n} b_i y_i \text{ s. t. } \sum_{i=1}^{n} y_i u_i = H \right\}$$

其中，

$$b_i = \sum_{e\in E} \alpha_{ie}\pi III_{ke} + \pi IV_{ik} - c^v u_i + \pi I_i \tag{6.37}$$

状态转移方程的递推式可以为

$$f_n(K)=\begin{cases}\max\{f_{n-1}(H),b_n+f_{n-1}(H-u_n)\}, & u_n\leqslant H\leqslant H_{\max}\\ f_{n-1}(H), & u_n>H\end{cases} \tag{6.38}$$

初始状态可以表示为

$$f_1(H)=\begin{cases}0, & H=0,\cdots,u_1-1\\ b_1, & H=u_1,\cdots,H_{\max}\end{cases} \tag{6.39}$$

模型 SP2.1 的最优解为 $f_n(H^*)$，其中 $H^*=\arg\max\limits_{0\leqslant H\leqslant H_{\max}} f(H)$，时间复杂度为 $O(|J_{sk}|\times H_{\max})$。接下来需要检验 H^* 是否满足约束(6.35)，如果 $H^*-T>0$ 并且 SP2 的目标函数值 $c^f-c^vT-\pi\Pi_{sk}-f_n(H^*)$ 为负数，则将对应的负消减费用的列加入 RMP；否则，没有负消减费用的列，当前解即为最好解。

6.3.4 算法流程及实现

在本节中，我们给出基于列生成的启发式算法(column generation based heuristic algorithm，CGBH algorithm)的算法流程。CGBH 算法分为内外两层循环迭代，内部循环过程为列生成算法，如图 6.1 虚线部分所示；外部循环为分枝策

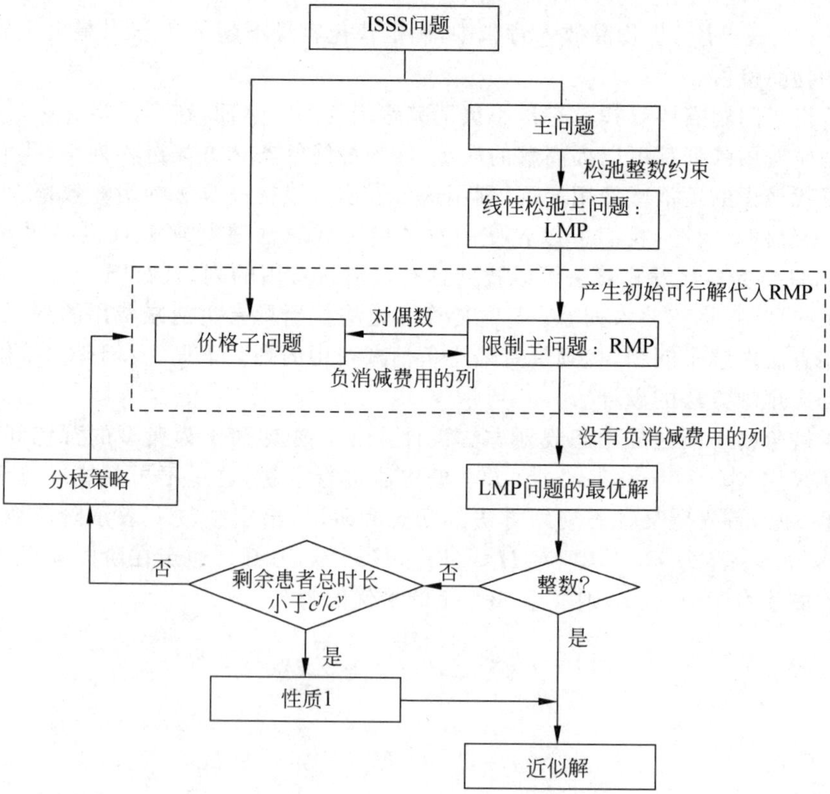

图 6.1 基于列生成的启发式算法流程图

略，用于保证最终解为整数。

在内部循环的列生成算法中，价格子问题为 RMP 问题提供了新的改进列，而 RMP 问题为价格子问题提供了对偶变量值，其中列生成算法设计如下：

步骤 1　产生初始可行的手术计划代入 RMP，初始化列池为空；

步骤 2　求解当前的 RMP 问题；

步骤 3　使用贪婪启发式算法求解子问题，若算法可以产生具有负消减费用的列，将具有负消减费用的列放入列池，跳转至步骤 2；若启发式算法无法产生具有负消减费用的列，使用 6.3.3 节介绍的动态规划方法求解子问题，将产生的具有负消减费用的列放入列池，跳转步骤 2；

步骤 4　若无法再找到具有负消减费用的列，终止列生成算法，当前解即为 RMP 问题的最优解。

基于列生成的启发式算法设计如下：

步骤 1　初始化患者等待队列，队列中包含所有等待手术的患者，初始化最终解集为空；

步骤 2　使用列生成算法求解 RMP 问题，更新列池为对应的决策变量 $\lambda_p>0$ 的列；

步骤 3　在给定的分布下随机产生 L 个样本，并判断测试列池中的列是否满足能力约束 $\sum_{i\in I} x_{isk}d_i^{\omega}\leqslant T+U, \forall s,k,\omega$，若不满足，则删除该列；

步骤 4　使用 6.3.5 节中介绍的分枝策略在列池中选择手术计划，将选择的列放入最终解集中，删除患者等待队列中已安排手术的患者；

步骤 5　循环步骤 2～步骤 4，直至等待队列中剩余患者的总服务时长小于 c^f/c^v；

步骤 6　检验基于性质 6.1，利用加班时间处理剩余的手术任务是否满足能力约束 $\sum_{i\in I} x_{isk}d_i^{\omega}\leqslant T+U, \forall s,k,\omega$，若满足，将患者按照服务时间从大到小的顺序依次放入最终解集当前执行时间最短的计划中进行手术，直至患者等待队列为空，算法终止；否则，循环步骤 2～步骤 4，直至患者等待队列为空，算法终止。

6.3.5　分枝策略的设计

列生成算法只获得了线性松弛问题的最优解，而整数约束很有可能违背，使得列生成算法获得的解并不可行[125]。因此，我们需要设计分枝策略，以保证决策变量为整数的约束满足。若使用分枝定界方法进行分枝，与列生成算法结合，构成分枝定价算法可以获得最优解，但是随着问题规模的增大，该算法将耗费大量的时间在分枝数的搜索过程中。在实际应用中，医院的管理者希望在合理的时间范围内找到质量较好的可行解即可。因此，这里放弃使用分枝定价方法求得最优解，而是开发启发式的分枝策略。策略设计如下：

步骤1 将列池中的列按照λ_j从大到小的顺序排列。如果列池中有两列对应着相同大小的λ_j值，计算患者对手术计划的平均偏好，将偏好值更大的列排在前面。

步骤2 选择列池中第一个列作为一个最终选用的手术计划，删除等待队列中已经安排的患者。

步骤3 遍历列池，若列池中存在这样的列，它所对应的手术计划只处理了没有安排手术的患者，则将该列也作为一个最终选用的手术计划，并更新患者等待队列。

6.4 数值实验及影响因素分析

6.4.1 实验设计

数值实验在Dell Optiplex GX620，Intel（R）Pentium（R）D CPU 2.80GHz 2.00Gb的运行环境下进行。在Visual studio 2008平台下使用计算机语言C#对算法进行编程，并调用优化软件ILOG CPLEX12.0进行数据测试。

假定择期患者的手术时长服从对数正态分布。根据对数正态分布定义可知，首先产生一系列服从正态分布的样本，然后求这些样本的指数值，则获得样本即服从对数正态分布。随机产生正态分布的参数，其中均值在区间{3,5}产生，方差在区间{0.05,0.3}产生[126,137]。在各个已知正态分布下采样样本L个，求其指数值，则获得不同场景下患者的手术时长，大多在20～240min之间波动，取值为整数。一个班次的规定时长为240min，最大加班时长为120min。假定医院一周由10个工作班次组成(周一～周五；上午班8:00～12:00；下午班14:00～16:00)，安排医生在一个班次手术需要支付费用为4，医生的每小时加班费用为1.75。

实验设计主要包含三部分内容：①测试算法的求解性能，使用本章提出的CGBH算法与性质6.2获得的问题下界进行比较；②对于在3h内无法求解的大规模数例，开发算法加速策略，并分析加速策略总参数对算法求解性能的影响；③在患者偏好服从正态分布和均匀分布两种情况下，测试患者偏好满足程度对医院手术调度方案和人员成本的影响。

6.4.2 算法的性能测试

患者的手术时长受身体状况、医生技术水平、天气等多重因素影响，是难以准确预知的，本章根据经验给出了患者手术时长的分布函数，使用样本平均近似方法模拟实际可能发生的情景。

为了测试样本数量参数L的取值大小对算法性能的影响，设定患者数量为20，偏好满足程度下界$\mu=2$，对于每种样本规模L，CGBH算法均独立运行5次取平均值，得到结果如表 6.1 所示。观察可知，随着样本数量 L 的增大，σ/μ 值呈减小的趋势，L 的取值对 CGBH 算法的求解速度影响不大；当样本数量 L 取值为 50 时，σ/μ 小于 1%，也就是说，样本值已经非常接近真实值。在后续的实验中，如无特殊说明，样本数量 L 均取值为 50。

为了进一步测试 CGBH 算法的性能，将 CGBH 算法与 6.2.2 节性质 6.2 获得的问题下界(Lower Bound，LB)进行比较，定义相对偏差值 GAP=(CGBH－LP)/CGBH，评价算法获得解的质量。在每种数据规模下，算法均独立运行 5 次取平均值，实验结果如表 6.2 所示。

表 6.1 不同样本规模对算法的求解性能的影响

样本数量 L	最小目标值	平均目标值 μ	最大目标值	标准差 σ	σ/μ	计算时间/s
5	25.71	26.77	27.91	0.5623	0.020147	37
10	26.22	27.04	27.57	0.4401	0.016275	42
20	26.43	27.00	27.52	0.2965	0.010980	45
50	26.07	27.17	27.65	0.2410	0.008701	43
100	26.59	26.99	27.36	0.0864	0.003201	47
200	26.70	27.14	27.31	0.0853	0.003142	48

表 6.2 CGBH 算法与问题下界的比较

患者数量		CGBH		LB	GAP/%
		目标值	计算时间/s		
3 医生	10	14.2045	31	14.0370	1.18
	20	23.8908	194	23.8457	0.19
	30	36.6427	530	36.4667	0.48
5 医生	40	48.6201	2941	48.5760	0.09
	50	59.2003	6207	59.1737	0.04
	60	68.0284	10779	68.0037	0.03
	70	—	—	79.0239	—

表 6.2 中给出了算法 5 次运行获得的平均目标值、计算时间、下界和算法获得解与下界的偏差情况。从第 5 列可知，CGBH 算法获得的解与问题下界的偏差在 1.2%以内，也就是说，CGBH 算法获得的解与问题真正最优解的距离小于 1.2%，CGBH 算法获得的解的质量较好。从第 3 列可知，随着问题规模的增大，算法的平均计算时间迅速增加；当求解问题规模为(5 医生，60 患者)的问题时，CGBH 算法的平均计算时间接近 3h。对于更大规模的问题，CGBH 算法无法在规定的 3h 内求得最终解。

6.4.3 加速策略的设计

对于大规模实例，CGBH 算法无法在 3h 内求得最终解。为了提高算法处理大规模实例的求解速度，开发启发式的加速策略(speed-up strategy)与CGBH算法相结合，构成SCGBH算法。加速策略设计如下：

加速策略 遍历患者等待队列，找到这样的患者集合G，使得G中患者的总服务时长等于或者接近于(差值小于D)班次的规定工作时长。安排G中患者到满足偏好和可用性约束的医生的工作班次手术，在等待队列中剔除已安排手术的患者。循环上述过程直至无法找到满足条件的患者集合G；然后，运行CGBH算法。

为了测试加速策略中参数D对SCGBH算法求解性能的影响，在区间{1,5}分钟改变D的取值，对问题规模为(3医生，20患者)的算例进行测试，表6.3中给出了SCGBH算法5次运行获得的平均值。为了测试算法获得的最终解的质量，定义相对偏差值GAP=(SCGBH−LP)/SCGBH。从表6.3可知，随着参数D的增大，SCGBH算法的运行时间大幅度减小，算法获得最终解距离下界的偏差值增大；也就是说，参数D在提高算法的求解效率的同时，牺牲了算法的求解质量。

表6.3 差值D对算法性能的影响

差值D	SCGBH		GAP/%
	目标值	计算时间/s	
0	23.8657	141.2	0.08
1	23.8822	111.9	0.15
2	23.9187	75.5	0.31
3	23.9477	65.2	0.43
4	23.9770	34.1	0.55
5	23.9770	36.2	0.55

为了进一步测试加速策略对算法性能的影响，在不同的问题规模下比较CGBH算法和SCGBH算法。表6.4中的值为每种问题规模下，算法5次运行获得

表6.4 加速策略对算法性能的影响(D=5min)

患者数量		目标值/元		计算时间/s		GAP/%		LB
		CGBH	SCGBH	CGBH	SCGBH	CGBH	SCGBH	
3	10	14.2045	14.2091	32.2	30.5	1.18	1.22	14.0370
医	20	23.8908	23.9781	195.8	36.2	0.19	0.55	23.8457
生	30	36.6427	36.9835	528.7	65.3	0.48	1.40	36.4667
5	40	48.6201	49.1295	2932	269.2	0.09	1.12	48.5760
医	50	59.2003	59.6231	6209	186.5	0.04	0.75	59.1737
生	60	68.0284	68.6014	10785	84.5	0.03	0.87	68.0037
7	70	—	85.0892	—	156.9	—	1.28	84.0000
医	80	—	100.5231	—	107.6	—	1.37	99.1420
生	100	—	121.5593	—	135.7	—	1.56	119.6750

注："—"表示算法无法在3h内获得最终解。

的平均值。由第2～5列可知，CGBH算法获得的解的质量优于SCGBH算法；然而，CGBH算法的求解时间明显大于SCGBH算法。随着问题规模的增大，CGBH算法的计算时间成指数增长，甚至无法在规定时间内找到最终解；然而，SCGBH算法的计算时间增长缓慢甚至有所下降。从第6～7列可知，两种方法均能获得距离LB相对偏差GAP小于1.6%的解，也就是说，两种算法获得的最终解距离问题最优解的差距小于1.6%，在实际应用中是可以接受的。鉴于求解速度的优势，SCGBH算法更适合求解大规模的实例。

6.4.4　患者偏好的影响

患者对手术时间和主治医生是存在偏好的，患者能否在期待的日期接受服务，手术是否由患者信任的医生主刀，这些都会影响到病人就医过程中的心理感受，进而影响到医院的口碑和声誉。因此，本章开发了患者偏好驱动的联合调度方法。下面，给出患者偏好的描述方法。

所有医生和班次构成了 $S\times K$ 维的二维表，如图6.2所示。每个患者对医生—班次二维表都存在一个偏好矩阵，使用“1～5”表示患者对（医生 s—班次 k）的偏好程度，其中“5”表示偏好程度最强（最满意），依次递减，“1”表示偏好最弱。

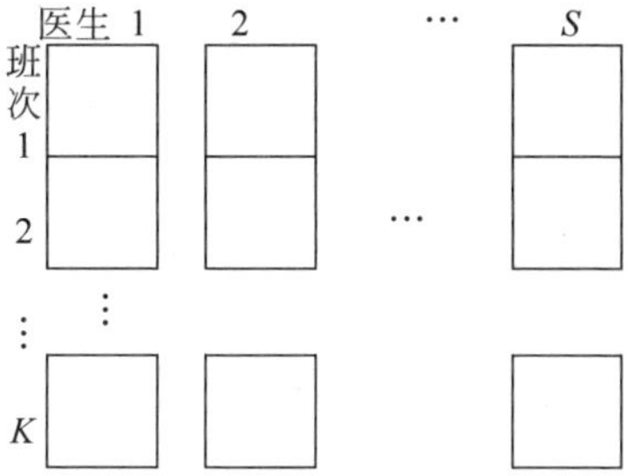

图6.2　医生—班次二维表

使用均匀分布描述分散型的患者偏好，即强调群体对于手术时间和主治医生选择的差异性；正态分布描述集中型的患者偏好，即强调群体选择的相似性，这种分布适用于有专家门诊的医院，多数患者倾向于专家为自己手术的情况。

对于均匀分布，产生 $S\times K$ 个1～5的随机整数，构成一个患者对医生—班次表的偏好矩阵；重复上述操作 N 次，则获得 N 个患者的偏好矩阵，这种情况下患者的医生—班次的偏好服从均匀分布。对于正态分布，产生 $S\times K$ 个1～5的随机数作为正态分布的均值，$S\times K$ 个0～1的随机数作为正态分布的方差，则对应于医生—班次二维表获得了 $S\times K$ 个正态分布函数，每个分布函数对应特定的医生和班次编号 (s,k)，在给定分布下采样 N 个样本，则获得 N 个患者对医生 s—班次 k 的偏好值，这种情况下患者的偏好服从正态分布。

在每种问题规模下，独立运行5组实例取平均值，实验结果如表6.5所示，

表 6.5 中第 1 列表示实例规模，第 2 列表示总手术需求占医院总收治能力的比值。本章面向私立医院展开研究，私立医院由于其费用较高，多数患者仍然选择传统的公立医院，因此，私立医院的手术能力较为充足。实验设计中，令需求与能力的比值在低于 100%的情况下波动。第 3 列表示医院设定的偏好满足下界值。第 4～5 列表示不同偏好分布情况下，算法获得的最终目标值。第 6～7 列分别对应着偏好服从均匀分布和正态分布的情况，定义 GAP1＝[Uniform(μ＝1)－Uniform(μ＝5)]/Uniform(μ＝1)，GAP2＝[Normal(μ＝1)－Normal(μ＝5)]/Normal(μ＝1)。

表 6.5　患者偏好的影响

患者数量	（需求/能力）/%	偏好满足下界 μ	目标值		GAP1/%	GAP2/%
			均匀分布	正态分布		
40	41.1	1	51.2117	51.1832	1.11	1.01
		2	51.5490	51.3102		
		3	51.5587	51.4125		
		4	51.6215	51.4417		
		5	51.7815	51.7043		
60	58.3	1	72.1567	72.1505	1.20	1.16
		2	72.2707	72.1877		
		3	72.5317	72.2567		
		4	72.7832	72.6750		
		5	73.0207	72.9917		
80	80.6	1	94.5030	94.4655	1.70	0.97
		2	94.6495	94.6625		
		3	95.0267	95.1167		
		4	95.9382	95.1325		
		5	96.1167	95.3832		
90	87.2	1	105.6380	105.6370	1.77	1.05
		2	105.9917	105.9907		
		3	106.4342	106.1480		
		4	106.8415	106.3500		
		5	107.5102	106.7417		

由表 6.5 可知，随着偏好满足下界 μ 的增大，医院的医生排班成本增加。在不同问题规模下，将 μ 从 1 提高至 5，医生排班成本最多增加 1.77%；也就是说，我们的方法可以找到有效的医生排班和手术室调度方案，该方案在满足所有患者偏好的情况下，医生排班成本仅小幅增加。从第 6～7 列可知，相对于均匀分布，患者偏好服从正态分布的情况下，联合调度方案的解的鲁棒性更强。

本章旨在开发患者偏好驱动的联合医生排班和手术调度方法。图 6.3 给出了方法获得的一个最终解。从图 6.3 中，可以直观地看出医生需要在哪些班次工作，以及每个班次的手术任务。

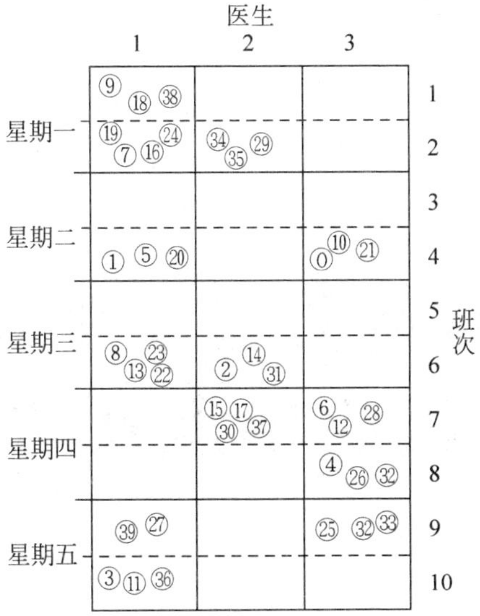

图 6.3 最终解的表达

6.5 本章小结

本章面向私立医院的手术室展开研究，由于私立医院的收费较高，院方为吸引患者前来就诊，更加注重患者的就医感受。因此，本章在考虑患者对手术时间和主治医生偏好的情况下，开发了患者偏好驱动的联合医生排班和手术调度方法。主要工作如下：

(1) 提出了联合医生排班和手术调度问题的随机规划模型；

(2) 通过理论推导获得了联合医生排班和手术调度问题的目标值下界；

(3) 开发了基于列生成的启发式算法，算法可以在规定时间(3h)内获得较高质量的解(距离最优解偏差小于2%)；

(4) 实验分析了均匀分布和正态分布下，患者偏好对医生排班成本的影响。

第7章

考虑超时风险控制的手术排程问题的模型及方法

手术室是患者接受救治的场所，是医院最重要的资源，其具有三个特点：第一，手术设备成本高，及人力资本的成本也非常高[10]；第二，手术室是医院最重要的收入来源，据统计，手术室收入约占整个医院总收入的60%以上[1]；第三，手术室与上下游部门联系紧密，会影响到医技、病房、ICU等部门的日常运转[23]。因此，手术室资源的合理利用至关重要。但患者手术时长的不确定性增加了手术排程的难度。一方面，当预期的手术时长大于实际的手术时长时，手术室的利用率低，部分患者迟迟安排不上手术，是对手术室资源的浪费；另一方面，预期的手术时长低于实际的服务时长时，手术超时造成医生需要通过加班时间完成手术任务，院方需要支付给医生高昂的加班费用，而这些费用也间接的转移至患者身上，增加了医生的工作压力，部分严重的情况可能导致医生疲劳操作增加手术的风险，对院方、医生、患者三方均造成不利影响。因此，如何合理的预测患者的手术时长，在保证患者如期诊治的情况，尽量避免手术超时现象的产生，是院方、医生及患者共同关注的问题，是具有重要意义的。

本章针对手术调度问题提出了一个称谓——风险规避指数的决策准则，用以评估手术超时的风险，该指标函数具有凸性等优良的理论特性，既考虑了手术超时概率，又考虑了手术超时的时长。在历史数据较为充足、患者服务时长分布可知的情况下，利用基于采样平均近似的随机规划方法进行建模求解。为了提高计算效率，提出了一种精确算法进行求解，理论证明了算法的收敛性。针对历史数据有限、患者服务时长难以准确预测的情况下，建立了分布鲁棒优化方法进行建模求解。计算实验说明了这种方法在求解效率和部分性能指标上的优越性。

7.1 手术调度问题的一般模型

下面分别介绍问题描述和手术调度问题的一般模型,最小化期望超时长模型和手术调度问题的最大化准时完成概率模型(等价于最小化超时完成概率)。

7.1.1 问题描述

假定一个调度周期包含 p 个手术日(时段),等待手术的患者集合为 I。在调度阶段,患者的手术时长 $\tilde{\boldsymbol{d}}=(\tilde{d}_i)_{i\in I}$ 是随机的并属于分布集合 P。患者 i 的入院日是 a_i,根据患者的病情严重程度,院方给定患者入院的最长等待时间是 τ_i,也就是说患者在日期 $a_i+\tau_i$ 前必须被安排手术。

(1) 参数定义如下:

I:择期手术患者集合,其中 $i\in\{1,2,\cdots,n\}$;

R:手术室集合,其中 $r\in\{1,2,\cdots,m\}$;

T:调度周期内的可用时段或者日期的集合,其中 $t\in\{1,2,\cdots,q\}$;

a_i:患者 i 的入院日,$i<0$ 表示患者在调度日之前入院,$i=0$ 表示患者在调度日入院。

τ_i:患者 i 的最长等待时长,因此患者在日期 $a_i+\tau_i$ 前必须安排手术;

h:单位时段/日期的手术室开放时长;

$\tilde{d}_i$:随机变量,表示患者 i 的服务时长;

$\mu_i,\bar{d}_i,\underline{d}_i$:分别表示 $\tilde{d}_i$ 的均值,上界及下界。

(2) 决策变量定义如下:

x_{irt}:0-1 变量,$x_{irt}=1$ 表示手术 i 被分配到手术室 r 的 t 时段进行,否则 $x_{irt}=0$。

根据模型要求,每个患者都在 a_i 到 $a_i+\tau_i$ 之间被安排手术,决策患者的手术日期及手术地点,则有决策变量满足约束:

$$\sum_{r\in R}\sum_{t=a_i}^{a_i+\tau_i} x_{irt}=1,\quad \forall i\in I \tag{7.1}$$

$$x_{irt}\in\{0,1\},\quad \forall i\in I, r\in R, t\in T \tag{7.2}$$

也就是说,可行的调度方案 $\boldsymbol{X}$ 可以表示为:

$$\boldsymbol{X}=\{\boldsymbol{x}\mid(4.1),(4.2)\}$$

其中 $\boldsymbol{x}=(x_{irt})_{i\in I,r\in R,t\in T}$ 表示决策变量。给定 $\boldsymbol{x}$,手术室 $r\in R$ 在日期 $t\in T$ 的使用时长为 $\sum_{i\in I}x_{irt}\tilde{d}_i$。若手术超时被定义成关于决策变量 $\boldsymbol{x}$ 的函数,表示手术室使用时长超过其规定开放时间 h 的程度,则它可以表示为 $(\tilde{\xi}_{rt}(\boldsymbol{x}))^+$,其中

$\tilde{\xi}_{rt}(\boldsymbol{x})=\sum_{i\in I}x_{irt}\tilde{d}_i-h$。

手术超时增加了医院的人力资本，降低了医生的满意度且可能导致手术取消现象发生。因此，我们希望通过有效的手术排程控制手术超时现象的发生。出于这个目的，定义与手术超时函数 $\tilde{\boldsymbol{\xi}}(\boldsymbol{x})=(\tilde{\xi}_{rt}(\boldsymbol{x}))_{r\in R,t\in T}$ 相关的决策准则 $f(\tilde{\boldsymbol{\xi}}(\boldsymbol{x}))$: $R^{m\times q}\to\mathbb{R}$，将其由多维空间映射到实数空间，则手术调度问题的一般模型可以表示为

$$\underset{\boldsymbol{x}\in\boldsymbol{X}}{\text{optimize}}\ f(\tilde{\boldsymbol{\xi}}(\boldsymbol{x})) \tag{7.3}$$

下面我们将详细介绍两种常见的决策准则及其模型处理方法。

7.1.2 最小化期望超时模型

针对控制手术超时现象，一种显而易见的决策准则是最小化期望手术超时时长。手术超时时长可以表示为

$$f_E(\tilde{\boldsymbol{\xi}}(\boldsymbol{x}))=\mathbb{E}\left(\sum_{rt}(\tilde{\xi}_{rt}(\boldsymbol{x}))^+\right) \tag{7.4}$$

最小化期望手术超时时间，则期望模型(E)可以建模为

$$(E)\quad \min_{\boldsymbol{x}\in\boldsymbol{X}} f_E(\tilde{\boldsymbol{\xi}}(\boldsymbol{x})) \tag{7.5}$$

在此，$(\tilde{\xi}_{rt}(\boldsymbol{x}))^+=\left(\sum_{i\in I}x_{irt}\tilde{d}_i-h\right)^+$ 表示超时时长；如果 $\sum_{i\in I}x_{irt}\tilde{d}_i-h\leqslant 0$，代表手术任务在规定时间内完成，则 $\sum_{i\in I}x_{irt}\tilde{d}_i-h=0$；若未能在规定时间内完成，出现超时现象，则 $\sum_{i\in I}x_{irt}\tilde{d}_i-h>0$，有 $\left(\sum_{i\in I}x_{irt}\tilde{d}_i-h\right)^+=\sum_{i\in I}x_{irt}\tilde{d}_i-h$。这里的决策变量为手术调度方案 $\boldsymbol{x}$，只有当不确定服务时间 $\tilde{d}_i$ 实现以后，才可观测到超时时长，同时产生相应的 $\mathbb{E}\left(\sum_{rt}(\tilde{\xi}_{rt}(\boldsymbol{x}))^+\right)$。基于该准则的模型为#P-难问题[42]。

为了求解最小化期望手术时长模型，通常使用采样平均近似方法(sample average approaximation，SAA)利用样本值近似目标函数值[27]。假定样本集合为 Ω，样本 $\omega\in\Omega$ 表示所有患者服务时间的一种可能的取值 $d_1^\omega,d_2^\omega,\cdots,d_n^\omega$。引入辅助决策变量 β_{rt}^ω 表示在样本 $\omega\in\Omega$ 中，手术室 $r\in R$ 在工作日 $t\in T$ 的超时时间，则基于样本平均近似法的期望模型(ES)可以表示为

$$
\begin{aligned}
(\text{ES})\quad & \min\sum_{r\in R}\sum_{t\in T}\sum_{\omega\in\Omega}\frac{\beta_{rt}^\omega}{|\Omega|}\\
& \text{s.t.}\\
& \quad \beta_{rt}^\omega\geqslant 0,\quad \forall r\in R,t\in T,\omega\in\Omega\\
& \quad \beta_{rt}^\omega\geqslant\sum_{i\in I}x_{irt}d_i^\omega-h,\quad \forall r\in R,t\in T,\omega\in\Omega\\
& \quad \boldsymbol{x}\in\boldsymbol{X}
\end{aligned}
$$

在实际中，患者服务时长的分布函数$\mathbb{P}$往往难以准确预测。因此，我们采用基于历史数据的经验分布作为样本输入进行计算。

7.1.3　最大化准时完成概率模型

另一种常见的决策准则是最大化准时完成概率（相当于最小化超时概率）。准时完成概率可以表示为

$$f_P(\tilde{\boldsymbol{\xi}}(\boldsymbol{x}))=\mathbb{P}(\tilde{\xi}_{rt}(\boldsymbol{x})\leqslant 0,\forall r\in R,t\in T) \tag{7.6}$$

考虑最大化准时完成概率的手术调度模型(P)可以表示为

$$(P)\quad \max_{\boldsymbol{x}\in\boldsymbol{X}} f_P(\tilde{\boldsymbol{\xi}}(\boldsymbol{x})) \tag{7.7}$$

由于针对给定$\boldsymbol{x}$的上述问题是NP-难的，因此，基于该准则的优化问题属于NP-难问题[86]。我们仍然采用样本平均近似法求解该问题。假定样本集合为Ω，针对每一个样本$\omega\in\Omega$，引入辅助0-1决策变量I^{ω}表示是否发生手术超时现象，当$I^{\omega}=1$时表示在场景ω下手术排程方案准时完成，否则$I^{\omega}=0$，即有手术超时发生。则基于样本平均近似法的最大化准时完成概率模型(PS)可以表示为

$$
\begin{aligned}
(\mathrm{PS})\quad & \max \frac{\sum_{\omega\in\Omega} I_{\omega}}{|\Omega|} \\
& \text{s.t.} \\
& \sum_{i\in I} x_{irt} d_i^{\omega} \leqslant h+(1-I_{\omega})M,\quad \forall r\in R,t\in T,\omega\in\Omega \\
& I_{\omega}\in\{0,1\},\quad \forall \omega\in\Omega \\
& \boldsymbol{x}\in\boldsymbol{X}
\end{aligned}
$$

其中，M为大数。观察可知，基于样本平均近似法，期望模型(P)和概率模型(E)均可以转化为混合整数线性规划模型，可以直接利用优化软件CPLEX进行求解。

7.2　最大化风险规避指数的手术调度模型

7.2.1　风险规避指数的定义与性质

在医疗运作环境中，决策者为了确保患者的安全，通常倾向于规避风险。研究表明，不同的决策者对于策略选择的风险偏好程度具有差异[138]。患者的手术时间是随机变量，在不同的决策者眼中，它所等价的服务时长是存在差异的。例如，在风险规避型决策者眼里，平均服务时长为1h的手术所等价的服务时间将大于1h。为了定量地描述被不同风险规避程度决策者眼中的服务时长，我们引入确定性等价概念[139-140]。

定义 7.1 患者手术时间 $\tilde{d}$ 为随机变量，其均值为 μ，上界为 $\bar{d}$，令参数 $\alpha>0$ 表示手术室管理者的风险规避程度，则在风险规避程度 α 下患者服务时间的确定性等价(certainty equivalent，CE)为

$$\vartheta_\alpha(\tilde{d})=u_\alpha^{-1}(\mathbb{E}(u_\alpha(\tilde{d}))) \tag{7.8}$$

其中，$u_\alpha(\cdot)$是单调递增的凸效用函数，$u_\alpha^{-1}(\cdot)$表示 $u_\alpha(\cdot)$的逆，也就是说 $\vartheta_\alpha(\tilde{d})$是随着 $\alpha>0$ 单调递增的，$\lim\limits_{\alpha\to 0}\vartheta_\alpha(\tilde{d})=\mu$ 且 $\lim\limits_{\alpha\to+\infty}\vartheta_\alpha(\tilde{d})=\bar{d}$。

在定义当中，确定性等价 $\vartheta_\alpha(\tilde{d})$ 表示在风险规避程度 $\alpha>0$ 情况下，手术室管理者认为 $\tilde{d}$ 所等价的手术服务时长。为了描述风险规避行为，期望效用函数需选用单调递增的凸函数[139]。当 $\alpha\to 0$ 时，手术室管理者相当于是风险中立的，患者手术时间被认为等于其均值，也就是说 $\lim\limits_{\alpha\to 0}\vartheta_\alpha(\tilde{d})=\mu$。随着 α 的增加，手术室管理者的保守性增加，被认为的服务时间加长。当风险规避程度达到最大时，被认为的患者手术时长相当于其上界，也就是说，$\lim\limits_{\alpha\to+\infty}\vartheta_\alpha(\tilde{d})=\bar{d}$。

定义 7.2(基于指数效用函数的确定性等价) 患者手术时间 $\tilde{d}$ 为随机变量，在风险规避程度 α 下，考虑指数效用函数 $u_\alpha(\tilde{d})=e^{\alpha\tilde{d}}$，则患者服务时间的确定性等价为

$$\rho_\alpha(\tilde{d})=\frac{1}{\alpha}\log\mathbb{E}(e^{\alpha\tilde{d}}) \tag{7.9}$$

性质 7.1 基于指数效用函数的确定性等价 $\rho_\alpha(\tilde{d})$具有如下性质：

(1) 单调性：$\rho_\alpha(\tilde{d})$是关于 $\alpha>0$ 严格单调递增函数；

(2) 界限：$\lim\limits_{\alpha\to 0}\rho_\alpha(\tilde{d})=\mu$ 且 $\lim\limits_{\alpha\to+\infty}\rho_\alpha(\tilde{d})=\bar{d}$；

(3) 可加性：若手术时间 $\tilde{d}_1,\tilde{d}_2,\cdots,\tilde{d}_n$ 相互独立，则有 $\rho_\alpha(\sum\limits_{i=1}^{n}\tilde{d}_i)=\sum\limits_{i=1}^{n}\rho_\alpha(\tilde{d}_i)$。

由性质 7.1 可知，基于指数效用函数的确定性等价具有可加性，也就是说几个患者手术服务时间之和的确定性等价等于他们的确定性等价之和。在本章的后续研究中，均考虑指数效用函数情况，主要原因是：①指数函数能够较好刻画出耐心随着超时时间加长而消减的情况[130]；③基于指数效用的确定性等价满足性质 7.1，能够刻画出手术室管理者风险规避的程度；③与其他效用函数不同，指数效用函数具有可加性，使得手术调度模型更易于求解。

在手术调度过程中，手术室管理者期待所有的手术任务都能在规定时间内准时完成，也就是说，在考虑风险规避程度 α 下，分配到一个手术室的手术任务时长的确定性等价 $\rho_\alpha(\tilde{d})$不超过其规定的开放时间 h。由于 α 越大对应的风险规避程度越大，对应的超时风险越大，文章提出在最大化风险规避程度 α 的情况下，优化院方的手术排程。基于上述讨论，我们在经济学中风险指数定义[131]的基础上，提出将手术室超时现象的风险规避指数作为决策准则，该指数定义如下：

定义 7.3 风险规避指数(maximized risk aversion level,MRAL)定义为

$$f_R(\tilde{\boldsymbol{\xi}}(\boldsymbol{x}))=\sup\{\alpha>0 \mid \rho_\alpha(\tilde{\xi}_{rt}(\boldsymbol{x}))\leqslant 0,\forall r\in R,t\in T\} \tag{7.10}$$

其中,由于性质 7.1 中(3)的可加性,约束 $\rho_\alpha(\tilde{\xi}_{rt}(\boldsymbol{x}))\leqslant 0$ 等价于 $\rho_\alpha\left(\sum_{i\in I} x_{irt}\tilde{d}_i\right)\leqslant h$,从而确保了针对任意 $r\in R,t\in T$,手术任务时长的确定性等价均不超过手术室规定开放时长 h。在这个约束限制下,最大化 α,也就是最大化手术室超时风险的规避能力,α 不再是参数,而是决策变量。定义中使用"sup"而非"max"是因为 α 的可行域是左开区间$(0,+\infty)$。前面已经阐述过,α 越大,其对应的确定性等价 $\rho_\alpha(\tilde{\xi}_{r,t}(\boldsymbol{x}))$也会越大,因此可以抵御更多的不确定性对调度方案的影响。

定理 7.1 给定调度方案 $\boldsymbol{x}$ 及其对应的最优值 α^*,则对于任意 $r\in R,t\in T$,$\theta\geqslant 0$,有

(1) 期望超时概率上界:

$$\mathbb{P}(\tilde{\xi}_{rt}(\boldsymbol{x})\geqslant\theta)\leqslant \mathrm{e}^{-\alpha^*\theta}。$$

(2) 期望超时时长上界:

$$\mathbb{E}((\tilde{\xi}_{rt}(\boldsymbol{x})-\theta)^+)\leqslant\frac{\mathrm{e}^{-\alpha^*\theta-1}}{\alpha^*}。$$

其中,α^* 表示 α 的最优值,$\mathbb{P}(\cdot)$表示一个随机事件发生的概率。针对任意超时时长 θ,定理 7.1 给出了超时现象发生的概率及期望的上界。

在这个定理中,所给出的上界是针对时间预算加上任意一个正实数。本章不是第一个给出上界的,类似的研究可见针对车辆路径问题的研究[143]。值得注意的是,定理 7.1 不再是根据针对单一的时间预算给出超时概率,而是针对任意超时现象,给定相对超时时间的概率和期望超时时长的一系列上界,实现了对任意超时概率和超时时长的同步控制。

7.2.2 最大化风险规避指数模型

在考虑风险规避指数的情况下,最大化风险规避指数模型可以建模为

$$\sup_{\boldsymbol{x}\in\boldsymbol{X}} f_R(\tilde{\boldsymbol{\xi}}(\boldsymbol{x})) \tag{7.11}$$

也可以改写成下面的模型(R)表达方式:

$$\begin{aligned}
(R)\quad & \sup\ \alpha \\
& \text{s.t.} \\
& \qquad \rho_\alpha(\tilde{\xi}_{rt}(\boldsymbol{x}))\leqslant 0,\quad \forall r\in R,t\in T \\
& \qquad \alpha>0 \\
& \qquad \sum_{r\in R}\sum_{t=a_i}^{a_i+\tau_i} x_{irt}=1,\quad \forall i\in I \\
& \qquad x_{irt}\in\{0,1\},\quad \forall i\in I,r\in R,t\in T
\end{aligned}$$

在考虑手术服务时间是相互独立的情况下，第一个约束可以进行如下转化：

性质 7.2 R 模型中第一个约束条件等价于

$$\sum_{i\in I}\rho_\alpha(\tilde{d}_i)x_{irt}\leqslant h,\quad \forall r\in R,t\in T \tag{7.12}$$

为了排除超时风险高的手术排程方案，医院管理者希望对于手术超时设定上界，由此可给出如下的性质。

性质 7.3 对于任意给定手术排程调度方案 $\hat{\boldsymbol{x}}$，如果对于任意手术室 $r\in R$ 的任意时段 $t\in T$，方案 $\hat{\boldsymbol{x}}$ 的期望服务时长 $\sum\limits_{i\in I}\mu_i\hat{x}_{irt}$ 超过手术室规定开放时间 h，则该解不可行。

证明 由性质 7.1 可知，对于 $\alpha\in[0,+\infty)$，有 $\rho_\alpha(\tilde{d}_i)\in[\mu_i,\tilde{d}_i]$。

如果 $\exists r\in R,t\in T$：$\sum\limits_{i\in I}\mu_i\hat{x}_{irt}>h$，则其对应的调度方案 $\hat{\boldsymbol{x}}$ 不可行。

如果手术排程方案不可行，医院管理者可以将部分手术任务推迟到下一个调度周期手术。接下来说明问题的复杂度，由此给出如下的定理。

定理 7.2 问题 R 是 NP-完全的。

证明 Garey 和 Johnson[144] 证明了背包问题是 NP-完全问题，接下来我们将证明本章中问题 R 可以简化为背包问题。

背包问题可以表达为：给定物品集 $I=\{1,2,\cdots,|I|\}$ 和背包集 $R=\{1,2,\cdots,|R|\}$。每个背包的容量均为 B，商品 $i\in I$ 的大小为 s_i。令 $x_{ir}=1$ 表示商品 $i\in I$ 被放入背包 $r\in R$ 中，否则 $x_{ir}=0$。问题是在确保物品体积不超过背包容量 B 的情况下，能否将所有物品都放入背包中。也就是说，是否存在方案 $(x_{ir})_{i\in I,r\in R}\in\{0,1\}^{|I|\times|R|}$ 使得下列约束条件：

$$\sum_{i\in I}s_ix_{ir}\leqslant B,\quad \forall r\in R$$

$$\sum_{r\in R}x_{ir}=1,\quad \forall i\in I$$

成立。

考虑问题 R 的一个实例，令 $t\in T=\{0\}$ 且对于任意 $i\in I$，$a_i=\tau_i=0$，则决策变量 x_{irt} 中的下标 t 可以去除。因此，实例可转化为

$$\begin{aligned}
&\sup\ \alpha\\
&\text{s.t.}\ \rho_\alpha\Big(\sum_{i\in I}x_{ir}\tilde{d}_i\Big)\leqslant h,\quad \forall r\in R \qquad (7.13)\\
&\qquad \alpha>0\\
&\qquad \sum_{r\in R}x_{ir}=1,\quad \forall i\in I\\
&\qquad x_{ir}\in\{0,1\},\quad \forall i\in I,r\in R
\end{aligned}$$

对应于约束(7.13)的分离问题(separation problem)与问题 R 具有相同的计算复杂度[134]。其分离问题是否存在调度方案 $(x_{ir})_{i\in I,r\in R}\in\{0,1\}^{|I|\times|R|}$ 且 $\alpha>0$ 使

得下面的约束：

$$\rho_\alpha\left(\sum_{i\in I} x_{ir}\tilde{d}_i\right) \leqslant h, \quad \forall r \in R \Leftrightarrow \sum_{i\in I}\rho_\alpha(\tilde{d}_i)x_{ir} \leqslant h, \quad \forall r \in R \tag{7.14}$$

$$\sum_{r\in R} x_{ir} = 1, \quad \forall i \in I$$

成立？

为了使得约束(7.14)尽可能成立，根据性质7.1中确定性等价的单调性，令$\alpha\to 0$，则约束(7.14)等价于

$$\sum_{i\in I}\mu_i x_{ir} \leqslant h, \quad \forall r \in R$$

其中，μ_i表示随机变量$\tilde{d}_i$的均值。

因此，R实例的分离问题被化简为一个背包问题，其中，μ_i和h分别对应于s_i和B。故，问题R是NP-完全的，证明完毕。

从计算角度来看，NP-完全的问题是难以快速得到最优解的。但对于模型的不确定集合部分，引入手术超时风险规避指数，尽管问题本身是非线性的，但是从这个角度出发模型是容易求解的，详见7.2.3节。下面将介绍手术时长的确定性等价的计算方法。

7.2.3　确定性等价的计算方法

接下来讨论如何在给定参数α的情况下计算随机手术时长$\tilde{d}$的确定性等价$\rho_\alpha(\tilde{d})$。其中，随机手术时长可通过分布函数的形式或历史数据集合的形式给定。

如果手术服务时长的分布函数是已知的，确定性等价可以通过矩生成函数的方法来计算。对于随机变量$\tilde{d}$，其矩生成函数被定义为$\mathbb{E}(e^{\alpha\tilde{d}})$。对于具有一些经典的分布类型的随机变量$\tilde{d}$，其矩生成函数详见相关文献[146]。

命题7.1　对于均值为μ标准差为σ的正态分布随机变量$\tilde{d}$，其确定性等价为

$$\rho_\alpha(\tilde{d}) = \mu + \frac{\alpha}{2}\sigma^2$$

证明　对于均值为μ标准差为σ的正态分布随机变量$\tilde{d}$，从由文献[146]可知其矩生成函数为$\mathbb{E}(e^{\alpha\tilde{d}}) = e^{\mu\alpha+\frac{\alpha^2}{2}\sigma^2}$，因此可得$\rho_\alpha(\tilde{d}) = \frac{1}{\alpha}\log\mathbb{E}(e^{\alpha\tilde{d}}) = \frac{1}{\alpha}\log e^{\mu\alpha+\frac{\alpha^2}{2}\sigma^2} = \mu + \frac{\alpha}{2}\sigma^2$。

对于随机变量$\tilde{d}$，如果只能得到一系列患者服务时长的历史数据$(d^\omega)_{\omega=\Omega}$，且很难找到某种特定分布能与历史数据相匹配，则可以简单地将该分布视为离散的分布，其确定性等价可以计算为

$$\rho_\alpha(\tilde{d}) = \frac{1}{\alpha}\log\frac{1}{|\Omega|}\sum_{\omega\in\Omega} e^{d^\omega\alpha} \tag{7.15}$$

在第二种情况中，如果历史数据是稀缺的，无法获取大量的历史数据信息以构

成经验分布的样本，只能根据经验或相关数据获得随机变量 $\tilde{d}$ 的部分描述性信息，如均值 μ 和支撑集 $[\underline{d},\bar{d}]$，也就是说，随机变量 $\tilde{d}$ 属于下列模糊集合：

$$\mathbb{F}=\{\mathbb{P}\mid \mathbb{E}_{\mathbb{P}}(\tilde{d})=\mu,\mathbb{P}([\underline{d},\bar{d}])=1\}$$

根据文献[147]，患者服务时间的确定性等价(CE)可以通过以下公式进行计算求解。

$$\rho_{\alpha}(\tilde{d})=\frac{1}{\alpha}\log\sup_{\mathbb{P}\in\mathbb{F}}\mathbb{E}_{\mathbb{P}}(\mathrm{e}^{\alpha\tilde{d}})=\frac{1}{\alpha}\log\left(\frac{\bar{d}-\mu}{\bar{d}-\underline{d}}\mathrm{e}^{\alpha\underline{d}}+\frac{\mu-\underline{d}}{\bar{d}-\underline{d}}\mathrm{e}^{\alpha\bar{d}}\right) \tag{7.16}$$

为了便于阐述，我们将使用基于经验分布公式(7.15)计算 $\rho_{\alpha}(\tilde{d}_i)$ 的问题表示为 RS；将在有限历史数据情况下，基于公式(7.16)计算 $\rho_{\alpha}(\tilde{d}_i)$ 的问题表示为 RR。

7.3 手术调度问题的两阶段分解算法

本节提出了求解手术调度问题 R 的精确算法。为了求解方便，可以将手术调度问题 R 视为两阶段问题进行求解，在 7.3.1 节中提出了一种精确的分解方法来求解该问题，在 7.3.2 节中探讨了算法的收敛性和正确性。

7.3.1 两阶段分解算法设计

根据手术调度问题 R 的结构，将问题分解为主问题和子问题两阶段分别进行求解。第一阶段问题是搜寻一个极大的 α，同时要保证对应着风险规避程度 α 的手术室管理者能找到一种可行的手术调度方案，使得其手术任务时长的确定性等价小于等于时间预算(手术室规定开放时长 h)。那么，第一阶段问题可以建模为

$$\begin{aligned}&\sup\ \alpha\\ &\text{s.t. } g(\alpha)\leqslant h\\ &\alpha>0\end{aligned}$$

其中，$g(\alpha)$表示针对所有手术室的开放日期(时段)，服务时长的确定性等价的最大值。对于任意给定的 $\alpha>0$，第二阶段子问题旨在找到最优的手术排程方案 $\boldsymbol{x}$，使其服务时长的确定性等价最小。将第二阶段目标值表示为 $g(\alpha)$，则第二阶段子问题可建模为

$$\begin{aligned}g(\alpha)=&\min\ \eta\\ \text{s.t. }&\eta\geqslant\sum_{i\in I}\rho_{\alpha}(\tilde{d}_i)x_{irt},\quad \forall r\in R,t\in T\\ &\sum_{r\in R}\sum_{t=a_i}^{a_i+\tau_i}x_{irt}=1,\quad \forall i\in I\\ &x_{irt}\in\{0,1\},\quad \forall i\in I,r\in R,t\in T\end{aligned}$$

在最小化问题中，$\eta=\max\limits_{r\in R,t\in T}\sum_{i\in I}\rho_{\alpha}(\tilde{d}_i)x_{irt}$。

下面阐述求解第一阶段主问题的方法。尽管第一阶段问题是非线性优化问题，由于其为单决策变量的优化问题，在计算上较为容易求解。并且，约束函数 $g(\alpha)$ 具有如下的单调性。

性质 7.4　函数 $g(\alpha)$ 随着 $\alpha>0$ 单调递增。

根据性质 7.4，$\alpha>0$ 取值越大，约束 $g(\alpha)\leqslant h$ 越不容易满足。因此，一种显而易见的方法是以 $\alpha\downarrow 0$ 为起点，逐渐增大 α 取值直至约束条件 $g(\alpha)\leqslant h$ 难以满足为止。在 α 增大的过程中，针对每个 α 取值，通过求解第二阶段子问题获得 $g(\alpha)$ 的值。观察可知，第二阶段子问题为确定的整数规划问题，可以使用优化软件 CPLEX 进行求解。因此，求解不确定环境下的手术调度问题 R 相当于求解一系列确定的子问题。在 7.4 节中展示了两阶段算法在求解效率上的优势。具体地，两阶段算法详述如下：

算法 7.1　两阶段算法 HC

(1) 初始化：

步骤 1　初始化风险规避指数 α，令 $\alpha^{(1)}\downarrow 0$ 也就是 $\rho_{\alpha^{(1)}}(\tilde{d}_i)=\mu_i$。令迭代数 $k:=1$。

(2) 求解第二阶段子问题：

步骤 2　令 $\alpha:=\alpha^{(k)}$，求解子问题，并将最优解表示为 $(\boldsymbol{x}^{(k)},\eta^{(k)})$。

步骤 3　如果 $\eta^{(k)}=h$，找到原问题 R 的最优解 $(\boldsymbol{x}^{(k)},\alpha^{(k)})$，算法停止。

(3) 增加风险规避指数：

步骤 4　找到更大的 α 取值

$$\alpha^{(k+1)}:=\max\left\{\alpha>0\,\middle|\,\sum_{i\in I}\rho_\alpha(\tilde{d}_i)x_{irt}^{(k)}\leqslant h,\forall i\in I,r\in R\right\}。$$

步骤 5　令 $k:=k+1$，并跳转至步骤 2。

对于步骤 3，在实际操作过程中，不可避免地存在数值误差，因此，可令 $h-\varepsilon\leqslant\eta^{(k)}\leqslant h$ 替换约束 $\eta^{(k)}=h$，其中 $\varepsilon>0$ 表示一个非常小的正数，也就是可接受的误差区间。

7.3.2　正确性和收敛性

算法 HC 需要满足下列假设条件：

假设 7.1　存在手术排程方案 $\boldsymbol{x}$，当随机变量 $\tilde{d}$ 取值为均值 μ 的时候，任意手术室的可用时段均无手术超时现象发生，即 $\sum_{i\in I}\mu_i x_{irt}\leqslant h,\forall r\in R,t\in T$。

假设 7.2　即便是最优的手术排程方案 $\boldsymbol{x}$，也无法彻底消除手术超时现象，也就是说，$\exists r\in R,t\in T$：$\mathbb{P}\left(\sum_{i\in I}\tilde{d}_i x_{irt}>h\right)>0$，或表示为 $\exists r\in R,t\in T$：$\sum_{i\in I}\bar{d}_i x_{irt}>h$。

如果假设 7.1 不满足，则出现手术室过载的现象。在手术排程阶段，手术室管理者可以事先预见手术超时现象的发生，因此，可以选择将部分手术任务推迟到下一个调度周期进行。如果假设条件 7.2 不满足，则手术室资源没有得到充分的利用，手术室管理者可以选择关闭部分手术室以减少手术室运作成本。

下面说明算法 HC 的收敛性及正确性。

定理 7.3 算法 HC 可以在有限步骤内找到最优解。

证明 首先，证明步骤 4 中永远存在 $\alpha^{(k+1)}$，满足 $\alpha^{(k+1)}>\alpha^{(k)}$。

当 $k=1$，根据假设 7.1，若 $\rho_{\alpha^{(1)}}(\tilde{d}_i)=\mu_i, \forall i\in I$，有 $\eta^{(1)}\leqslant h$。只需要考虑 $\eta^{(1)}<h$ 情况，否则算法 HC 在步骤 3 终止。根据假设 7.2 及 $\max\limits_{r\in R,t\in T}\sum\limits_{i\in I}\bar{d}_i x_{irt}^{(1)}>h$，其中 $\bar{d}_i=\lim\limits_{\alpha\to+\infty}\rho_\alpha(\tilde{d}_i)$，又由于 $\rho_\alpha(\tilde{d}_i)$ 是随着 $\alpha>0$ 连续且单调递增的（性质 7.1），因此，存在 $\alpha^{(2)}>\alpha^{(1)}$ 满足 $\max\limits_{r\in R,t\in T}\sum\limits_{i\in I}\rho_{\alpha^{(2)}}(\tilde{d}_i)x_{irt}^{(1)}=h$。当 $k\geqslant 2$ 时，由算法 HC 步骤 4 可知 $\max\limits_{r\in R,t\in T}\sum\limits_{i\in I}\rho_{\alpha^{(k)}}(\tilde{d}_i)x_{irt}^{(k-1)}=h$。给定参数值 $\alpha:=\alpha^{(k)}$，并令 $(\boldsymbol{x}^{(k-1)},\eta^{(k-1)})$ 表示第二阶段子问题的可行解，且由于问题是最小化问题，则最优解 $(\boldsymbol{x}^{(k)},\eta^{(k)})$ 满足 $\eta^{(k)}\leqslant\eta^{(k-1)}=h$。当 $\eta^{(k)}=h$ 时，算法终止，否则 $\eta^{(k)}<h$，算法跳转到步骤 5 继续运行。由于 $\eta^{(k)}<h$，利用类似证明思路可证明，存在 $\alpha^{(k+1)}>\alpha^{(k)}$，满足 $\max\limits_{r\in R,t\in T}\sum\limits_{i\in I}\rho_{\alpha^{(k+1)}}(\tilde{d}_i)x_{irt}^{(k)}=h$。

接下来，通过反证法证明步骤 3 的停止条件可以在有限步骤内实现。当 $k=1$ 时，步骤 3 条件满足，则算法运行一次即获得最优解；否则，算法迭代考虑 $k\geqslant 2$ 的情况。给定参数值 $\alpha:=\alpha^{(k)}$，并令 $(\boldsymbol{x}^{(k-1)},\eta^{(k-1)})$ 表示第二阶段子问题的可行解，则对于任意后续迭代 $k'\geqslant k+1$，均有 $\boldsymbol{x}^{(k')}\neq\boldsymbol{x}^{(k-1)}$。这是因为手术排程方案 $\boldsymbol{x}^{(k-1)}$ 对应着唯一的 $\eta^{(k-1)}$ 和 $\alpha^{(k)}$（详见步骤 4）。假定 $\boldsymbol{x}^{(k')}=\boldsymbol{x}^{(k-1)}$，则 $\alpha^{(k'+1)}=\alpha^{(k)}$，这与 $\alpha^{(k'+1)}>\alpha^{(k')}>\cdots>\alpha^{(k)}$ 相矛盾。由于可行解 $\boldsymbol{x}\in\boldsymbol{X}$ 的数量是有限的，因此算法在有限步骤内终止。定理证明完毕。

定理 7.4 算法 HC 能求解 R 问题。

证明 首先证明，对于每次迭代 k，解 $(\boldsymbol{x}^{(k)},\alpha^{(k)})$ 都是 R 问题的可行解。

当 $k=1$ 时，$\alpha^{(1)}$ 是第一阶段主问题的可行解，$(\boldsymbol{x}^{(1)},\eta^{(1)})$ 是第二阶段子问题的最优解。根据性质 7.1，有 $\rho_{\alpha^{(1)}}(\tilde{d}_i)=\mu_i, \forall i\in I$。依据假设 7.1，有 $\eta^{(1)}\leqslant h$。因此，$(\boldsymbol{x}^{(1)},\alpha^{(1)})$ 是问题 R 的可行解。

当 $k\geqslant 2$ 时，为了证明 $(\boldsymbol{x}^{(k)},\alpha^{(k)})$ 是问题 R 的可行解，需要证明 $(\boldsymbol{x}^{(k)},\alpha^{(k)})$ 满足 R 问题的约束条件，即 $\sum\limits_{i\in I}\rho_{\alpha^{(k)}}(\tilde{d}_i)x_{irt}^{(k)}\leqslant h, \forall r\in R, t\in T$（$R$ 问题的其他约束条件均已满足）。对于 $\alpha^{(k)}$，由算法步骤 4 可知，它满足约束 $\sum\limits_{i\in I}\rho_{\alpha^{(k)}}(\tilde{d}_i)x_{irt}^{(k-1)}\leqslant h$，$\forall r\in R, t\in T$，则其对应的 $\eta^{(k-1)}\leqslant h$。因此，在给定参数 $\alpha^{(k)}$ 的情况下，$(\boldsymbol{x}^{(k-1)},\eta^{(k-1)})$ 是第二阶段最小化问题的可行解，并满足

$$\sum_{i\in I}\rho_{\alpha^{(k)}}(\tilde{d}_i)x_{irt}^{(k)}\leqslant\eta^{(k)}\leqslant\eta^{(k-1)}\leqslant h,\quad \forall r\in R, t\in T$$

接下来，通过反证法证明在迭代终止时，输出解 $(\boldsymbol{x}^{(k)},\alpha^{(k)})$ 是最优的。

假设 R 问题的解$(\boldsymbol{x}^{(k)},\alpha^{(k)})$不是最优的，则存在最优解$(\boldsymbol{x}^*,\alpha^*)$满足 $\alpha^*>\alpha^{(k)}$。由于随机变量 $\tilde{d}_i,\forall i\in I$ 不是常数，性质 7.1 确保了确定性等价函数 $\rho_\alpha(\tilde{d}_i)$ 随着 $\alpha>0$ 严格单调递增，则有 $\max\limits_{r\in R,t\in T}\sum\limits_{i\in I}\rho_{\alpha^{(k)}}(\tilde{d}_i)x_{irt}^*<\max\limits_{r\in R,t\in T}\sum\limits_{i\in I}\rho_{\alpha^*}(\tilde{d}_i)x_{irt}^*=h$。然而，步骤 3 中的终止条件等价于 $\max\limits_{r\in R,t\in T}\sum\limits_{i\in I}\rho_{\alpha^{(k)}}(\tilde{d}_i)x_{irt}^{(k)}=h$，相应地，一定有 $\max\limits_{r\in R,t\in T}\sum\limits_{i\in I}\rho_{\alpha^{(k)}}(\tilde{d}_i)x_{irt}^*<h=\max\limits_{r\in R,t\in T}\sum\limits_{i\in I}\rho_{\alpha^{(k)}}(\tilde{d}_i)x_{irt}^{(k)}$ 成立。该不等式说明，在给定 $\alpha^{(k)}$ 时，求解步骤 2 中的第二阶段子问题，存在比 $\boldsymbol{x}^{(k)}$ 更好的解 $\boldsymbol{x}^*$，这与 $\boldsymbol{x}^{(k)}$ 为最优解相矛盾。定理证明完毕。

7.4　数值实验与影响因素分析

本节通过数值实验来说明方法的有效性，其中，7.4.1 节说明实验的数据来源及方法的性能指标；在 7.4.2 节中针对不同手术时长预测方法进行性能比较；在 7.4.3 节中，在考虑历史数据充足情况下，将本文提出的方法与最小化超时概率模型和最小化期望超时时长模型进行基本对比实验；在 7.4.4 节中，展示了历史数据不充足情况下，即有限分布信息下，鲁棒优化模型的基本性能。计算实验在一台 ThinkPad E430 PC 计算机上进行，计算机配置为 Intel (R) Core (TM) i5-7200U CPU，2.50GHz 和内存 8.00GB。

7.4.1　实验设计

本章实验基于 Mannino 等[30]提供的现实数据展开，数据包含 3 年总计 10390 条手术记录，每条手术记录均包含所属科室、手术时长、患者到达日期等信息。为了让读者对手术时长的随机性有更加直观的认识，图 7.1 给出整形科手术的时长分布图。由图可知，即便历史数据充足的情况下，也很难找到某种经典分布去准确描述患者的手术时长。因此，下面选择基于样本采样平均法的经验分布来描述手术时长进行决策。我们以一周 5 个工作日为调度周期，针对选定科室(如整形科)进行手术排程。

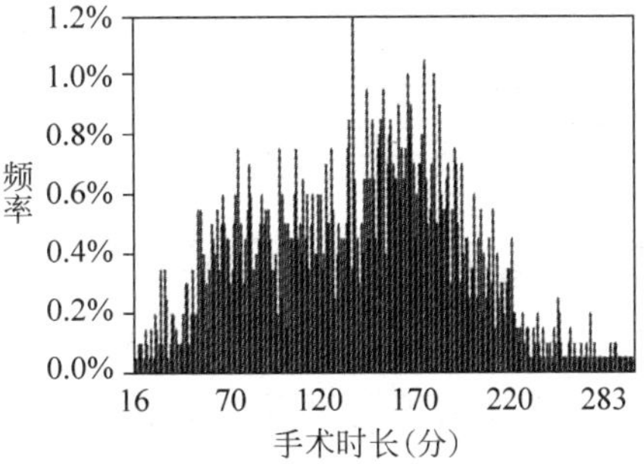

图 7.1　整形科室手术时长分布图

首先，简要介绍如下的 5 种方法：

(1) D：确定环境下最小化最大手术完工时间模型 D 求解工具为 CPLEX 优化软件。

优化目标表示为

$$(D)\quad \min_{\boldsymbol{x}\in\boldsymbol{X}}\max_{r\in R,t\in T} d_i x_{irt}$$

其中 d_i 为确定值，表示患者 $i\in$ I 的预期手术时长。

(2) ES：最小化最大超时时长问题 ES，求解工具为 CPLEX 优化软件。

(3) PS：最大化准时完工概率问题 PS，求解工具为 CPLEX 优化软件。

(4) RS：最大风险规避程度模型题 RS，使用算法 HC 求解，其中子问题使用优化软件 CPLEX 求解。

(5) RR：最大风险规避程度的分布鲁棒优化模型 RR，使用算法 HC 求解，其中子问题使用优化软件 CPLEX 求解。

为了保证计算实验的公平性，在算法的性能测试中，所有方法的输入参数均相同，并将历史数据分为两部分：第一部分为训练集，为模型参数取值提供依据；第二部分为测试集，用来检验方法的性能。为了模拟手术室的真实场景，手术室管理者可以掌握患者病情的相关信息，估计出手术的大概时长，在训练集中随机选取两个手术条目作为患者手术时长的上下界，并在界限内从训练集中抽出样本，利用方法 ES，PS 和 RS 进行求解。对于鲁棒优化方法 RR，使用样本均值作为手术时长均值，使用样本上下界作为手术时长的支撑集进行求解。下面考虑下列性能指标：

- WO：最差情况的超时时长，$\max\limits_{r\in R,t\in T,\omega\in\Omega}(\xi_{rt}^{\omega})^{+}$
- JP：联合超时概率，$\mathbb{P}(\exists r\in R,t\in T:\tilde{\xi}_{rt}>0)$
- JPT(θ)：追加时间预算 θ 的联合超时概率，$\mathbb{P}(\exists r\in R,t\in T:\tilde{\xi}_{rt}>\theta)$
- TP：总超时概率，$\sum\limits_{r\in R,t\in T}\mathbb{P}(\tilde{\xi}_{rt}>0)$
- ME：最大期望超时时长，$\max\limits_{r\in R,t\in T}\mathbb{E}((\tilde{\xi}_{rt})^{+})$
- MET(θ)：追加时间预算 θ 的最大期望超时时长，$\max\limits_{r\in R,t\in T}\mathbb{E}((\tilde{\xi}_{rt}+\theta)^{+})$
- TE：总期望超时时长，$\sum\limits_{r\in R,t\in T}\mathbb{E}((\tilde{\xi}_{rt})^{+})$
- STD：超时时长标准差，$\mathrm{STD}\Big(\sum\limits_{r\in R,t\in T}((\tilde{\xi}_{rt})^{+})\Big)$

性能指标 JP 和 TP 评价了手术超时的概率，而 ME 和 TE 侧重于评价手术超时的长度，而 WO 和 STD 展示了系统的稳定性。额外引入的性能指标 JPT 和 MET 说明当院方能够接受适度加班的情况下，调度方案的求解性能。事实上，这种情况在医院十分常见。例如，院方规定下班时间为 17：00，医生为了完成手头的手术任务，加班了 5min，在 17：05 离开工作室，并不会影响医生的满意度或给院方带来困扰。但当超时时长超过了一定限度，则会增加医院支出的加班成本，甚至导致医生的疲劳工作。在后续的实验中，我们将加班的忍耐值 θ 设定为 30min。

7.4.2 不同手术时间预测方式的对比实验

在手术调度过程中，患者的手术时长预测是手术调度方案制定的重要输入数据。本节将对不同的手术服务时长的预测方法进行比较。我们将本文提出的确定性等价方法，与文献中广泛使用的几种点预测方法包括均值法和不同水平下的分位数法(55%，65%，75%)进行比较。假定等待手术的患者数为 16 个，可用手术室

1个，患者的最迟手术日期在[1,5]之间取值。从训练集中随机选取100个样本，分别将样本均值和不同的分位数水平视为患者的手术时长，使用方法 *D* 进行求解。从测试集中随机抽出500个样本评价方法的性能，将基于确定性等价的RS方法与点预测方法相比较。表7.1是基于10次测试的平均值。由表可知，在不同的点预测方法中，总的来说，65%分位水平优于其他点预测方法。在所有方法中，RS方法表现最佳，除性能指标总超时概率TP外，其他所有性能指标RS方法表现均好于其他方法；针对TP，RS方法与65%分位水平点预测法的差距控制在可接受的0.002。值得注意的是，对于追加时间预算的性能指标JPT(30)和MET(30)，RS方法的表现明显优于其他点预测方法。这体现了RS方法在控制较长的超时时间上具有明显的优势，由于随着超时时长的增加医生会出现烦躁、疲劳等现象，因此这两个性能指标十分重要且具有现实意义。

表7.1　不同手术时长的预测方法比较

方法	手术时长预测	性能指标							
		WO	JP	JPT(30)	TP	ME	MET(30)	TE	STD
RS	The CE	**74.267**	**0.391**	**0.131**	0.562	**10.030**	**6.552**	**12.314**	**16.772**
D	均值	85.162	0.407	0.152	0.577	10.878	7.544	13.239	18.656
D	55%分位数	88.186	0.408	0.159	0.569	11.388	8.057	13.845	19.442
D	65%分位数	83.330	0.395	0.146	**0.560**	10.779	7.409	13.089	18.060
D	75%分位数	78.554	0.404	0.154	0.592	11.040	7.574	13.886	17.760

注：加黑数字表示性能最佳。

7.4.3　与两种一般模型的对比实验

本节将基于风险规避程度的RS方法与7.1节中的ES方法和PS方法进行比较。一般地，样本容量越大，基于样本平均近似SAA方法越接近于真实值，但计算的复杂度越大[137]。为了平衡算法的准确度与计算效率，我们通过前期实验，从训练集中选定100个样本作为输入进行实验测试。实验参数设定见7.4.2节。针对不同性能指标，分别进行了10次运算，所得结果如图7.2所示。为了便于比较，以RS方法的结果为标准进行归一化取值。由于性能指标均为与超时相关的负指标，则小于1的部分表示该方法对应的性能指标优于RS，大于1的部分表示方法对应的性能指标劣于RS。表7.3给出了10次运算的平均值。图7.2(a)～(c)展示了与超时概率相关的性能，由图可知，总的来说，方法PS在联合超时概率JP和总超时概率TP两个指标上表现最优，这是由于方法PS是以超时概率为目标进行优化的。然而，图7.2(b)展示了超时时长超过30min的解的情况，从中容易发现在绝大多数实验中，方法RS表现明显优于PS。图7.2(e)～(g)展示了与期望超时时长相关的性能指标，可以得出相似的结论。总的来说，与方法PS相比，方法ES在与手术超时时长相关的性能指标上表现更佳，而在与手术超时概率相关的性能指标上表现较差。我们认为超时时长超过一定限度会引发不满和疲劳，因此，JPT，

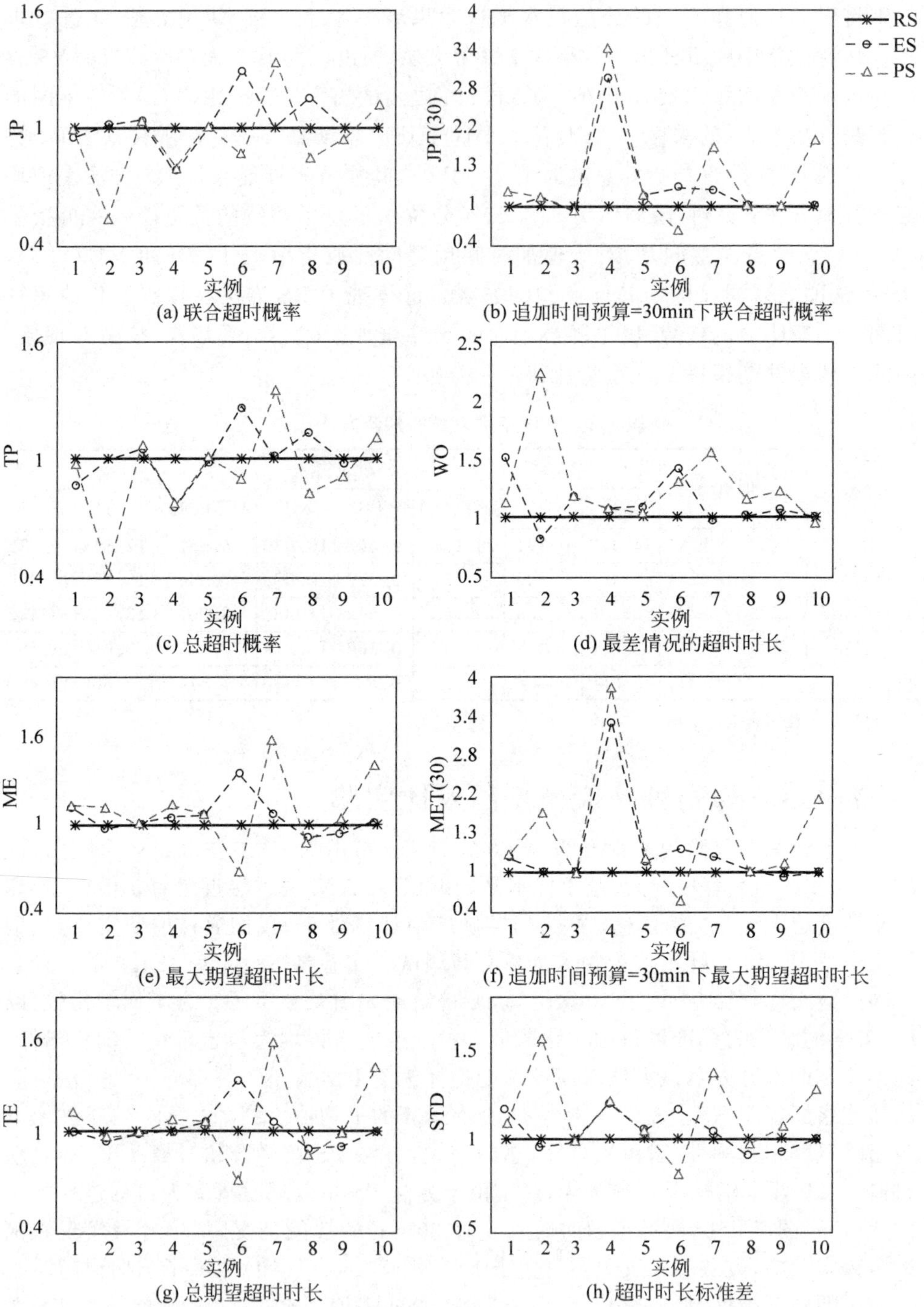

图 7.2　10 个实例中方法 ES,PS 和 RS 的性能(16 个患者)(见文后彩图)

MET和WO指标在现实中具有意义。由表7.2可知，方法RS在JPT，MET和WO指标上表现最佳。这可能是由于我们考虑了决策者的风险规避行为，也就是说，效用函数对于超时现象的惩罚是递增的凸函数。

从计算效率角度考虑，方法ES的求解时间小于方法PS的。有趣的是，根据以往研究可知，E 问题是#P-难问题[59]，P 问题是NP-难问题[58]，也就是说 E 问题的复杂度是高于 P 问题的，但方法ES的求解时间却小于方法PS的。这是因为基于样本平均近似的方法PS引入了人工0-1决策变量和大数 M，增加了问题的复杂度。从表7.2可知，总的来说，在计算时间上方法RS的表现明显优于方法ES和方法PS的。将问题规模增加到32个患者2个手术室，实验结果显示，方法PS和ES可能无法在给定时间限制(3h)内获得最优解，但对于测试的10个实例，方法RS均可以在规定时间内找到最优解。为了比较的公平性，表7.3记录了3种方法在规定时限内找到最终解的各性能指标的平均值。由于性能表现与16个患者1个手术室的情况相似，这里不再赘述。基于3种不同方法的性能表现，医院的管理者可以选择适合自己的方法进行手术排程。

表7.2 基于10个实例方法ES，PS和RS的性能(16个患者)

方法	性能指标								
	WO	JP	JPT(30)	TP	ME	MET(30)	TE	STD	时间/s
RS	**79.39**	0.4818	**0.1606**	0.7092	**12.29**	**7.68**	15.50	**19.12**	**1**
ES	88.97	0.4842	0.1652	0.6886	12.71	8.42	**15.47**	19.93	7.3
PS	102.29	**0.4600**	0.1832	**0.6712**	13.4	9.62	16.44	21.61	2542

注：加黑数字表示性能最佳。

表7.3 基于10个实例方法ES，PS和RS平均性能(32个患者)

方法	性能指标								
	WO	JP	JPT(30)	TP	ME	MET(30)	TE	STD	时间/s
RS	**64.19**	0.4118	**1.3358**	0.9043	9.469	**8.35**	16.96	**14.54**	1491
ES	78.88	0.4350	2.3758	0.8053	**9.363**	8.93	**15.71**	17.10	—
PS	74.64	**0.4033**	1.4838	**0.9025**	10.021	8.64	17.69	16.62	—

注："—"表示在3h内无法找到最优解或内存溢出；加黑数字表示性能最佳。

7.4.4 与鲁棒优化模型的对比实验

本节在考虑风险规避指数的情况下，对比了随机规划模型RS与鲁棒优化模型RR的性能。实际上，我们并不是要研究哪一种方法更好，因为两种方法的适用环境不同，模型RS适用于历史数据质量好，数据量充足的情况；模型RR适用于仅有有限的分布信息，历史数据不充足的情况。针对16个患者的情况进行10组实例测试，对于模型RR，针对每个患者的手术时长，取样本均值作为该患者的手术时长的均值，取样本的上下界作为该患者手术时长的支撑集，计算模型 RR 在只知道均值和支撑集情况下的排程方案。图 7.3 给出针对 10 个实例，方法 RR 和方法 RS 的平均求解性能，为了易于观察，最终结果进行了归一化处理。容易发现，方法 RR 和方法 RS 的表现十分接近。除了 JPT 和 MET，两种方法的其余所有性能指标的差异都在 2%以内，而两种方法在 JPT 和 MET 表现上差异小于 4%。在有限的(数据)分布信息下，方法 RR 在 JP 指标表现上劣于方法 RS，在 ME 指标上略差于方法 RS，然而令人惊喜的是，对于其他性能指标，方法 RR 均优于方法 RS。因此，实验表明相较于数据信息充足的情况，方法 RR 在使用有限数据信息时求解的质量不一定会有所下降。在数据不充足的情况下，我们建议手术室管理者使用方法 RR 进行手术排程。

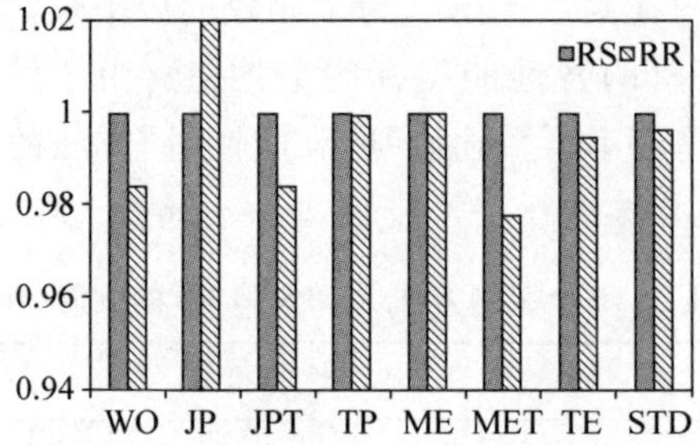

图 7.3　方法 RS 和 RR 的性能比较

7.5　问题拓展

为了增加方法的通用性和一般性，针对手术调度问题，本章只考虑了基本的约束进行建模求解。在医院运作实际中，需要考虑的因素可能更为复杂，本方法仍然适用，只需要添加部分约束条件即可。下面给出可能的约束表达：

(1) 稀缺手术器械限制

令 b_{ik} 表示手术 i 所需要的器械 $k \in K$ 的数量，其中 K 表示可用器械集，器械 k 的总数为 e_k，则有

$$\sum_{i \in I} \sum_{k \in K} x_{irt} b_{ik} \leqslant e_k, \quad \forall k \in K, t \in T$$

这个约束条件保证了在每个手术时段手术器械数量均可满足需求。

(2) 手术室下游资源(床位)限制

患者术后各项生命体征尚未平稳，需要立刻转移至 ICU 或者麻醉复苏室(PACU)观察以确保安全。在现实中，由于手术室下游的 ICU 或 PACU 床位有限，可能会导致部分手术任务延期。为了建模这一场景，需要加入相关约束。

令 l_{ij} 表示患者 i 占用第 $j \in J$ 种资源的时长，其中 J 表示所有资源集合。$\lambda_{ij}=1$ 表示患者 i 使用资源 j，否则 $\lambda_{ij}=0$。C_j 表示在调度周期开始时资源 j 的总

量。引入0-1辅助变量 y_{ijt}，如果患者 i 在时间 t 使用 j，则 $y_{ijt}=1$；否则 $y_{ijt}=0$。如果患者 $i\in I$ 在时段 $t\in T$ 手术，则在接下来的 l_{ij} 个时段该患者将占用下游的资源。因此，对于所有的时段 $v<t$，$y_{ijv}=0$，有下列约束成立

$$\sum_{v=1}^{\min\{q,t+l_{ij}-1\}}\sum_{j\in J}y_{ijv}=\sum_{r\in R}\min\{q,t+l_{ij}-1\}x_{irt},\quad \forall i\in I,t\in T \tag{7.17}$$

$$\sum_{j\in J}\lambda_{ij}y_{ijt}\geqslant\sum_{r\in R}x_{irt},\quad \forall i\in I,t\in T \tag{7.18}$$

$$y_{ijt}\in\{0,1\},\quad \forall i\in I,j\in J,t\in T \tag{7.19}$$

为了表述方便，令 $\boldsymbol{Y}=\{(\boldsymbol{x},\boldsymbol{y})\mid \boldsymbol{x}\in\boldsymbol{X}$，式(7.17)～式(7.19)$\}$，其中 $\boldsymbol{y}=(y_{ijt})_{i\in I,j\in J,t\in T}$ 表示与下游资源调度相关的决策变量，则在时段 t 可用的资源 j 的数量可用表示为

$$\psi_{jt}(\boldsymbol{y})=C_j-\sum_{i\in I}y_{ijt}$$

因此，在手术排程过程中需考虑下列约束

$$\sum_{i\in I}\sum_{r\in R}\lambda_{ij}x_{irt}\leqslant\psi_{jt}(\boldsymbol{y}),\quad \forall j\in J,t\in T$$

$$(\boldsymbol{x},\boldsymbol{y})\in\boldsymbol{Y}$$

上述约束保证了在每个时段可用的下游资源数量均能满足患者需求。

(3) 滚动调度周期

在动态决策中广泛使用滚动调度周期的情况，通过对手术室初始状态的重新定义，我们的模型可以拓展到滚动周期的情况。在调度周期的开始时刻，由于一些手术资源已经被之前的患者占用，需要重新定义剩余的资源数量(前面的手术安排会影响下一个调度周期的决策)。初始化时段 t 手术室 r 的剩余可用时长 $\tilde{h}_{rt}=h-\sum_{i\in I_{rt}}\tilde{d}_i$，其中 I_{rt} 表示已经安排至 t 时段使用手术室 r 的患者集合。注意到由于患者服务时间是随机的，剩余可用时长也是随机的。相应地，将式(7.2)中手术延迟函数表示为

$$\tilde{\xi}_{rt}(\boldsymbol{x})=\sum_{i\in I}x_{irt}\tilde{d}_i-\tilde{h}_{rt}$$

7.6 本章小结

本章利用期望效用函数建模了手术室管理者的风险规避行为，针对不确定手术时间的手术调度问题，提出了一种称为基本风险规避指数的新的决策准则，利用随机规划和分布鲁棒优化方法对问题进行了建模，并设计了一种两阶段分解的精确算法进行求解。本章主要解决了两个问题：①针对手术超时概率及时长进行同步优化；②基于该准则的优化模型具有更高的求解效率。

第8章

考虑择期和急诊两类患者的手术室能力分配方法

本章结合我国部分医院医疗资源相对紧缺的现状，在假定医院的手术能力无法充分满足患者的手术需求的背景下展开研究。随着我国人口老龄化的加剧，居民对于医疗卫生的需求日益增大，如何有效地利用医院紧缺的医疗资源，提高资源的使用效率，尽可能地为患者提供高质、高效的服务已经成为医院管理者关注的首要问题。手术室是医疗机构中资源最为密集的地方，不但拥有高科技的精密医疗仪器，昂贵的医疗耗材，并且具备各类经严格培训的专业医疗人员；另外，手术室的收入是医院最重要的收入来源，因此，手术室具有高作业成本与高收入的特性。手术室也是医疗流程的瓶颈，由于医疗资源的有限，当科室可以占用的医疗资源有限时，存在着患者迟迟无法安排手术的现象。

中小规模医院或者大型医院的非重点科室由于手术资源、医院空间有限，科室内没有设立专门的手术室，而是多科室共享手术部的资源。在一个调度周期内，通常为几周，如何合理分配医院的手术能力给各个科室，获得各个科室使用手术室的时间表，在保证急重症患者能够获得紧急救治的同时，最小化医院由于手术能力不足而造成的损失，尽可能满足患者的需求，是我们要解决的问题。合理的手术能力分配方案为各个科室手术人员的工作班次安排，手术设备的提前调度等提供依据，有效地提高了医院手术部的运作效率和手术室的资源利用率，并在一定程度上减小了患者的等待时长，降低了员工的工作量。

本章面向多科室的手术资源与能力分配问题展开研究。科室间的手术能力分配是后续医护人员调度和患者的手术日程安排基础，医护人员和患者的调度都要在科室的手术室使用方案确定后展开。通常，由各科室向手术部提交未来一个调度周期(如一周)的手术需求量，手术部管理者根据需求值，决定最终的手术室使用方案,具体情况如表8.1所示。Gupta[11]面向需要拓展手术能力的手术部展开研究,决策如何对医院的手术室资源进行再分配,在保证再分配的手术室资源不小于当前水平的情况下,最大化医院手术部的总收益;根据经验,给出各科室单位手术时间的平均收益,对于未分配的手术资源,由所有科室共同使用,增加了能力分配方案的灵活性,降低了由于手术需求发生偏差造成的医院收益损失。Lovejoy和Li[46]同样面向需要拓展手术能力,新建手术室的某大型医院手术部展开研究,针对患者、医生和医院管理者三个主体,研究了如何在患者等待手术时间、手术计划可靠性和医院收益三者寻求共赢。Kim等[47]指出医院的ICU是医院的稀缺资源,危重患者在手术后需要立即转送ICU病房,ICU资源与医院的手术优化调度息息相关,患者需求和服务时间的不确定性给ICU床位的分配增加了难度。以香港某医院的ICU病房为背景,通过预留床位来减少下游资源不足引发的手术停台现象发生;并根据ICU床位需求的历史数据,建立不同床位预留策略的仿真模型,为ICU管理者提供了理性的床位管理策略,以缓解ICU使用与手术室调度的潜在冲突。Olivares等[149]研究了医院的手术室能力分配模型,通过数据预测的方法建模了潜在的成本函数;在考虑需求与费用异质性的情况下建立了两个手术室能力分配模型;针对每个模型,开发了两阶段预测过程并挖掘出模型的计量经济学意义,分析了如何平衡预留的手术室能力过多或者过少的情况。Diefenbach和Kozan[150]面向急诊中心的资源分配问题展开研究,建立急诊患者流护理全过程的仿真模型,并分析了急诊床位数量、患者到达率、急诊患者病理检查及临床路径、员工工作班次安排等因素对急诊患者响应速度的影响。Range等[117]针对患者入院服务展开研究,在满足医院接纳入院患者能力的硬约束和尽可能多的软约束条件下安排患者的入院床位,使用基于分枝定界、列生成和动态规划的启发式算法求解本问题,更新了当前问题的上下界。

表8.1　科室使用手术室时间表

	周一	周二	周三	周四	周五
手术室1	肛肠	妇科	心外	心外	肛肠
手术室2	整形	泌尿	妇科	骨科	整形
手术室3	神经	胃肠	骨科	神经	胸外

本章在考虑择期和急诊患者的双重需求下,分配医院的手术室资源给各个科室,确定科室间的手术室使用时间表,同时确定每天预留给急诊患者的手术能力。在考虑医院手术能力无法充分满足患者需求的情况下,以最小化手术资源紧缺引发的收益损失为目标,首先建立了多科室手术室能力分配问题的基本模型;在考虑患者需求为随机数的情况下,建立了手术室能力分配问题的两阶段随机规划模型。为了减少需求扰动给分配方案带来的不利影响,根据经验给出各科室以及急诊手术的需求区间,进而给出手术需求集合,在Ben-Tal等[151]的基础上,提出了手

术室能力分配问题的可调整鲁棒优化模型，使用 Implementor/adversary 算法求解该模型。数值实验说明，使用鲁棒优化方法求解多科室间的手术室能力分配问题可以获得与随机规划方法很接近的期望目标值，但在最差解上鲁棒优化方法要比随机规划好很多。通过调整鲁棒控制参数可以调整解的保守程度，模型的目标值和保守程度上存在着权衡关系。

8.1 考虑择期和急诊两类患者的手术室能力分配问题

8.1.1 问题假设与参数

中小规模医院由于手术资源、医院空间有限，科室内没有设立专门的手术室，而是多科室共享医院手术部的资源，如图 8.1 所示，在满足各科室基本需求的情况下，问题的目标是最小化医院由于手术能力不足引发的收益损失。

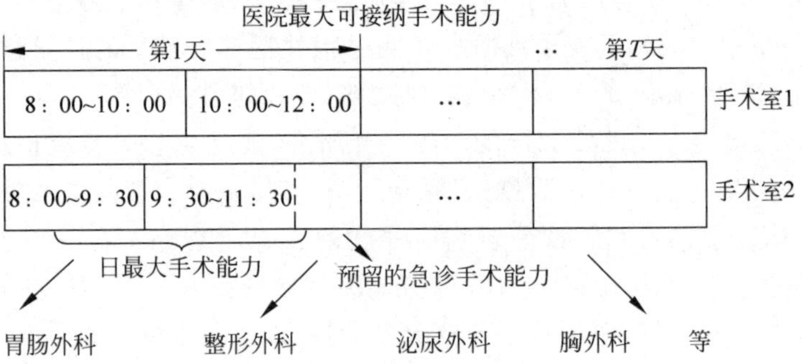

图 8.1 医院的手术室能力分配示意图

假定一个调度周期为 $T(t=1,2,\cdots,T)$ 天，有 $S(i=1,2,\cdots,S)$ 个科室共用手术部的手术室资源，各科室手术单位时间收益为 $\boldsymbol{r}=(r_1,r_2,\cdots,r_s)$，手术需求为 $\boldsymbol{d}=(d_1,d_2,\cdots,d_s)$，其中 b_{it} 表示科室 i 第 t 天的手术接待能力。为保证急诊患者能得到及时救治，手术部每天为急诊患者预留一定的手术能力。假定急诊患者的日手术需求为 $\boldsymbol{d}^e=(d_1^e,d_2^e,\cdots,d_T^e)$，单位时间急诊手术的收益为 r^e。如果为急诊患者预留的手术资源不足，则急诊患者需要立刻转院或者取消当日的择期手术任务，为急诊病人进行紧急救治。预留急诊能力不足导致的手术当日停台现象会给医院带来一定的经济损失，同时降低医院处理急重患者的响应速度，因此引入参数 c^e 对预留急诊能力不足现象进行惩罚。假定手术室的日开放时长为 $\boldsymbol{H}=(H_1,H_2,\cdots,H_T)$，则一个调度周期医院的总手术能力为 $K=\sum_{t=1}^{T}H_t$。如何分配医院的手术室时间给各个科室，并预留多少能力给急诊手术，使得医院由于手术室能力分配不足引发的收益损失最少。

决策变量定义如下：

x_{it}：非负变量，表示第 t 天分配给科室 i 的手术室时间；

y_t^e：非负变量，表示第 t 天预留给急诊患者的手术室时间。

8.1.2　考虑两类患者的手术室能力分配问题的确定性模型

首先假定患者的手术需求量为常数，即各个科室及急诊的手术需求量为确定已知的理想情况，建立手术室能力分配的基本模型(operating room capacity assignment，ORCA)：

$$\min \sum_{i=1}^{S} r_i \left(d_i - \sum_{t=1}^{T} x_{it}\right)^+ + (c^e + r^e) \sum_{t=1}^{T} (d_t^e - y_t^e)^+ \tag{8.1}$$

s. t.

$$\sum_{i=1}^{S} x_{it} + y_t^e \leqslant H_t, \quad \forall t \tag{8.2}$$

$$x_{it} \leqslant b_{it}, \quad \forall i, t \tag{8.3}$$

$$x_{it} \geqslant 0, \quad y_t^e \geqslant 0 \tag{8.4}$$

其中$(\cdot)^+$表示$\max(\cdot, 0)$。目标(8.1)表示最小化手术室能力分配不足引发的收益损失，它由两部分组成：第一部分为给科室分配的手术室时间不足引发的收益损失，第二部分为给急诊分配的能力不足引发的收益损失及惩罚；约束(8.2)表示医院的日手术能力约束，即分配给各个科室和急诊的手术时间不超过医院的总手术能力；约束(8.3)表示医院日分配给各个科室的手术室资源不大于这个科室的日最大手术能力；约束(8.4)表示决策变量为非负数。本模型也可适用于其他的手术稀缺资源调度，如床位、手术器械等。

目标(8.1)是分段函数，引入非负变量 l_i 和 p_t^e，其中 $l_i \geqslant \left(d_i - \sum_{t=1}^{T} x_{it}\right)^+$，$p_t^e \geqslant \sum_{t=1}^{T} (d_t^e - y_t^e)^+$，则 ORCA 模型可以等价转化为如下形式：

$$\min \sum_{i=1}^{S} r_i l_i + (c^e + r^e) \sum_{t=1}^{T} p_t^e \tag{8.5}$$

s. t.

$$\sum_{i=1}^{S} x_{it} + y_t^e \leqslant H_t, \quad \forall t \tag{8.6}$$

$$x_{it} \leqslant b_{it}, \quad \forall i, t \tag{8.7}$$

$$l_i + \sum_{t=1}^{T} x_{it} \geqslant d_i, \quad \forall i \tag{8.8}$$

$$p_t^e + y_t^e \geqslant d_t^e, \quad \forall t \tag{8.9}$$

$$l_i \geqslant 0, \quad \forall i; p_t^e \geqslant 0, y_t^e \geqslant 0, \forall t; x_{it} \geqslant 0, \forall i, t \tag{8.10}$$

转化后的模型为线性规划模型。

8.1.3 考虑两类患者的手术室能力分配问题的随机规划模型

在 8.1.2 节当中，我们假定科室和急诊的手术需求是确定的，然而，在手术室管理的过程中，需求的波动和急诊患者的到达是无法避免的，我们无法准确预知未来的患者需求，因此，将手术需求假定为定值的手术室分配方案实用性较差。为了建模不确定的手术需求，我们根据历史数据和经验给定需求的分布函数，然后在给定的分布上采样点以模拟真实的情景发生。假定会发生的需求情景是有限的，情景数量为 N，d_i^ω 表示科室 i 在情景 ω 的手术需求量，$d_t^{e\omega}$ 表示第 t 天在情景 ω 的急诊需求量，则手术室能力分配问题的基于情景的随机规划模型可以表示为

$$\min E_\omega \left[\sum_{i=1}^{S} r_i \left(d_i^\omega - \sum_{t=1}^{T} x_{it} \right)^+ + (c^e + r^e) \sum_{t=1}^{T} (d_t^{e\omega} - y_t^e)^+ \right] \tag{8.11}$$

s. t.

$$\sum_{i=1}^{S} x_{it} + y_t^e \leqslant H_t, \quad \forall t \tag{8.12}$$

$$x_{it} \leqslant b_{it}, \quad \forall i, t \tag{8.13}$$

$$x_{it} \geqslant 0, \quad y_t^e \geqslant 0 \tag{8.14}$$

目标(8.11)对应于目标(8.1)，表示最小化手术室能力分配不足引发的收益损失；约束(8.12)～约束(8.14)对应于约束(8.2)～约束(8.4)。

8.2 考虑需求不确定的手术室能力分配问题的鲁棒优化模型

在缺乏大量历史数据的医疗环境下，我们往往只能根据经验知道需求的范围值，无法用特定的分布等信息来准确描述患者的手术需求量。另一方面，随着求解问题规模的增大，可能发生的科室及急诊的需求情景的数量呈指数增长，大量的不确定情景给基于情景的随机规划模型求解带来难度。鲁棒优化可以克服这样的缺陷[71]。鲁棒的手术室时间分配方案具有这样的特性，在患者需求发生大幅度波动的情况下，方案仍然可行，且解的质量较好。因此，我们采用鲁棒优化方法求解不确定环境下的手术室的能力分配问题。

鲁棒性研究在手术部管理中具有重要的现实和理论意义。在手术室管理系统中，受到手术过程本身、急诊患者突然到达、季节天气变化、突发自然灾害、交通事故等内部和外部因素的影响，管理者往往无法准确预测真正的手术需求。需求的

波动直接影响到手术室管理系统的正常运行，方案的鲁棒性成为能否确保手术部收益和持续运行的重要因素。随着内部和外部不确定性因素的逐渐增加，医院将变得越来越愿意实施抗扰动性强的手术室管理策略以减轻应急风险。

鲁棒优化理论是 20 世纪末 21 世纪初发展起来的解决不确定优化问题的新方法。与传统的随机规划不同，它将数据的不确定性用“集合”形式来描述，并通过求解原不确定问题的鲁棒对应模型，得到扰动意义下最“接近”最优解的鲁棒解，该解对于“集合”内不确定数据的任意取值都满足约束条件[71,152]。鲁棒优化考虑的是最坏情况下的最好，它代表了一种保守的观点，得到的优化方案并不一定是“最优”的。但是当不确定参数发生扰动时，得到的解仍然可行[153-154]。

8.2.1 鲁棒优化模型的建立

假定各个科室及日急诊患者的需求量为区间数，利用鲁棒优化技术建立需求不确定“集合”形式下的手术室能力分配问题的鲁棒优化模型，以最小化收益损失为目标，将不确定需求下的手术室能力分配问题描述为一个极小化极大的优化模型，并通过不等式关系将模型转化为标准的混合整数线性规划模型。

首先根据历史数据给出各个科室在一个调度周期的总手术需求以及急诊的日手术需求的上下界，建立各个科室手术需求的不确定集 Y_0：

$$Y_0=\{d\in R_+^S, d^e\in R_+^T: \underline{d}^{(e)}\leqslant d^{(e)}\leqslant \bar{d}^{(e)}\} \tag{8.15}$$

显然，所有科室的手术需求同时取得上界 $\bar{d}^{(e)}$ 的可能性很小。在不确定集 Y_0 中寻找最差可能发生情况的鲁棒解明显过于保守了。根据 Bertsimas 等[71]的思想来控制鲁棒模型的保守程度，对于手术需求的不确定集 Y_0 加入约束

$$\sum_{i=1}^{S} d_i+\sum_{t=1}^{T} d_t^e\leqslant \hbar \tag{8.16}$$

其中，$\hbar$ 为鲁棒控制参数。式(8.16)表示所有患者的手术需求之和不大于 $\hbar$。随着 $\hbar$ 的增加，需求不确定集合 Y 松弛，解的保守程度上升，反之亦然。Y 表示手术需求的所有可能事件的集合，即

$$Y=\{d\in R_+^S, d^e\in R_+^T: \underline{d}^{(e)}\leqslant d^{(e)}\leqslant \bar{d}^{(e)}, \sum_{i=1}^{S} d_i+\sum_{t=1}^{T} d_t^e\leqslant \hbar\}=\{\boldsymbol{d}^1,\cdots,\boldsymbol{d}^{|\Omega|}\} \tag{8.17}$$

手术室分配方案引发的收益损失与分配方式和不确定需求集合 Y 相关。我们希望找到一种分配方案，最小化最差可能发生情景下的手术部收益损失，也就是说我们希望找到一种比较安全的能力分配方案 x，当需求不确定集合 Y 中的最差情景 ω 发生时，医院手术部的收益损失越小越好。令 q^{ω} 表示在情景 ω 下的手术能力不足导致的患者流失情况，则我们希望找到一种鲁棒的方案，使得对于 $\forall\omega\in\Omega$，

$\max\limits_{\omega} c(q^{\omega})$最小。因此，可以建立如下 min-max 形式的模型：

$$\min_{x\in X}\ \max_{\omega\in\Omega} c(x,\boldsymbol{d}^{\omega}) \tag{8.18}$$

其中，$c(\cdot)$为利润损失函数，$c(x,\boldsymbol{d}^{\omega})=\sum\limits_{i=1}^{S} r_i\left(d_i^{\omega}-\sum\limits_{t=1}^{T} x_{it}\right)^{+}+(c^e+r^e)\sum\limits_{t=1}^{T}(d_t^{e\omega}-y_t^e)^{+}$。引入非负变量 l_i 和 p_t^e，其中 $l_i^{\omega}+\sum\limits_{t=1}^{T} x_{it}\geqslant d_i^{\omega}$，$p_t^{e\omega}+y_t^e\geqslant d_t^{e\omega}$，引入参数 c 表示医院在分配方案 x 下的最大收益损失，则存在如下不等式关系：

$$\begin{aligned} c &\geqslant \max_{\omega\in\Omega}\sum_{i=1}^{S} r_i l_i^{\omega}+(c^e+r^e)\sum_{t=1}^{T} p_t^{e\omega} \\ &\geqslant \max_{\omega\in\Omega}\sum_{i=1}^{S} r_i\left(d_i^{\omega}-\sum_{t=1}^{T} x_{it}\right)^{+}+(c^e+r^e)\sum_{t=1}^{T}(d_t^{e\omega}-y_t^e)^{+} \end{aligned} \tag{8.19}$$

由式(8.19)的不等式关系，min-max 形式的模型可以化简为标准的线性规划模型，手术室能力分配问题的鲁棒优化模型(R-ORCA)可以建模为：

$$\min c \tag{8.20}$$

s. t.

$$c\geqslant \sum_{i=1}^{S} r_i l_i^{\omega}+(c^e+r^e)\sum_{t=1}^{T} p_t^{e\omega},\quad \forall \omega=1,\cdots,|\Omega| \tag{8.21}$$

$$l_i^{\omega}+\sum_{t=1}^{T} x_{it}\geqslant d_i^{\omega},\quad \forall i=1,\cdots,S,\forall \omega=1,\cdots,|\Omega| \tag{8.22}$$

$$p_t^{e\omega}+y_t^e\geqslant d_t^{e\omega},\quad \forall t=1,\cdots,T,\forall \omega=1,\cdots,|\Omega| \tag{8.23}$$

$$\sum_{i=1}^{S} x_{it}+y_t^e\leqslant H_t,\quad \forall t=1,\cdots,T \tag{8.24}$$

$$x_{it}\leqslant b_{it},\quad \forall i=1,\cdots,S,\forall t=1,\cdots,T \tag{8.25}$$

$$\sum_{t=1}^{T} x_{it}\geqslant \underline{d}_i,\quad \forall i=1,\cdots,S \tag{8.26}$$

$$y_t^e\geqslant \underline{d}_t^e,\quad \forall t=1,\cdots,T \tag{8.27}$$

$$l_i^{\omega}\geqslant 0,p_t^{e\omega}\geqslant 0,\quad \forall i=1,\cdots,S,\forall t=1,\cdots,T,\forall \omega=1,\cdots,|\Omega| \tag{8.28}$$

$$x_{it}\geqslant 0,y_t^e\geqslant 0;\quad \forall i=1,\cdots,S,\forall t=1,\cdots,T \tag{8.29}$$

其中，目标(8.20)表示最小化最坏情况下的收益损失；引入约束(8.26)和约束(8.27)表示手术室分配给各科室和急诊的手术室时间要大于需求下界值，以保证科室的基本接待能力。

8.2.2 求解鲁棒优化模型的 implementor/adversary 算法

2007 年，Bienstock[155]提出了 implementor/adversary 算法，并证明了算法在

求解许多经济领域的鲁棒优化问题具有有效性。算法在运行初期，只考虑模型约束的子集 $\Omega^0 \in \Omega$，在迭代过程中再产生必要的约束(切割)进行求解，它的优势在于可以避免大量枚举不确定情景，提高算法的求解效率。

在 8.2.1 节中，医院的手术室能力分配问题的鲁棒优化模型被建模为 $\min\limits_{x \in X} \max\limits_{\omega \in \Omega} c(x, \boldsymbol{d}^{\omega})$ 形式，解决 min-max 形式的切平面算法流程如下：

步骤 1　初始化集合 $\tilde{Y} = \phi$，问题下界 $L = 0$，问题上界 $U = +\infty$；

步骤 2　执行问题(implementor problem)：求解 $\min\limits_{x \in X} \max\limits_{d \in \tilde{Y}} c(x, \boldsymbol{d})$，得到解 x^*，令 $L \leftarrow \max\limits_{\boldsymbol{d} \in \tilde{Y}} c(x^*, \boldsymbol{d})$；

步骤 3　反问题(adversarial problem)：求解 $\max\limits_{d \in Y} c(x^*, \boldsymbol{d})$，得到解 $\boldsymbol{d}^*$，令 $U \leftarrow \min\{c(x^*, \boldsymbol{d}^*), U\}$；

步骤 4　如果 $U - L$ 为零，算法结束；否则，令 $\tilde{Y} \leftarrow \tilde{Y} \cup d^*$，跳转至步骤 2。

在上述切平面算法中，初始化产生患者需求的一个子集 $\tilde{Y} \subseteq Y$，对应于情景集合 $\Omega^0 \in \Omega$，暂时去除了 R-ORCA 模型约束(8.21)～约束(8.23)中 $j \in \Omega \backslash \Omega^0$ 的部分，获得原问题的松弛问题模型(relax model，RM)。令 $\tilde{c}$ 和 $\bar{c}$ 为分别对应着 $\tilde{Y}$ 和 $\bar{Y}$ 的 RM 模型的最优目标值，则对于不确定集合 $\tilde{Y} \subseteq \bar{Y} \subseteq Y$，有 $\tilde{c} \leqslant \bar{c}$。同样的，令 $\tilde{x}$ 为对应着不确定需求集合 $\tilde{Y}$ 的 RM 模型的最优解，对于 $d^j \in \tilde{Y}$，医院手术部的利润损失满足 $c(\tilde{x}, d^j) \leqslant \tilde{c}$；对于 $d^g \in Y \backslash \tilde{Y}$，有可能存在 $c(\tilde{x}, d^g) > \tilde{c}$ 的情况；若对于 $d^g \in Y \backslash \tilde{Y}$，不存在 $c(\tilde{x}, d^g) > \tilde{c}$ 的情况，则 $\tilde{x}$ 为原问题的最优解。

implementor/adversary 算法循环迭代求解执行问题和反问题，其中，执行问题的作用是求得问题决策变量的取值，而反问题的作用是找到对应于该决策变量值的最差情景，对执行问题的解空间进行重新切割。根据步骤 2，给出执行问题的模型如下：

$$\min c$$

s. t.

$$c \geqslant \sum_{i=1}^{S} r_i l_i^{\omega} + (c^e + r^e) \sum_{t=1}^{T} p_t^{e\omega}, \quad \omega \in \tilde{Y} \tag{8.30}$$

$$l_i^{\omega} + \sum_{t=1}^{T} x_{it} \geqslant d_i^{\omega}, \quad \forall i, \omega \in \tilde{Y} \tag{8.31}$$

$$p_t^{e\omega} + y_t^e \geqslant d_t^{e\omega}, \quad \forall t, \omega \in \tilde{Y} \tag{8.32}$$

$$l_i^{\omega} \geqslant 0, p_t^{e\omega} \geqslant 0, \quad \forall i, t, \omega \in \tilde{Y} \tag{8.33}$$

式(8.24) ～ 式(8.27)，式(8.29)

容易发现执行问题中约束(8.30)～约束(8.33)使用不确定集合 $\tilde{Y} \subseteq Y$ 松弛了 R-ORCA 模型。在切平面算法步骤 3 中，我们需要找到使得医院收益损失最大的手术需求 $d^* \in Y$，因此，需要求解下面的反问题模型：

$$\max\sum_{i=1}^{S}r_i(d_i-\sum_{t=1}^{T}x_{it})^+ +(c^e+r^e)\sum_{t=1}^{T}(d_t^e-y_t^e)^+ \tag{8.34}$$

s. t.

$$\underline{d}_i\leqslant d_i\leqslant\bar{d}_i,\quad \forall i=1,\cdots,S \tag{8.35}$$

$$\underline{d}_t^e\leqslant d_t^e\leqslant\bar{d}_t^e,\quad \forall t=1,\cdots,T \tag{8.36}$$

$$\sum_{i=1}^{S}d_i+\sum_{t=1}^{T}d_t^e\leqslant\hbar \tag{8.37}$$

8.3 数值实验与影响因素分析

数值实验在 ThinkPad E430,Intel (R) Core (TM) i5-3230M CPU 2.60GHz 4.00Gb 的运行环境下进行。由于执行问题和反问题的模型均可转化为标准的混合整数线性规划模型,可以使用优化软件 ILOG CPLEX 求解,并在 Visual studio 2010 平台下使用计算机语言 C#调用 CPLEX12.4 进行数据测试。

实验数据源于某三级甲等医院手术部。该医院以肛肠科驰名,肛肠科科室内设有专门的手术室接纳患者手术,年接诊手术量超过 3500 例,对于科室内设有专门手术室的重点科室,不在本文的研究范围内。而其他科室,由于医院手术室资源有限,科室内并没有下设专门的手术室,而是多科室共用医院的手术室资源,因此,医院的管理者需要根据患者的需求量等信息决策如何分配医院的手术室资源,在保证各科室基本需求的情况下,最小化分配资源不足引发的收益损失。已知医院的手术部由 9 个手术室组成,手术室开放时间为 8：00～17：00。手术室的日开放时间可以分为两部分,上午 8：00～12：00,下午 13：00～17：00(其中 12：00～13：00 为手术室清洁时间)。有 6 个科室和急诊共用手术室,科室分别为消化科、心外科、骨科、泌尿外科、胸外科和整形外科。实验考虑急诊和择期两类患者的手术需求,根据医院 2011 年 5 月的数据,该医院日接诊急诊手术量在 1.5～5h。对两种数据规模进行测试,其中小规模数据,考虑调度周期为一周 5 个工作日的手术室能力分配问题,6 个科室的周手术需求量上下界分别为[65,88],[48,60],[56,75],[16,32],[64,92]和[40,58],手术室的周手术能力为 360h。当调度周期拓展为一个月时,各个科室的月手术需求上下界分别为[270,342],[202,250],[234,290],[74,118],[266,358]和[165,222],手术室的月手术能力为 1440h。假定消化科手术的单位时间收益为 $r_1=1$,心外科、骨科、泌尿外科、胸外科和整形外科手术的单位时间收益分别为 $r_2=1.2$,$r_3=1.3$,$r_4=1.6$,$r_5=1.8$ 和 $r_6=2.0$,急诊手术的单位时间收益为 $r^e=1.2$,对于未满足的急诊需求,设定惩罚系数 $c^e=0.8$。

实验设计主要包含三部分内容：①implementor/adversary 算法的性能测试；②调整鲁棒控制参数,测试不确定集合对解的质量和求解时间的影响；③将本文使用的可调整鲁棒优化方法与基于情景的随机规划方法进行比较。

8.3.1　算法的求解性能测试

为了测试 implementor/adversary 算法求解 R-ORCA 的性能，随机产生不同规模的实例进行测试。科室数量 S 分别取值为 4,6 和 8；调度周期 T 分别取值为 5,10,20,40,80 和 120 天，对应着各个时间周期 T，各科室的手术需求上下界分别为[15,95]，[35,180]，[70,350]，[150,600]，[320,1000]和[350,1300]。鲁棒控制参数$\hbar$可在区间 $\left[\sum_{i=1}^{S}\underline{d}_i+\sum_{t=1}^{T}\underline{d}_t^e,\sum_{i=1}^{S}\bar{d}_i+\sum_{t=1}^{T}\bar{d}_t^e\right]$ 取值，令 $\mathrm{GAP}=\sum_{i=1}^{S}\bar{d}_i+\sum_{t=1}^{T}\bar{d}_t^e-\left(\sum_{i=1}^{S}\underline{d}_i+\sum_{t=1}^{T}\underline{d}_t^e\right)$，在算法性能测试中，设定$\hbar$的值为 $\hbar=\sum_{i=1}^{S}\underline{d}_i+\sum_{t=1}^{T}\underline{d}_t^e+0.15\mathrm{GAP}$，手术室的接待能力为 $\hbar=\sum_{i=1}^{S}\underline{d}_i+\sum_{t=1}^{T}\underline{d}_t^e+0.7\mathrm{GAP}$。对于每种规模的实例，算法独立运行 5 次后取均值记入表格 8.2 中。

表 8.2　implementor-adversary 求解不同规模问题的测试结果

规模 $S\times T$	目标值	迭代次数	求解时间/s	Imp$T$/s	Adv$T$/s	是否最优	下界	上界
4×5	43.79	18	2.25	1.615	0.633	Yes	—	—
6×5	81.82	24	2.67	1.072	1.604	Yes	—	—
8×5	92.29	26	3.01	1.191	1.820	Yes	—	—
4×10	89.89	20	2.70	1.607	1.099	Yes	—	—
6×10	150.66	31	3.67	1.618	2.047	Yes	—	—
8×10	176.20	45	5.71	2.547	3.161	Yes	—	—
4×20	178.90	48	61.04	3.010	58.03	Yes	—	—
6×20	272.24	53	452.84	6.865	445.9	Yes	—	—
8×20	315.52	74	1043.0	6.546	1036.5	Yes	—	—
4×40	353.13	76	2923.9	15.040	2908.8	Yes	—	—
6×40	—	88	>86400	—	—	No	609.47	609.83
8×40	—	82	>86400	—	—	No	622.09	622.97
4×80	—	107	>86400	—	—	No	581.93	584.09
6×80	—	122	>86400	—	—	No	1062.32	1069.24
8×80	—	129	>86400	—	—	No	1134.95	1143.21
4×120	—	163	>86400	—	—	No	811.18	819.68
6×120	—	151	>86400	—	—	No	1328.25	1336.71
8×120	—	170	>86400	—	—	No	1502.67	1512.09

在表 8.2 中，迭代次数是指算法 implementor-adversary 循环求解执行问题和反问题的次数；求解时间是指算法运行总时间(s)，Imp$T$ 指算法在所有迭代中求解执行问题花费的总时长，Adv$T$ 指算法在所有迭代中求解反问题的总时长；是否最优是指算法在运行时间内是否找到了 R-ORCA 问题的最优解；将算法求解的时

间上限设定为一天(86400s),第8～9列表示,如果算法没有找到最优解,那么在一天时间内,算法能找到的解的上下界。

由表8.2容易发现,随着问题规模的增大,算法的迭代次数增加,计算时间随之增大;相比执行问题,算法求解反问题的时间更长,这可能是因为在不确定集合Y_0中,可能发生的需求情景数量较为庞大,反问题搜索相对于目前求解方案的最差情景较为困难。此外,算法的运行时间上限设定为1天。由表8.2可知,implementor-adversary算法可以在规定时间内,找到实例规模小于等于(4科室,40天)的问题最优解,而对于实例规模大于(4科室,40天)的测试实例,算法无法在规定时间内找到最优解,但找到的解的上下界距离小于1%,可以满足实际应用中对解的精确性需求。总体来说,implementor-adversary算法能够在可接受的时间范围内获得质量较好的解。

8.3.2 鲁棒参数的影响

在鲁棒优化模型R-ORCA中,$\hbar$的取值范围是$\left[\sum_{i=1}^{S}\underline{d}_i+\sum_{t=1}^{T}\underline{d}_t^e,\ \sum_{i=1}^{S}\overline{d}_i+\sum_{t=1}^{T}\overline{d}_t^e\right]$。当$\hbar_{\max}=\sum_{i=1}^{S}\overline{d}_i+\sum_{t=1}^{T}\overline{d}_t^e$时,R-ORCA模型最为保守,需求的最差情景为所有科室和日急诊的手术需求量等于区间的上界;当$\hbar_{\min}=\sum_{i=1}^{S}\underline{d}_i+\sum_{t=1}^{T}\underline{d}_t^e$时,R-ORCA模型最为冒险,所有科室和日急诊的手术需求量为区间的下界。由于我国的三甲医院医疗资源难以充分满足患者的就诊需求,供求失衡,本文假定手术室的手术能力难以完全满足患者的手术需求,调整鲁棒控制参数$\hbar$在医院总手术能力和总需求上界之间波动,测试问题的最终解的变化趋势。

图8.2～图8.3分别表示两组实例规模($T=5,S=6;T=20,S=6$)下的测试结果。其中上横轴表示鲁棒控制参数的取值,右纵轴表示最终的目标值。在右上坐标图中容易发现,随着鲁棒控制参数$\hbar$的增大,问题的目标值医院收益损失增大。这是因为增大鲁棒控制参数$\hbar$,模型R-ORCA的保守程度增加。提高模型的保守程度会在一定程度上牺牲解的质量,也就是说,模型的保守性和最终目标值是存在制衡关系的。

在图8.2和图8.3中,下横轴表示各个科室,各科室按照从左至右单位时间收益递增的顺序排列。左纵轴表示一个调度周期内分配给各个科室的手术室时间。在左下坐标图中,实线表示各科室手术需求的波动范围,实线上的标记表示不同$\hbar$取值情况下医院分配给各科室的手术能力。由图可知,$\hbar$增大,分配给单位收益最小的消化科的手术时间减少,与此同时,分配给单位收益最大的整形科的手术时间增加;当$\hbar$增大到某临界值时,分配给单位收益最小的消化科的手术时间达到区间下界。由此可见,在手术室时间分配上,单位收益大的科室是具有一定优先权的。

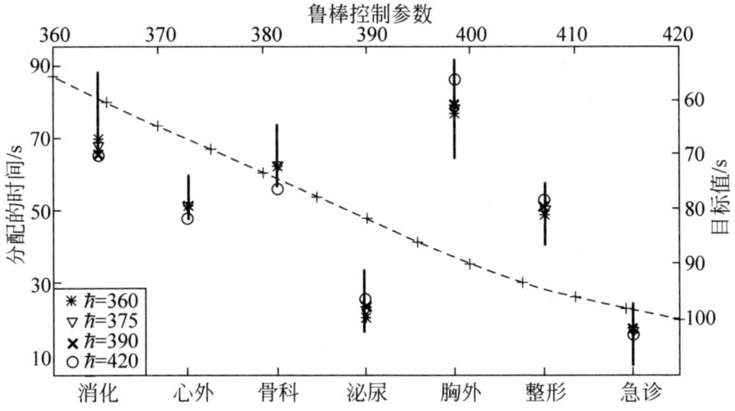

图 8.2 鲁棒控制参数ħ对实例($T=5,S=6$)的影响

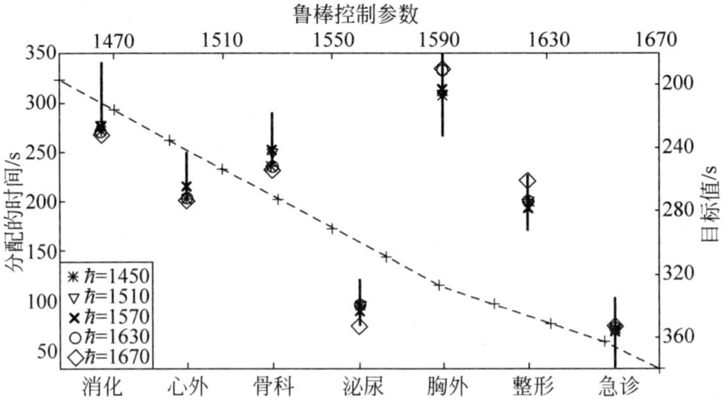

图 8.3 鲁棒控制参数ħ对实例($T=20,S=6$)的影响

8.3.3 鲁棒优化模型与随机规划模型的比较分析

为了测试鲁棒优化方法的求解性能,将本文采用的可调整鲁棒优化方法与基于情景的随机规划方法进行比较。表 8.3 和表 8.4 给出了 $T=5$ 和 $T=20$ 两组测试实例的计算实验。对于可调整鲁棒优化方法,使用控制参数ħ调整不确定需求集合 Y。由表 8.3 和表 8.4 的第 2 列和第 3 列可见,随着ħ取值的增大,问题的目标值单调增加。

为了比较鲁棒优化与随机规划方法在求解手术室能力分配问题的性能优劣,在服从均匀分布的需求上下界 $U(\underline{d},\bar{d})$之间采样 10000 个点,构成 10000 个场景。并使用 ILOG CPLEX12.4 求解随机规划模型。对于 $T=5$ 的实例,随机规划的求解时间为 47s,然而鲁棒优化方法的平均计算时间为 2.6s;对于 $T=20$ 的实例,随机规划和鲁棒优化方法的计算时间分别为 97s 和 27.3s。由此可见,鲁棒优化方法具有更高的求解效率。

表 8.3 测试实例 $T=5,S=6$ 时鲁棒优化方法与随机规划方法的比较

	$\hbar$	目标值	期望目标值	最差目标值	违背可能性/%
随机	—	—	32.66	87.97	—
鲁棒	360	55.67	32.68	44.09	51.03
鲁棒	370	64.63	32.71	52.97	25.58
鲁棒	380	73.31	32.78	62.99	8.79
鲁棒	390	81.82	32.96	71.60	1.78
鲁棒	400	90.20	33.29	74.51	0.15
鲁棒	410	96.08	36.34	76.11	0
鲁棒	420	100.31	37.52	79.37	0

表 8.4 测试实例 $T=20,S=6$ 时鲁棒优化方法与随机规划方法的比较

	$\hbar$	目标值	期望目标值	最差目标值	违背可能性/%
随机	—	—	128.45	303.94	—
鲁棒	1470	215.72	128.47	180.64	39.40
鲁棒	1490	234.51	128.48	198.29	23.60
鲁棒	1510	253.41	128.48	212.48	12.83
鲁棒	1530	272.24	128.49	236.16	5.44
鲁棒	1550	290.74	128.64	262.32	1.94
鲁棒	1570	309.30	128.65	270.35	0.44
鲁棒	1590	326.69	130.48	285.28	0.05
鲁棒	1610	339.10	136.14	291.00	0
鲁棒	1630	350.29	137.93	287.34	0
鲁棒	1650	362.13	146.76	293.27	0
鲁棒	1670	378.70	152.10	300.31	0

在表 8.3 和表 8.4 中，第 1 行为随机规划方法求得的解的性能参数，其余为不同鲁棒控制参数下，鲁棒优化方法求得的最终解的性能参数；第 3 列为随机规划和鲁棒优化方法求得解的期望目标值，其中随机规划的期望目标为基于 10000 个情景的收益损失的均值；鲁棒优化的期望目标值的获得方法为在给定的$\hbar$下，求得问题的鲁棒解，将鲁棒解分别代入 10000 个情景，获得的收益损失的均值作为最终期望目标值。由表可知，当$\hbar$取值较小时，鲁棒优化方法获得的期望目标值与随机规划方法获得的期望目标值非常接近，也就是说，虽然鲁棒优化方法考虑的目标不是最小化期望收益损失，但通过调整需求不确定集合 Y，鲁棒优化方法仍然可以避免产生过于保守的解。

我们希望找到一个鲁棒的手术室时间分配方案，使得患者需求发生大幅度波动的情况下，方案所造成的收益损失仍不至于太差。为了测试本文使用的可调整鲁棒优化方法抗扰动性能的优劣，表 8.3 和表 8.4 中第 5 列给出了在相同的 10000 个场景发生情况下，鲁棒优化方法和随机规划方法求得的最差目标值。显而易见

的是，相较于鲁棒优化，以最小化期望收益损失为目标的随机规划方法的最差解更大，抗干扰性较差。在表 8.3 和表 8.4 中，第 6 列表示在不同$\hbar$下，鲁棒解违背约束的可能性；结合其他几个性能指标，以最后一行为例进行说明，表 8.3 中最后一行表示$\hbar=420$时，鲁棒优化方法获得的期望目标值为 37.52，最差目标值为 79.37，在实际方案执行中，鲁棒方案获得的最终目标值大于 79.37 的可能性为 0；从第 3 列和第 6 列可以看出，随着$\hbar$取值的增大，鲁棒优化的目标值增加，而约束违背的可能性降低(我们没有对任何不可行的情景进行实验)，也就是说，模型的保守性和目标值之间存在着制衡关系。总的来说，鲁棒优化方法能够有效的控制最大收益损失的产生，弥补了随机规划方法在解的鲁棒性上的缺陷。假定医院的管理者将约束违背可能性设定为不大于 3%，以 $T=5$ 为调度周期，通过查询表 8.3 的求解结果，发现相较于随机规划方法，鲁棒优化在牺牲 0.9%的期望目标值的情况下，将最差解的质量提高 22.8%，如第 6 行所示；类似地，以 $T=20$ 为调度周期，查询表 8.4，发现鲁棒优化牺牲 0.15%的期望目标值的情况下，将最差解的质量提高 15.9%，如第 7 行所示。

综上所述，本文提出的鲁棒优化方法可以获得较为安全的、质量较好的手术室时间分配方案。

8.4 本章小结

对于中小规模医院或者大型医院的非重点科室，由于医院的手术资源有限，往往科室内不设专门的手术室，而是各科室共享医院的手术资源。合理分配医院的手术资源，有助于高效地为患者提供服务，最大化医院的收益；同时，也是后续的医护人员工作班次调度的前提条件。

本章研究了医院的多科室间手术室时间(稀缺的手术资源)分配问题，以收益损失最小为目标，首先建立了医院手术室能力分配问题的确定性模型。由于这样的能力分配问题的决策周期通常为几周，我们无法准确预测患者的实际需求。确定性的分配方案抗干扰能力较差，轻微的波动就有可能导致医院的收益大幅降低甚者能力分配方案不可行。因此，我们考虑患者的手术需求为不确定情况下的手术能力分配方案；根据院方统计数据给出各个科室手术需求的上下界；建立手术能力分配问题的鲁棒优化模型，使用一种切平面算法对模型进行求解，获得鲁棒性较强的手术室时间分配方案。

鲁棒性研究在手术部管理中具有重要的现实和理论意义。在手术室管理系统中，来自手术过程本身、急诊患者的突然到达等内部和外部需求波动的不确定性直接影响到手术室管理系统的正常运行，鲁棒性成为能否确保手术部收益和持续运行的重要因素。随着内部和外部不确定性因素的逐渐增加，医院将变得越来越愿意实施某种鲁棒性能的手术室管理策略以减轻应急风险。本章获得的鲁棒方案既能较高效率地满足择期和急诊患者的手术需求，又具有较强的抗扰动性，即便患者的需求发生较大幅度的扰动，医院手术部的收益仍保持在较高水平。为了避免鲁棒优化模型过于保守，我们引入保守调节参数控制解的保守性，分析了不同控制水平下，手术室时间分配方案的目标函数值变化趋势，总结规律，给医院管理者以经验建议。数值实验验证了方法的有效性。

第9章

手术室单日调度问题的分布鲁棒优化方法

本章在第 7 和第 8 章的基础上，将研究问题进一步细化，面向手术室单日调度问题展开研究，研究问题由战略层细化到运作层。在充分考虑手术过程的不确定性的情况下，帮助医院管理者决策当日开放的手术室数量及患者的手术室分配问题，以降低医院的运作成本。如第 8 章所述，手术室调度本质上是研究不确定环境下多资源、多约束的优化问题。不确定性给医院的手术排程带来了极大的困扰，在择期患者调度过程中，不确定性主要来源于患者的手术时长。本章基于为期一年的医院实际数据对某医院 6 个科室的患者手术时长进行统计，如图 9.1 所示，其中，横坐标表示科室类别，纵坐标表示服务时间。由图可知，虽然各个科室的患者手术时长存在一定的规律性，但由于患者病情、年龄、身体状态等特征差异，患者服务时间存在着较大波动，即便历史数据充足的条件下，也难以准确地预测描述患者的服务时间。患者服务时长的不确定性直接导致了手术室利用率的波动和医务人员加班费用的产生[32,156]，间接导致了手术取消、服务质量下降和与下游资源(麻醉

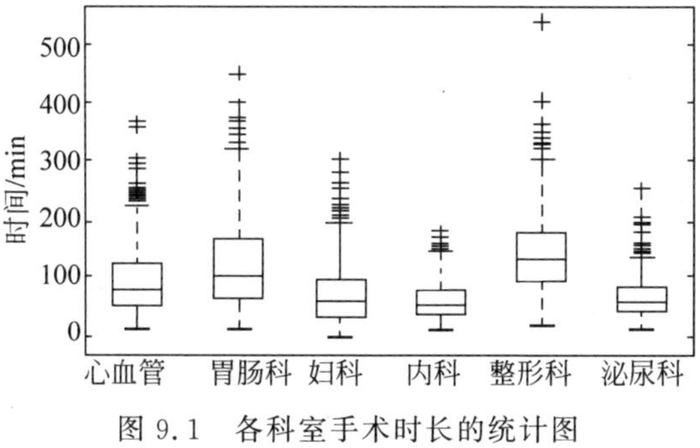

图 9.1　各科室手术时长的统计图

复苏室)相关的运作成本的提高[32,133]。因此,手术服务时间的不确定性对患者的健康安全造成了负面影响。

本章充分考虑了手术时长的不确定性,在有限分布信息下对手术室开放数量及分配进行决策,下面给出手术室单日调度问题的分布鲁棒优化模型。

9.1 手术室单日调度分布鲁棒优化模型

9.1.1 问题描述

令 I 表示待安排的手术任务集合,R 表示可用的手术室集合。假定手术室是同质的,即重要的手术器械可以在各个手术室之间快速转移,手术室之间并无明显差异,手术室的规定开放时间为 T 小时,例如:8:00～16:00,共计 8h。开放手术室会产生由人员、消毒等产生的固定费用 c^f。如果手术任务无法在规定开放时间 T 内完成,则产生加班现象。令 c^v 表示单位加班成本。由于加班费用高于正常工作时间的费用,故存在参数关系 $c^v > c^f/T$。手术室日调度问题包括两个相关的决策:①开放多少个手术室;②手术任务分配到哪个手术室。考虑的目标是最小化与手术室开放数量和加班时间相关的运作成本。

患者的手术时长是不确定的,在现行的医院管理中,通常基于历史数据及院方的经验给出患者服务时间的预测值[22,60]。这种点预测的方法虽然容易实现,但也颇有争议。如果真实的手术时长和预测值存在较大差异,则可能引起手术室运作成本的大幅度增加,甚至使调度方案无法执行,这对医院来说是不能够接受的。因此,本章中将手术时长描述为随机变量。假定手术任务的服务时长的分布是难以准确预知的,但是其所有可能发生的情况都包含在模糊集当中。模糊集合只包含手术时长的均值、绝对离差及支撑集信息,这些统计信息可以通过历史数据获知。在模糊集合里,选择绝对离差来描述服务时长的波动性是由于这种表达方式使得模型具有更好的可解性[157-158]。

9.1.2 分布鲁棒优化模型

令 $\tilde{\boldsymbol{d}}=(\tilde{d}_i)_{i\in I}$ 表示手术时长向量,其中 $\tilde{d}_i$ 为随机变量,表示手术任务 $i\in I$ 的时长,I 为所有手术任务集合。对于手术时长 $\tilde{d}_i(i\in I)$,令 $\mu_i=\mathbb{E}_{\mathbb{P}}(\tilde{d}_i)$,$\sigma_i=\mathbb{E}_{\mathbb{P}}(|\tilde{d}_i-\mu_i|)$,$\underline{d}_i$ 和 $\overline{d}_i$ 分别表示其均值、绝对离差及上下界,这些数值可以根据同一科室手术记录的统计信息确定。因此,随机向量 $\tilde{\boldsymbol{d}}$ 的概率分布$\mathbb{P}$ 可以用如下的模糊集来表示:

$$\mathbb{F}=\left\{\mathbb{P}\left|\begin{array}{l}\mathbb{E}_{\mathbf{P}}(\tilde{d}_i)=\mu_i, i\in I,\\ \mathbb{E}_{\mathbf{P}}(|\tilde{d}_i-\mu_i|)\leqslant\sigma_i, i\in I,\\ \mathbb{P}(\tilde{\boldsymbol{d}}\in W)=1,\end{array}\right.\right\} \tag{9.1}$$

随机变量 $\tilde{\boldsymbol{d}}$ 的支撑集 W 可表示为

$$W=\{\tilde{\boldsymbol{d}}\,|\,d_i\in[\underline{d}_i,\bar{d}_i],\forall i\in I\} \tag{9.2}$$

则考虑不确定服务时间的手术室单日调度问题可以建模为如下分布鲁棒优化模型(DRO)。

$$(\text{DRO})\quad z_R^*=\min\sum_{r\in R}c^f x_r+c^v\sup_{\mathbf{P}\in\mathbb{F}}\mathbb{E}_{\mathbf{P}}\left[\sum_{r\in R}\left(\sum_{i\in I}y_{ir}\tilde{d}_i-T\right)^+\right] \tag{9.3}$$

s. t.

$$y_{ir}\leqslant x_r,\quad \forall i\in I,\forall r\in R, \tag{9.4}$$

$$\sum_{r\in R}y_{ir}=1,\quad \forall i\in I \tag{9.5}$$

$$x_r,y_{ir}\in\{0,1\},\quad \forall i\in I,r\in R \tag{9.6}$$

(1) 参数定义如下：

$R=\{1,2,\cdots,m\}$：可用手术室集合，其中 $r\in R$ 表示集合中任一手术室；

$I=\{1,2,\cdots,n\}$：单日调度手术任务的结合，其中 $i\in I$ 表示等待队列中任一手术任务；

c^f：手术室的开放成本；

c^v：单位加班成本；

T：手术室规定开放时长。

(2) 决策变量定义如下：

$x_r:=1$ 表示手术室 r 开放，否则 $x_r:=0$；

$y_{ir}:=1$ 表示手术任务 i 被分配至手术室 r，否则 $y_{ir}:=0$。

注释　通常使用波浪线表示随机变量，如手术时长 $\tilde{d}$；粗体表示向量，如 $\tilde{\boldsymbol{d}}$。此外，$\mathbb{E}_{\mathbf{P}}(\tilde{d})$ 表示分布$\mathbb{P}$下的 $\tilde{d}$ 的期望。在本章中，假定手术时长的分布$\mathbb{P}$不是准确可知的，而是属于模糊集合$\mathbb{F}$的，也就是说，$\mathbb{P}\in\mathbb{F}$；$(d)^+=\max\{d,0\}$。

在 DRO 模型中，目标函数(9.3)表示最小化手术室运作成本，它包含与手术室开放数量相关的固定费用和与在集合$\mathbb{F}$中最差分布$\mathbb{P}$发生情况下的加班惩罚费用；约束(9.4)表示手术任务只能被安排在开放的手术室进行；约束(9.5)保证了等待队列中的所有手术任务都被安排；约束(9.6)表示决策变量为 0-1 变量。

针对科室内手术，我们假定各个手术室是完全相同的，也就是说，将患者安排在哪个手术室是无差别的，重点是手术任务之间如何衔接组合，使得医院的运作成本最小。可以注意到，在手术室分配过程中由于手术室之间无差异产生了对称性，因此为了降低问题的复杂度，我们在性质 9.1 中给出了用以减少解空间打破对称性的约束。

性质 9.1(Denton 等[32]) 考虑现实的场景 $n \geqslant m$(即患者数量多于手术室的数量),则手术室日调度问题满足下列约束:

$$x_r \geqslant x_{r+1}, \quad \forall r \in \{1,2,\cdots,m-1\} \tag{9.7}$$

$$\sum_{r=1}^{i} y_{ir} = 1, \quad \forall i \in I \tag{9.8}$$

$$\sum_{r=j}^{\min\{i,m\}} y_{ir} \leqslant \sum_{u=j-1}^{i-1} y_{u,j-1}, \quad \forall (i,j): i \geqslant j \tag{9.9}$$

9.1.3 模型分析

事实上,Denton 等[32]研究了手术室单日调度问题,并分别在手术时长为定值和随机变量的场景下建模了确定型模型 D 和随机规划模型 S。本章在上述研究的基础上,针对历史数据有限,随机变量准确分布难以描述的场景,在分布鲁棒优化的框架下建立分布鲁棒优化模型 DRO,其具有如下性质:

性质 9.2 分布鲁棒优化模型 DRO 的最优目标值 z_R^* 与确定性模型 D 的目标值 z_D^* 具有如下关系:

$$c^v \sum_{i\in I} \sigma_i + z_D^* \geqslant z_R^* \geqslant z_D^*$$

证明 在模型 DRO 的目标函数(9.3)中,若将 $\sup\limits_{\mathbf{P}\in\mathbf{F}} \mathbb{E}_{\mathbf{P}} \left(\sum\limits_{r\in R} \left(\sum\limits_{i\in I} y_{ir}\tilde{d}_i - T \right)^+ \right)$ 替换为下界 $\sum\limits_{r\in R} (\sum\limits_{i\in I} y_{ir}\mu_i - T)^+$,则分布鲁棒优化模型 DRO 简化为确定性模型 D。因此,有 $z_R^* \geqslant z_D^*$。

若将 x_r^* 和 y_{ir}^* 表示为确定性模型 D 的最优解,则对于任意 $i\in I, r\in R$,有下列不等式关系:

$$\begin{aligned}
z_R^* &\leqslant c^f \sum_{r\in R} x_r^* + c^v \sup_{\mathbf{P}\in\mathbf{F}} \mathbb{E}_{\mathbf{P}} \Big(\sum_{r\in R} \big(\sum_{i\in I} y_{ir}^* \tilde{d}_i - T\big)^+\Big) \\
&= c^f \sum_{r\in R} x_r^* + c^v \sup_{\mathbf{P}\in\mathbf{F}} \mathbb{E}_{\mathbf{P}} \Big(\sum_{r\in R} \big(\sum_{i\in I} y_{ir}^* \tilde{d}_i - \sum_{i\in I} y_{ir}^*\mu_i + \sum_{i\in I} y_{ir}^*\mu_i - T\big)^+\Big) \\
&\leqslant c^f \sum_{r\in R} x_r^* + c^v \sup_{\mathbf{P}\in\mathbf{F}} \mathbb{E}_{\mathbf{P}} \sum_{r\in R} \Big(\sum_{i\in I} y_{ir}^* |\tilde{d}_i - \mu_i| + \big(\sum_{i\in I} y_{ir}^*\mu_i - T\big)^+\Big) \\
&= c^f \sum_{r\in R} x_r^* + c^v \sup_{\mathbf{P}\in\mathbf{F}} \mathbb{E}_{\mathbf{P}} \Big(\sum_{i\in I} |\tilde{d}_i - \mu_i| + \sum_{r\in R} \big(\sum_{i\in I} y_{ir}^*\mu_i - T\big)^+\Big) \\
&\leqslant c^f \sum_{r\in R} x_r^* + c^v \sum_{i\in I} \sigma_i + c^v \sum_{r\in R} \big(\sum_{i\in I} y_{ir}^*\mu_i - T\big)^+ \\
&= c^v \sum_{i\in I} \sigma_i + \Big(c^f \sum_{r\in R} x_r^* + c^v \sum_{r\in R} \big(\sum_{i\in I} y_{ir}^*\mu_i - T\big)^+\Big) \\
&= c^v \sum_{i\in I} \sigma_i + z_D^*
\end{aligned} \tag{9.10}$$

成立。由于 x_r^* 和 y_{ir}^* 为问题的一个可行解，因此式(9.10)中的第一个不等式关系成立。由于$(a+b)^+ \leqslant |a|+(b)^+$，因此式(9.10)中的第二个不等式成立。由于模糊集约束(9.1)，因此式(9.10)中的第三个不等式也成立。

性质 9.2 给出了分布鲁棒优化模型 DRO 的目标值的界限。根据性质 9.2，我们有理由认为手术时长的绝对离差的降低对减小手术室运作成本的上界有积极的作用。

性质 9.3 模型 DRO 的最优值 z_R^* 有如下界限：

$$c^f + c^v \sum_{i \in I} \mu_i \geqslant z_R^* \geqslant \frac{c^f \sum_{i \in I} \mu_i}{T(1 + c^f/(c^v T))}$$

证明 首先证明上界成立。在证明之前，先额外增加约束条件：只开放一个手术室，即 $\sum_{r \in R} x_r = 1$，这相当于缩小了解空间，其对应的目标值是原最小化问题目标值 z_R^* 的上界。在考虑这个额外增加的约束和约束(9.4)～约束(9.6)限制的情况下，则有

$$\begin{aligned} z_R^* &\leqslant \sum_{r \in R} c^f x_r + c^v \sup_{\mathbf{P} \in \mathbf{F}} \mathbb{E}_{\mathbf{P}} \left(\sum_{r \in R} \left(\sum_{i \in I} y_{ir} \tilde{d}_i - T \right)^+ \right) \\ &= c^f + c^v \sup_{\mathbf{P} \in \mathbf{F}} \mathbb{E}_{\mathbf{P}} \left(\sum_{i \in I} \tilde{d}_i - T \right)^+ \\ &\leqslant c^f + c^v \sup_{\mathbf{P} \in \mathbf{F}} \mathbb{E}_{\mathbf{P}} \left(\sum_{i \in I} \tilde{d}_i \right) \\ &= c^f + c^v \sum_{i \in I} \mu_i \end{aligned} \tag{9.11}$$

因此，上界成立得证。

接下来证明下界成立。对于特殊概率分布$\mathbb{P}_0$，有$\mathbb{P}_0(\tilde{\boldsymbol{d}} = \boldsymbol{\mu}) = 1$，因此容易证明 P_0 属于模糊集(9.1)。故有

$$\begin{aligned} &\sup_{\mathbf{P} \in \mathbf{F}} \mathbb{E}_{\mathbf{P}} \left(\sum_{r \in R} \left(\sum_{i \in I} y_{ir} \tilde{d}_i - T \right)^+ \right) \geqslant \mathbb{E}_{\mathbf{P}_0} \left(\sum_{r \in R} \left(\sum_{i \in I} y_{ir} \tilde{d}_i - T \right)^+ \right) = \\ &\sum_{r \in R} \left(\sum_{i \in I} y_{ir} \mu_i - T \right)^+ \end{aligned} \tag{9.12}$$

在目标函数(9.3)中，将$\sup_{\mathbf{P} \in \mathbf{F}} \mathbb{E}_{\mathbf{P}} \left(\sum_{r \in R} \left(\sum_{i \in I} y_{ir} \tilde{d}_i - T \right)^+ \right)$用其下界$\sum_{r \in R} \left(\sum_{i \in I} y_{ir} \mu_i - T \right)^+$替换，则分布鲁棒优化模型 DRO 可化简为确定性模型 D。由于模型 D 的最优目标函数值为 z_D^*，则有 $z_R^* \geqslant z_D^*$。Denton 等[32]证明了 $z_D^* \geqslant \frac{c^f \sum_{i \in I} \mu_i}{T(1 + c^f/(c^v T))}$，因此，$z_R^* \geqslant \frac{c^f \sum_{i \in I} \mu_i}{T(1 + c^f/(c^v T))}$。证明完毕。

9.2 模型处理及算法设计

本节对分布鲁棒优化模型进行处理，将不能够直接求解的 DRO 模型转化为优化软件可以直接求解的混合整数规划问题。9.2.1 节给出了 DRO 模型的精确等价转化，转化后的模型约束数量随问题规模的增大成指数增长。为了求解大规模问题，在 9.2.2 节中提出了基于线性决策准则的近似模型。9.2.3 节设计了基于离散分布的启发式算法求解手术室单日调度问题。

9.2.1 精确等价模型

基于手术室日调度问题的分布鲁棒优化模型中包含对分布函数的决策，通常是难以求解的[159-160]。Wiesemann 等[74]提出了建模求解分布鲁棒优化模型的框架。结合 DRO 模型的分段线性凸优化的特点，本节利用对偶理论，将 DRO 模型等价转化为混合整数线性规划模型。

为了便于计算 $|\tilde{d}_i-\mu_i|, i\in I$，我们引入辅助随机变量 $\tilde{z}_i$，将模糊集(9.1)和支撑集(9.2)转化为

$$\mathbb{F}_{d,z}=\left\{\mathbb{P}_{d,z}\left|\begin{array}{l}\mathbb{E}_{\mathbb{P}_{d,z}}(\tilde{d}_i)=\mu_i, i\in I\\ \mathbb{E}_{\mathbb{P}_{d,z}}(\tilde{z}_i)\leqslant\sigma_i, i\in I\\ \mathbb{P}_{d,z}((\tilde{\boldsymbol{d}},\tilde{\boldsymbol{z}})\in\hat{W})=1\end{array}\right.\right\},\quad \hat{W}=\left\{(\boldsymbol{d},\boldsymbol{z})\left|\begin{array}{l}d_i\in[\bar{d}_i,\underline{d}_i],\forall i\in I\\ z_i\geqslant d_i-\mu_i,\forall i\in I\\ z_i\geqslant\mu_i-d_i,\forall i\in I\end{array}\right.\right\}\tag{9.13}$$

首先处理目标函数(9.3)的中间部分 $\sup\limits_{\mathbf{P}\in\mathbf{F}}\mathbb{E}_{\mathbf{P}}\left(\sum\limits_{r\in R}\left(\sum\limits_{i\in I}y_{ir}\tilde{d}_i-T\right)^+\right)$，为此进行如下转化：

$$\begin{aligned}&\sup\int_W\sum_{r\in R}\left(\sum_{i\in I}y_{ir}d_i-T\right)^+\mathrm{d}F(\boldsymbol{d},\boldsymbol{z})\\&\text{s.t.}\\&\qquad\int_W d_i\,\mathrm{d}F(\boldsymbol{d},\boldsymbol{z})=\mu_i,\quad\forall i\in I\\&\qquad\int_W z_i\,\mathrm{d}F(\boldsymbol{d},\boldsymbol{z})\leqslant\sigma_i,\quad\forall i\in I\\&\qquad\int_W\mathrm{d}F(\boldsymbol{d},\boldsymbol{z})=1\\&\qquad\mathrm{d}F(\boldsymbol{d},\boldsymbol{z})\geqslant 0\end{aligned}\tag{9.14}$$

则决策对象为函数 $\mathrm{d}F(\boldsymbol{d},\boldsymbol{z})$。为了求解该问题，我们先给出如下的定理。

定理 9.1 问题(9.14)与下列混合整数规划问题：

$$\inf\ \boldsymbol{\mu}'\boldsymbol{\eta}+\boldsymbol{\sigma}'\boldsymbol{\varphi}+\theta$$

s. t.

$$\theta + |R_j| T \geqslant \bar{\boldsymbol{d}}' \boldsymbol{p}_j - \underline{\boldsymbol{d}}' \boldsymbol{q}_j + (\boldsymbol{r}_j - \boldsymbol{s}_j)' \boldsymbol{\mu}, \quad \forall j \in J$$

$$\boldsymbol{p}_j - \boldsymbol{q}_j + \boldsymbol{r}_j - \boldsymbol{s}_j \geqslant \sum_{r \in R_j} \boldsymbol{y}_r - \boldsymbol{\eta}, \quad \forall j \in J$$

$$\boldsymbol{r}_j + \boldsymbol{s}_j \leqslant \boldsymbol{\varphi}, \quad \forall j \in J$$

$$\boldsymbol{p}_j, \boldsymbol{q}_j, \boldsymbol{r}_j, \boldsymbol{s}_j \geqslant \boldsymbol{0}, \quad \forall j \in J$$

$$\boldsymbol{\varphi} \geqslant \boldsymbol{0} \tag{9.15}$$

有相同的最优目标值。其中，$\boldsymbol{\mu} = (\mu_i)_{i \in I}$，$\boldsymbol{\sigma} = (\sigma_i)_{i \in I}$，$\bar{\boldsymbol{d}} = (\bar{d}_i)_{i \in I}$，$\underline{\boldsymbol{d}} = (\underline{d}_i)_{i \in I}$ 和 $\boldsymbol{y}_r = (y_{ir})_{i \in I}$ 已给定；$\boldsymbol{\eta} = (\eta_i)_{i \in I}$，$\boldsymbol{\varphi} = (\varphi_i)_{i \in I}$，$\theta$，$\boldsymbol{p}_j = (p_{ij})_{i \in I}$，$\boldsymbol{q} = (q_{ij})_{i \in I}$，$\boldsymbol{r} = (r_{ij})_{i \in I}$ 和 $\boldsymbol{s} = (s_{ij})_{i \in I}$ 为决策变量。

证明 问题(9.14)的对偶问题为

$$\inf \boldsymbol{\mu}' \boldsymbol{\eta} + \boldsymbol{\sigma}' \boldsymbol{\varphi} + \theta$$

s. t.

$$\boldsymbol{d}' \boldsymbol{\eta} + \boldsymbol{z}' \boldsymbol{\varphi} + \theta \geqslant \sum_{r \in R} (\boldsymbol{y}_r' \boldsymbol{d} - T)^+, \quad \forall (\boldsymbol{d}, \boldsymbol{z}) \in W$$

$$\boldsymbol{\varphi} \geqslant \boldsymbol{0} \tag{9.16}$$

其中，$\boldsymbol{\eta}$，$\boldsymbol{\varphi}$ 和 θ 为模型(9.14)中约束条件对应的拉格朗日乘子。显然，对应于不等式约束的乘子 $\boldsymbol{\varphi}$ 是非负的。

注意到问题(9.16)中的 $\sum_{r \in R} (\boldsymbol{y}_r' \boldsymbol{d} - T)^+$ 是关于 $\boldsymbol{d}$ 的分段线性凸函数，分段数量为 2^m，其中 m 是集合 R 中的手术室个数。定义 $P(R) = \{R_1, R_2, \cdots, R_{2^m}\}$ 为集合 R 的幂集，表示所有可能发生的加班场景的集合，其中元素 R_j，$j \in J = \{1, 2, \cdots, 2^m\}$ 是集合 R 的子集。例如 $R = \{1,2\}$ 时，$P(R) = \{\{\}, \{1\}, \{2\}, \{1,2\}\}$。函数 $\sum_{r \in R} (\boldsymbol{y}_r' \boldsymbol{d} - T)^+$ 可以重新表示为 $\max_{j \in J} \sum_{r \in R_j} (\boldsymbol{y}_r' \boldsymbol{d} - T)$，则问题(9.16)可以写成

$$\inf \boldsymbol{\mu}' \boldsymbol{\eta} + \boldsymbol{\sigma}' \boldsymbol{\varphi} + \theta$$

s. t.

$$\theta + |R_j| T \geqslant \Big(\sum_{r \in R_j} \boldsymbol{y}_r - \boldsymbol{\eta} \Big)' \boldsymbol{d} - \boldsymbol{\varphi}' \boldsymbol{z}, \quad \forall (\boldsymbol{d}, \boldsymbol{z}) \in W, j \in J$$

$$\boldsymbol{\varphi} \geqslant \boldsymbol{0} \tag{9.17}$$

等价于

$$\inf \boldsymbol{\mu}' \boldsymbol{\eta} + \boldsymbol{\sigma}' \boldsymbol{\varphi} + \theta$$

s. t.

$$\theta + |R_j| T \geqslant \max_{(\boldsymbol{d}, \boldsymbol{z}) \in W} \Big(\sum_{r \in R_j} \boldsymbol{y}_r - \boldsymbol{\eta} \Big)' \boldsymbol{d} - \boldsymbol{\varphi}' \boldsymbol{z}, \quad \forall j \in J$$

$$\boldsymbol{\varphi} \geqslant \boldsymbol{0} \tag{9.18}$$

其中，$|R_j|$表示集合 R_j 的势。针对给定的 $j \in J$，约束中的 $\max\limits_{(\boldsymbol{d},\boldsymbol{z}) \in W} \left(\sum\limits_{r \in R_j} \boldsymbol{y}_r - \boldsymbol{\eta}\right)' \boldsymbol{d} - \boldsymbol{\varphi}' \boldsymbol{z}$ 可以改写成

$$
\begin{aligned}
& \max \left(\sum_{r \in R_j} \boldsymbol{y}_r - \boldsymbol{\eta}\right)' \boldsymbol{d} - \boldsymbol{\varphi}' \boldsymbol{z} \\
& \text{s.t.} \\
& \qquad \boldsymbol{d} \leqslant \bar{\boldsymbol{d}}, \\
& \qquad -\boldsymbol{d} \leqslant -\underline{\boldsymbol{d}}, \\
& \qquad \boldsymbol{d} - \boldsymbol{z} \leqslant \boldsymbol{\mu}, \\
& \qquad -\boldsymbol{d} - \boldsymbol{z} \leqslant -\boldsymbol{\mu}
\end{aligned} \tag{9.19}
$$

将问题(9.19)对偶，得到对偶问题(9.20)：

$$
\begin{aligned}
& \min \bar{\boldsymbol{d}}' \boldsymbol{p}_j - \underline{\boldsymbol{d}}' \boldsymbol{q}_j + (\boldsymbol{r}_j - \boldsymbol{s}_j)' \boldsymbol{\mu} \\
& \text{s.t.} \\
& \qquad \boldsymbol{p}_j - \boldsymbol{q}_j + \boldsymbol{r}_j - \boldsymbol{s}_j \geqslant \sum_{r \in R_j} \boldsymbol{y}_r - \boldsymbol{\eta}, \\
& \qquad \boldsymbol{r}_j + \boldsymbol{s}_j \leqslant \boldsymbol{\varphi}, \\
& \qquad \boldsymbol{p}_j, \boldsymbol{q}_j, \boldsymbol{r}_j, \boldsymbol{s}_j \geqslant 0
\end{aligned} \tag{9.20}
$$

其中，$\boldsymbol{p}_j, \boldsymbol{q}_j, \boldsymbol{r}_j$ 和 $\boldsymbol{s}_j$ 为模型(9.19)的拉格朗日乘子。将结果代入问题(9.18)，则问题(9.14)可以等价转化为问题(9.15)，证明完毕。

定理 9.1 给出了与模型(9.14)内部具有相同目标值的混合整数线性规划模型，通过对偶理论和模型转化技术将原始的 sup(·)形式转化为线性的 inf(·) 形式。在定理 9.1 的基础上，推论 9.1 可以将 DRO 转化为易于求解的混合整数线性规划模型。

推论 9.1 模型 DRO 等价于如下的混合整数规划模型：

$$
\begin{aligned}
\text{(ER)} \quad & \min \sum_{r \in R} c^f x_r + c^v (\boldsymbol{\mu}' \boldsymbol{\eta} + \boldsymbol{\sigma}' \boldsymbol{\varphi} + \theta) \\
& \text{s.t.} \\
& \qquad \theta + |R_j| T \geqslant \bar{\boldsymbol{d}}' \boldsymbol{p}_j - \underline{\boldsymbol{d}}' \boldsymbol{q}_j + (\boldsymbol{r}_j - \boldsymbol{s}_j)' \boldsymbol{\mu}, \quad \forall j \in J \\
& \qquad \boldsymbol{p}_j - \boldsymbol{q}_j + \boldsymbol{r}_j - \boldsymbol{s}_j \geqslant \sum_{r \in R_j} \boldsymbol{y}_r - \boldsymbol{\eta}, \quad \forall j \in J \\
& \qquad \boldsymbol{r}_j + \boldsymbol{s}_j \leqslant \boldsymbol{\varphi}, \quad \forall j \in J \\
& \qquad \boldsymbol{p}_j, \boldsymbol{q}_j, \boldsymbol{r}_j, \boldsymbol{s}_j \geqslant \boldsymbol{0}, \quad \forall j \in J \\
& \qquad y_{ir} \leqslant x_r, \quad \forall i \in I, r \in R \\
& \qquad \sum_{r \in R} y_{ir} = 1, \quad \forall i \in I \\
& \qquad x_r, y_{ir} \in \{0,1\}, \quad \forall i \in I, r \in R
\end{aligned} \tag{9.21}
$$

证明 将定理9.1的结果代入DRO即可得式(9.21),证明完毕。

推论9.1提出了针对鲁棒优化模型DRO进行精确求解的方法。由于等价模型约束的数量是手术室的数量 m 的指数函数,精确算法可能无法在多项式时间内完成求解。因此,这种求得精确解的方法只能应用于可用手术室数量 m 比较少的情况。

9.2.2 基于线性决策准则的近似方法

对于手术室数量较多的情况,精确算法可能需要很长的时间才能获得最终解,求解效率较低。因此,本节提出基于线性决策准则(Linear Decision Rule)的近似方法求解该问题。

与精确算法的求解思想类似,首先处理模型DRO目标函数的内层。这部分可以等价转化为

$$
\begin{aligned}
&\sup_{\mathbf{P}\in\mathbf{F}}\mathbb{E}_{\mathbf{P}}\sum_{r\in R}o_r(\tilde{\boldsymbol{d}},\tilde{\boldsymbol{z}})\\
&o_r(\boldsymbol{d},\boldsymbol{z})\geqslant\sum_{i\in I}y_{ir}d_i-T,\quad\forall r\in R,(\boldsymbol{d},\boldsymbol{z})\in W\\
&o_r(\boldsymbol{d},\boldsymbol{z})\geqslant 0,\quad\forall r\in R,(\boldsymbol{d},\boldsymbol{z})\in W
\end{aligned}
\tag{9.22}
$$

其中手术室加班时间 $o_r(\tilde{\boldsymbol{d}},\tilde{\boldsymbol{z}})$ 是关于 $\tilde{\boldsymbol{d}}$ 和 $\tilde{\boldsymbol{z}}$ 的函数。相应地,可将DRO模型等价转化为

$$
\begin{aligned}
&\min\sum_{r\in R}c^f x_r+c^v\sup_{\mathbf{P}\in\mathbf{F}}\mathbb{E}_{\mathbf{P}}\sum_{r\in R}o_r(\tilde{\boldsymbol{d}},\tilde{\boldsymbol{z}})\\
&\text{s.t.}\\
&\qquad o_r(\boldsymbol{d},\boldsymbol{z})\geqslant\sum_{i\in I}y_{ir}d_i-T,\quad\forall r\in R,(\boldsymbol{d},\boldsymbol{z})\in W\\
&\qquad o_r(\boldsymbol{d},\boldsymbol{z})\geqslant 0,\quad\forall r\in R,(\boldsymbol{d},\boldsymbol{z})\in W\\
&\qquad y_{ir}\leqslant x_r,\quad\forall i\in I,r\in R\\
&\qquad\sum_{r\in R}y_{ir}=1,\quad\forall i\in I
\end{aligned}
\tag{9.23}
$$

为了模型的可解性,引入鲁棒优化的线性决策准则技术[77,151]来处理函数 $o_r(\tilde{\boldsymbol{d}},\tilde{\boldsymbol{z}})$。令每个手术室 $r\in R$ 的加班函数为关于 $\tilde{\boldsymbol{d}}$ 和 $\tilde{z}$ 的仿射,也就是说

$$
o_r(\tilde{\boldsymbol{d}},\tilde{\boldsymbol{z}})=o_r^0+\boldsymbol{o}_r^{1\prime}\tilde{\boldsymbol{d}}+\boldsymbol{o}_r^{2\prime}\tilde{\boldsymbol{z}}
\tag{9.24}
$$

其中,$\boldsymbol{o}_r^1=(o_r^{1i})_{i\in I}$,$\boldsymbol{o}_r^2=(o_r^{2i})_{i\in I}$。$o_r^0$,$\boldsymbol{o}_r^1$ 和 $\boldsymbol{o}_r^2$ 为决策变量。

将模型(9.22)改写为

$$
\begin{aligned}
&\sup\int_W\sum_{r\in R}o_r(\boldsymbol{d},\boldsymbol{z})\mathrm{d}F(\boldsymbol{d},\boldsymbol{z})\\
&\text{s.t.}\\
&\qquad\int_W d_i\,\mathrm{d}F(\boldsymbol{d},\boldsymbol{z})=\mu_i,\quad\forall i\in I
\end{aligned}
$$

$$\int_W z_i \mathrm{d}F(\boldsymbol{d},\boldsymbol{z}) \leqslant \sigma_i, \quad \forall i \in I$$
$$\int_W \mathrm{d}F(\boldsymbol{d},\boldsymbol{z}) = 1,$$
$$\mathrm{d}F(\boldsymbol{d},\boldsymbol{z}) \geqslant 0 \tag{9.25}$$

其中决策对象为函数 $\mathrm{d}F(\boldsymbol{d},\boldsymbol{z})$。为了求解该问题,我们给出如下定理。

定理 9.2 问题(9.25)可以等价转化为如下的混合整数线性规划问题:

$$\begin{aligned}
&\min \boldsymbol{\mu}'\boldsymbol{\eta} + \boldsymbol{\sigma}'\boldsymbol{\varphi} + \theta \\
&\text{s.t.} \\
&\quad \theta - \sum_{r\in R} o_r^0 \geqslant \bar{\boldsymbol{d}}'\boldsymbol{p}^0 - \underline{\boldsymbol{d}}'\boldsymbol{q}^0 + (\boldsymbol{r}^0 - \boldsymbol{s}^0)'\boldsymbol{\mu} \\
&\quad \boldsymbol{p}^0 - \boldsymbol{q}^0 + \boldsymbol{r}^0 - \boldsymbol{s}^0 = \sum_{r\in R} \boldsymbol{o}_r^1 - \boldsymbol{\eta} \\
&\quad \boldsymbol{r}^0 + \boldsymbol{s}^0 = \boldsymbol{\varphi} - \sum_{r\in R} \boldsymbol{o}_r^2 \\
&\quad \boldsymbol{p}^0, \boldsymbol{q}^0, \boldsymbol{r}^0, \boldsymbol{s}^0 \geqslant \boldsymbol{0} \\
&\quad \boldsymbol{\varphi} \geqslant \boldsymbol{0}
\end{aligned} \tag{9.26}$$

其中,$\boldsymbol{\mu}$,$\boldsymbol{\sigma}$,$\bar{\boldsymbol{d}}$,$\underline{\boldsymbol{d}}$ 和 $\boldsymbol{o}^0 = (o_r^0)_{r\in R}$ 已给定;$\boldsymbol{\eta}$,$\boldsymbol{\varphi}$,θ,$\boldsymbol{p}^0 = (p_i)_{i\in I}$,$\boldsymbol{q}^0 = (\boldsymbol{q}_i)_{i\in I}$,$\boldsymbol{r}^0 = (r_i)_{i\in I}$ 和 $\boldsymbol{s}^0 = (s_i)_{i\in I}$ 为决策变量。

证明 取问题(9.25)的对偶问题

$$\begin{aligned}
&\min \boldsymbol{\mu}'\boldsymbol{\eta} + \boldsymbol{\sigma}'\boldsymbol{\varphi} + \theta \\
&\text{s.t.} \\
&\quad \boldsymbol{d}'\boldsymbol{\eta} + \boldsymbol{z}'\boldsymbol{\varphi} + \theta \geqslant \sum_{r\in R} o_r(\boldsymbol{d},\boldsymbol{z}), \quad \forall (\boldsymbol{d},\boldsymbol{z}) \in W \\
&\quad \boldsymbol{\varphi} \geqslant \boldsymbol{0}
\end{aligned} \tag{9.27}$$

其中,$\boldsymbol{\eta}$,$\boldsymbol{\varphi}$ 和 θ 为对应于模型(9.26)等式及不等式约束的拉格朗日乘子。显然,对应于不等式约束的拉格朗日乘子 $\boldsymbol{\varphi}$ 是非负的。使用线性决策准则(9.24),可将问题(9.27)等价转化为

$$\begin{aligned}
&\min \boldsymbol{\mu}'\boldsymbol{\eta} + \boldsymbol{\sigma}'\boldsymbol{\varphi} + \theta \\
&\text{s.t.} \\
&\quad \theta - \sum_{r\in R} o_r^0 \geqslant \Big(\sum_{r\in R} \boldsymbol{o}_r^1 - \boldsymbol{\eta}\Big)'\boldsymbol{d} + \Big(\sum_{r\in R} \boldsymbol{o}_r^2 - \boldsymbol{\varphi}\Big)'\boldsymbol{z}, \quad \forall (\boldsymbol{d},\boldsymbol{z}) \in W \\
&\quad \boldsymbol{\varphi} \geqslant \boldsymbol{0}
\end{aligned} \tag{9.28}$$

对于问题(9.28)中第一个约束,有

$$\begin{aligned}
&\max \Big(\sum_{r\in R} \boldsymbol{o}_r^1 - \boldsymbol{\eta}\Big)'\boldsymbol{d} + \Big(\sum_{r\in R} \boldsymbol{o}_r^2 - \boldsymbol{\varphi}\Big)'\boldsymbol{z} \\
&\text{s.t.} \\
&\quad \boldsymbol{d} \leqslant \bar{\boldsymbol{d}}
\end{aligned}$$

$$
\begin{aligned}
-\boldsymbol{d} &\leqslant -\underline{\boldsymbol{d}} \\
\boldsymbol{d}-\boldsymbol{z} &\leqslant \boldsymbol{\mu} \\
-\boldsymbol{d}-\boldsymbol{z} &\leqslant -\boldsymbol{\mu}
\end{aligned} \tag{9.29}
$$

其对偶问题是

$$
\begin{aligned}
&\min \bar{\boldsymbol{d}}'\boldsymbol{p}^0-\underline{\boldsymbol{d}}'\boldsymbol{q}^0+(\boldsymbol{r}^0-\boldsymbol{s}^0)'\boldsymbol{\mu} \\
&\text{s. t.} \\
&\quad \boldsymbol{p}^0-\boldsymbol{q}^0+\boldsymbol{r}^0-\boldsymbol{s}^0=\sum_{r\in R}\boldsymbol{o}_r^1-\boldsymbol{\eta} \\
&\quad \boldsymbol{r}^0+\boldsymbol{s}^0=\boldsymbol{\varphi}-\sum_{r\in R}\boldsymbol{o}_r^2 \\
&\quad \boldsymbol{p}^0,\boldsymbol{q}^0,\boldsymbol{r}^0,\boldsymbol{s}^0\geqslant 0
\end{aligned} \tag{9.30}
$$

其中，$\boldsymbol{p}^0,\boldsymbol{q}^0,\boldsymbol{r}^0$ 和 $\boldsymbol{s}^0$ 为问题(9.29)中约束所对应的拉格朗日乘子。将结果代入问题(9.28)，可得问题(9.26)。证毕。

前面介绍了模型 DRO 等价于模型(9.23)，使用 LDR 近似技术，可将模型(9.23)进行转化。

定理 9.3 基于线性决策准则 LDR，模型(9.23)可以近似等价转化为如下混合整数线性规划模型：

$$
\begin{aligned}
\text{(ALDR)}\quad &\min\sum_{r\in R}c^f x_r+c^v(\boldsymbol{\mu}'\boldsymbol{\eta}+\boldsymbol{\sigma}'\boldsymbol{\varphi}+\theta) \\
&\text{s. t.} \\
&\quad \theta-\sum_{r\in R}o_r^0\geqslant \bar{\boldsymbol{d}}'\boldsymbol{p}^0-\underline{\boldsymbol{d}}'\boldsymbol{q}^0+(\boldsymbol{r}^0-\boldsymbol{s}^0)'\boldsymbol{\mu} \\
&\quad \boldsymbol{p}^0-\boldsymbol{q}^0+\boldsymbol{r}^0-\boldsymbol{s}^0=\sum_{r\in R}\boldsymbol{o}_r^1-\boldsymbol{\eta} \\
&\quad \boldsymbol{r}^0+\boldsymbol{s}^0=\boldsymbol{\varphi}-\sum_{r\in R}\boldsymbol{o}_r^2 \\
&\quad o_r^0+T\geqslant \bar{\boldsymbol{d}}'\boldsymbol{p}_r^1-\underline{\boldsymbol{d}}'\boldsymbol{q}_r^1+(\boldsymbol{r}_r^1-\boldsymbol{s}_r^1)'\boldsymbol{\mu},\quad \forall r\in R \\
&\quad \boldsymbol{p}_r^1-\boldsymbol{q}_r^1+\boldsymbol{r}_r^1-\boldsymbol{s}_r^1=\boldsymbol{y}_r-\boldsymbol{o}_r^1,\quad \forall r\in R \\
&\quad \boldsymbol{r}_r^1+\boldsymbol{s}_r^1=\boldsymbol{o}_r^2,\quad \forall r\in R \\
&\quad o_r^0\geqslant \bar{\boldsymbol{d}}'\boldsymbol{p}_r^2-\underline{\boldsymbol{d}}'\boldsymbol{q}_r^2+(\boldsymbol{r}_r^2-\boldsymbol{s}_r^2)'\boldsymbol{\mu},\quad \forall r\in R \\
&\quad \boldsymbol{p}_r^2-\boldsymbol{q}_r^2+\boldsymbol{r}_r^2-\boldsymbol{s}_r^2=-\boldsymbol{o}_r^1,\quad \forall r\in R \\
&\quad \boldsymbol{r}_r^2+\boldsymbol{s}_r^2=\boldsymbol{o}_r^2,\ \forall r\in R \\
&\quad \boldsymbol{p}^0,\boldsymbol{q}^0,\boldsymbol{r}^0,\boldsymbol{s}^0\geqslant \mathbf{0} \\
&\quad \boldsymbol{p}_r^1,\boldsymbol{q}_r^1,\boldsymbol{r}_r^1,\boldsymbol{s}_r^1\geqslant \mathbf{0},\quad \forall r\in R \\
&\quad \boldsymbol{p}_r^2,\boldsymbol{q}_r^2,\boldsymbol{r}_r^2,\boldsymbol{s}_r^2\geqslant \mathbf{0},\quad \forall r\in R
\end{aligned}
$$

$$\boldsymbol{\varphi} \geqslant \mathbf{0}$$
$$\text{式}(9.4)\sim\text{式}(9.6) \tag{9.31}$$

证明 使用定理9.3,模型(9.23)可以等价转化为

$$\min \sum_{r\in R} c^f x_r + c^v(\boldsymbol{\mu}'\boldsymbol{\eta} + \boldsymbol{\sigma}'\boldsymbol{\varphi} + \theta)$$

s. t.

$$o_r(\boldsymbol{d},\boldsymbol{z}) \geqslant \sum_{i\in I} y_{ir} d_i - T, \quad \forall r \in R, (\boldsymbol{d},\boldsymbol{z}) \in W \tag{9.32}$$

$$o_r(\boldsymbol{d},\boldsymbol{z}) \geqslant 0, \quad \forall r \in R, (\boldsymbol{d},\boldsymbol{z}) \in W \tag{9.33}$$

$$\theta - \sum_{r\in R} o_r^0 \geqslant \bar{\boldsymbol{d}}'\boldsymbol{p}^0 - \underline{\boldsymbol{d}}'\boldsymbol{q}^0 + (\boldsymbol{r}^0 - \boldsymbol{s}^0)'\boldsymbol{\mu}$$

$$\boldsymbol{p}^0 - \boldsymbol{q}^0 + \boldsymbol{r}^0 - \boldsymbol{s}^0 = \sum_{r\in R} \boldsymbol{o}_r^1 - \boldsymbol{\eta}$$

$$\boldsymbol{r}^0 + \boldsymbol{s}^0 = \boldsymbol{\varphi} - \sum_{r\in R} \boldsymbol{o}_r^2$$

$$\boldsymbol{p}^0, \boldsymbol{q}^0, \boldsymbol{r}^0, \boldsymbol{s}^0 \geqslant \mathbf{0}$$

$$\boldsymbol{\varphi} \geqslant \mathbf{0}$$

$$\text{式}(9.4)\sim\text{式}(9.6)$$

由于不等式约束(9.32)～约束(9.33)包含无穷个约束,因此上述优化问题仍然是难以求解的。其中约束(9.32) 可以改写为:

$$o_r^0 + T \geqslant (\boldsymbol{y}_r - \boldsymbol{o}_r^1)'\boldsymbol{d} - \boldsymbol{o}_r^{2\prime}\boldsymbol{z}, \quad \forall r \in R, (\boldsymbol{d},\boldsymbol{z}) \in W \tag{9.34}$$

对于任何 $r\in R$,考虑如下问题:

$$\max (y_r - \boldsymbol{o}_r^1)'\boldsymbol{d} - o_r^{2\prime}\boldsymbol{z}$$

s. t.

$$\boldsymbol{d} \leqslant \bar{\boldsymbol{d}}$$
$$-\boldsymbol{d} \leqslant -\underline{\boldsymbol{d}}$$
$$\boldsymbol{d} - \boldsymbol{z} \leqslant \boldsymbol{\mu}$$
$$-\boldsymbol{d} - \boldsymbol{z} \leqslant -\boldsymbol{\mu} \tag{9.35}$$

其对偶问题为

$$\min \bar{\boldsymbol{d}}'\boldsymbol{p}_r^1 - \underline{\boldsymbol{d}}'\boldsymbol{q}_r^1 + (\boldsymbol{r}_r^1 - \boldsymbol{s}_r^1)'\boldsymbol{\mu}$$

s. t.

$$\boldsymbol{p}_r^1 - \boldsymbol{q}_r^1 + \boldsymbol{r}_r^1 - \boldsymbol{s}_r^1 = \boldsymbol{y}_r - \boldsymbol{o}_r^1$$
$$\boldsymbol{r}_r^1 + \boldsymbol{s}_r^1 = \boldsymbol{o}_r^2$$
$$\boldsymbol{p}_r^1, \boldsymbol{q}_r^1, \boldsymbol{r}_r^1, \boldsymbol{s}_r^1 \geqslant \mathbf{0} \tag{9.36}$$

其中,$\boldsymbol{p}_r^1 = (p_{ir}^1)_{i\in I}$,$\boldsymbol{q}_r^1 = (q_{ir}^1)_{i\in I}$,$\boldsymbol{r}_r^1 = (r_{ir}^1)_{i\in I}$ 和 $\boldsymbol{s}_r^1 = (s_{ir}^1)_{i\in I}$ 为模型(9.35)中对应于各个约束的拉格朗日乘子。

类似地，约束(9.33)可以写成

$$o_r^0 \geqslant -\boldsymbol{o}_r^{1\prime}\boldsymbol{d} - \boldsymbol{o}_r^{2\prime}\boldsymbol{z}, \quad \forall r \in R, (\boldsymbol{d}, \boldsymbol{z}) \in W \tag{9.37}$$

对于任意 $r\in R$，考虑如下问题：

$$\begin{aligned}
&\max -\boldsymbol{o}_r^{1\prime}\boldsymbol{d} - \boldsymbol{o}_r^{2\prime}\boldsymbol{z} \\
&\text{s.t.} \\
&\qquad \boldsymbol{d} \leqslant \bar{\boldsymbol{d}} \\
&\qquad -\boldsymbol{d} \leqslant -\underline{\boldsymbol{d}} \\
&\qquad \boldsymbol{d} - \boldsymbol{z} \leqslant \boldsymbol{\mu} \\
&\qquad -\boldsymbol{d} - \boldsymbol{z} \leqslant -\boldsymbol{\mu}
\end{aligned} \tag{9.38}$$

其对偶问题为

$$\begin{aligned}
&\min \bar{\boldsymbol{d}}'\boldsymbol{p}_r^2 - \underline{\boldsymbol{d}}'\boldsymbol{q}_r^2 + (\boldsymbol{r}_r^2 - \boldsymbol{s}_r^2)'\boldsymbol{\mu} \\
&\text{s.t.} \\
&\qquad \boldsymbol{p}_r^2 - \boldsymbol{q}_r^2 + \boldsymbol{r}_r^2 - \boldsymbol{s}_r^2 = -\boldsymbol{o}_r^1 \\
&\qquad \boldsymbol{r}_r^2 + \boldsymbol{s}_r^2 = \boldsymbol{o}_r^2 \\
&\qquad \boldsymbol{p}_r^2, \boldsymbol{q}_r^2, \boldsymbol{r}_r^2, \boldsymbol{s}_r^2 \geqslant \boldsymbol{0}
\end{aligned} \tag{9.39}$$

其中，$\boldsymbol{p}_r^2=(\boldsymbol{p}_{ir}^2)_{i\in I}$，$\boldsymbol{q}_r^2=(q_{ir}^2)_{i\in I}$，$\boldsymbol{r}_r^2=(r_{ir}^2)_{i\in I}$ 和 $\boldsymbol{s}_r^2=(s_{ir}^2)_{i\in I}$ 为模型(9.38)中各个约束对应的拉格朗日乘子。将结果代入约束(9.23)和约束(9.24)，可得模型(9.31)。证明完毕。

9.2.3　基于离散分布的启发式方法

在分布鲁棒优化模型 DRO 中，患者服务时间的分布函数$\mathbb{P}$是基于模糊集$\mathbb{F}$的决策变量，是求解的主要难点所在。由于决策变量 $\boldsymbol{x}$，$\boldsymbol{y}$ 和$\mathbb{P}^*$是同时优化的，精确等价模型求解的过程十分耗时。在 9.2.3 节中，通过启发式方法构建离散分布，以模拟最差场景的分布函数。相对于精确等价模型，将大幅度降低问题的复杂度。

针对最优解 $\boldsymbol{x}=(x_r)_{r\in R}$ 和 $\boldsymbol{y}=(y_{ir})_{i\in I,r\in R}$，将对应的最差场景的分布函数表示为$\mathbb{P}^*\in\mathbb{F}$。接下来，我们利用启发式方法构建可行的概率分布$\mathbb{P}_0$。我们希望分布$\mathbb{P}_0$尽可能的接近$\mathbb{P}^*$。启发式方法思想基于如下两个性质。

性质 9.4(Ben-Tal 和 Hochman[151])　给定任意关于随机变量 $\tilde{d}$ 的凸函数 $f(\tilde{d})$和关于 $\tilde{d}$ 分布$\hat{\mathbb{P}}$的模糊集$\hat{\mathbb{F}}=\{\hat{\mathbb{P}}\mid\mathbb{E}_{\hat{\mathbb{P}}}(\tilde{d})=\mu,\mathbb{E}_{\hat{\mathbb{P}}}(|\tilde{d}-\mu|)=\sigma,\hat{\mathbb{P}}(\tilde{d}\in[\underline{d},\bar{d}])=1\}$，则有

$$\sup_{\hat{\mathbb{P}}\in\hat{\mathbb{F}}}\mathbb{E}_{\hat{\mathbb{P}}}f(\tilde{d})=p_1 f(\underline{d})+p_2(\mu)+p_3(\bar{d})$$

其中，$p_1=\frac{\sigma}{2(\mu-\underline{d})}$，$p_2=1-\frac{\sigma}{2(\mu-\underline{d})}-\frac{\sigma}{2(\bar{d}-\mu)}$，$p_3=\frac{\sigma}{2(\bar{d}-\mu)}$。

该性质说明，在上述场景下最差情况的分布函数是关于随机变量下界 $\underline{d}$、均值 μ，和上界 $\bar{d}$ 的三点分布，对应于各点的发生概率分别是 p_1，p_2 和 p_3。

性质 9.4 在满足单个随机变量 $\tilde{d}$ 且 $f(\tilde{d})$ 为凸函数的场景下成立。观察可知 $\sum_{r\in R}\left(\sum_{i\in I} y_{ir}\tilde{d}_i-T\right)^+$ 为关于 $\tilde{\boldsymbol{d}}$ 的凸函数，然而模型中含有多个随机变量 $\tilde{\boldsymbol{d}}$。接下来，需要刻画各个随机变量 $\tilde{\boldsymbol{d}}$ 的相关性，也就是说，$\tilde{\boldsymbol{d}}$ 中各个变量如何相互影响能使得分布函数$\mathbb{P}_0$ 令目标函数(9.3)中$\mathbb{E}_{\mathbb{P}_0}\left(\sum_{r\in R}\left(\sum_{i\in I} y_{ir}\tilde{d}_i-T\right)^+\right)$尽可能的大。为了说明各个随机变量的相互影响，有如下性质成立。

性质 9.5 针对给定分布$\mathbb{P}$，有如下关系成立

$$\mathbb{E}_{\mathbb{P}}\left(\sum_{r\in R}(\boldsymbol{y}_r'\tilde{\boldsymbol{d}}-T)^+\right)\leqslant\frac{1}{2}\sum_{r\in R}\left(\boldsymbol{y}_r'\boldsymbol{\mu}-T+\sqrt{(\boldsymbol{y}_r'\boldsymbol{\mu}-T)^2+\boldsymbol{y}_r'\boldsymbol{\Sigma}\,\boldsymbol{y}_r}\right)$$

其中，$\boldsymbol{\Sigma}$ 为随机变量 $\tilde{\boldsymbol{d}}$ 的协方差矩阵。

证明 对于任意分布函数$\mathbb{P}$，满足

$$\begin{aligned}
\mathbb{E}_{\mathbb{P}}\left(\sum_{r\in R}(\boldsymbol{y}_r'\tilde{\boldsymbol{d}}-T)^+\right)&=\sum_{r\in R}(\mathbb{E}_{\mathbb{P}}(\boldsymbol{y}_r'\tilde{\boldsymbol{d}}-T)^+)\\
&=\sum_{r\in R}\left(\mathbb{E}_{\mathbb{P}}\left(\frac{1}{2}(\boldsymbol{y}_r'\tilde{\boldsymbol{d}}-T)+\frac{1}{2}\left|\boldsymbol{y}_r'\tilde{\boldsymbol{d}}-T\right|\right)\right)\\
&=\frac{1}{2}\sum_{r\in R}\left((\boldsymbol{y}_r'\boldsymbol{\mu}-T)+\mathbb{E}_{\mathbb{P}}\sqrt{(\boldsymbol{y}_r'\tilde{\boldsymbol{d}}-T)^2}\right)\\
&\leqslant\frac{1}{2}\sum_{r\in R}\left(\boldsymbol{y}_r'\boldsymbol{\mu}-T+\sqrt{\mathbb{E}_{\mathbb{P}}(\boldsymbol{y}_r'\tilde{\boldsymbol{d}}-T)^2}\right)\\
&=\frac{1}{2}\sum_{r\in R}\left(\boldsymbol{y}_r'\boldsymbol{\mu}-T+\sqrt{(\boldsymbol{y}_r'\boldsymbol{\mu}-T)^2+\boldsymbol{y}_r'\boldsymbol{\Sigma}\,\boldsymbol{y}_r}\right)
\end{aligned}$$

其中，$\sqrt{d}$ 是随机变量 $d\geqslant 0$ 的凹函数，应用 Jensen 不等式可证上述不等式关系成立，证毕。

根据性质 9.5 可知，协方差矩阵 $\boldsymbol{\Sigma}$ 的确对$\mathbb{E}_{\mathbb{P}}\left(\sum_{r\in R}(\boldsymbol{y}_r'\tilde{\boldsymbol{d}}-T)^+\right)$的上界值有影响。$\boldsymbol{y}_r'\boldsymbol{\Sigma}\boldsymbol{y}_r$ 的取值越大，上界值越大。由于 $\boldsymbol{y}_r'\boldsymbol{\Sigma}\boldsymbol{y}_r=\sum_{i\in I}\sum_{j\in I} y_{ir}y_{jr}\operatorname{cov}(\tilde{d}_i,\tilde{d}_j)$，为了模拟最差分布，在启发式中，令任意两个患者的手术时长 $\tilde{d}_i$ 和 $\tilde{d}_j$ 的协方差为正且越大越好。也就是说，我们试图构造联合概率分布$\mathbb{P}_0$，其中任意两个随机变量是正相关且尽可能朝同方向变动的。基于这个目的，我们构造了联合概率分布$\mathbb{P}_0$近似最差可能发生场景的分布函数，基于性质 9.4，其中每个手术时长 $\tilde{d}_i$，$i\in I$ 为三点分布；基于性质 9.5，随机变量尽可能朝同一方向波动。

算法 9.1 （Probability-Distribution Construction，PDC）

步骤 1 对于任意随机的患者服务时长 $\tilde{d}_i, i \in I$，其矩阵分布为基于点 $\underline{d}_i, \mu_i$ 和 $\bar{d}_i$，概率分别为 $p_{i,1} := \dfrac{\sigma_i}{2(\mu_i - \underline{d}_i)}$，$p_{i,2} := 1 - \dfrac{\sigma_i}{2(\mu_i - \underline{d}_i)} - \dfrac{\sigma_i}{2(\bar{d}_i - \mu_i)}$ 和 $p_{i,3} := \dfrac{\sigma_i}{2(\bar{d}_i - \mu_i)}$ 的三点分布，则在这三点上的累计分布取值分别为 $q_{i,1} := p_{i,1}$，$q_{i,2} := p_{i,1} + p_{i,2}$ 和 $q_{i,3} := 1$。

步骤 2 定义向量 $\boldsymbol{q} := (q_{i,1}, q_{i,2})_{i \in I}$。将其按照降序排序为 $q^{(1)} \leqslant q^{(2)} \leqslant \cdots \leqslant q^{(2|I|)}$，其中 $q^{(j)}$ 表示第 j 个最小的元素。

步骤 3 联合概率分布为基于$(2|I|+1)$个点的分布。对于任意 $j = 1, 2, \cdots, 2|I|+1$，手术时长表示为点 $\boldsymbol{d}^{(j)} = (d_i^{(j)})_{i \in I}$，发生概率 $p^{(j)}$，即

$$d_i^{(j)} = \begin{cases} \underline{d}_i, & 若\ q^{(j)} \leqslant q_{i,1} \\ \mu_i, & 若\ q_{i,1} < q^{(j)} \leqslant q_{i,2} \\ \bar{d}_i, & 若\ q^{(j)} > q_{i,2} \end{cases}$$

且 $p^{(j)} = q^{(j)} - q^{(j-1)}$，给定 $q^{(0)} = 0$ 且 $q^{(2|I|+1)} = 1$。

【例】 假定只有两个手术任务，$I = \{1, 2\}$。通过 PDC 算法的步骤 1，手术时长的边际分布为基于 $\underline{d}_i, \mu_i$ 和 $\bar{d}_i$，发生概率为 0.4，0.2 和 0.4 的三点分布。根据 PDC 算法的步骤 2～3，得到手术时长的联合概率分布为五点分布，其中点为$(\underline{d}_1, \underline{d}_2)$，$(\underline{d}_1, \mu_2)$，$(\mu_1, \mu_2)$，$(\bar{d}_1, \mu_2)$和$(\bar{d}_1, \bar{d}_2)$，发生概率均为 0.2，如图 9.2 所示。

边际分布$\tilde{d}_1$	$\{\underline{d}_1, 0.4\}$		$\{\mu_1, 0.2\}$	$\{\bar{d}_1, 0.4\}$		{点，概率}
边际分布$\tilde{d}_2$	$\{\underline{d}_2, 0.2\}$		$\{\mu_2, 0.6\}$		$\{\bar{d}_1, 0.2\}$	
联合分布$(\tilde{d}_1, \tilde{d}_2)$	$\{(\underline{d}_1, \underline{d}_2), 0.2\}$	$\{(\underline{d}_1, \mu_2), 0.2\}$	$\{(\mu_1, \mu_2), 0.2\}$	$\{(\bar{d}_1, \mu_2), 0.2\}$	$\{(\bar{d}_1, \bar{d}_2), 0.2\}$	

图 9.2　联合概率分布的构成

利用启发式方法构建概率分布$\mathbb{P}_0$ 后，将原 DRO 模型近似表达为

$$\text{(Heu)} \quad \min \sum_{r \in R} c^f x_r + c^v \mathbb{E}_{\mathbb{P}_0} \left(\sum_{r \in R} \left(\sum_{i \in I} y_{ir} \tilde{d}_i - T \right)^+ \right)$$

$$\text{s.t.}\ 式(8.4)\sim式(8.6)$$

由于$\mathbb{P}_0$是基于多项点集的离散分布，因此模型 Heu 可以应用求解混合整数规划问题的优化软件直接求解。

9.2.4　基于样本平均近似的随机规划方法

针对随机规划的手术室单日调度问题，患者的服务时间 $\tilde{\boldsymbol{d}} = (\tilde{d}_i)_{i \in I}$ 为服从概

率分布$\mathbb{P}$的随机变量，则随机规划模型可以表示为

$$\min \sum_{r\in R} c^f x_r + c^v \mathbb{E}_{\mathbb{P}} \left(\sum_{r\in R}\left(\sum_{i\in I} y_{ir}\tilde{d}_i - T\right)^+\right)$$

$$\text{s. t. 式(9.4)} \sim \text{式(9.6)}$$

然而，随机规划模型通常是难以求解的。因此，Denton 等[32]提出使用样本平均近似技术将随机规划模型转化为

$$z_S^* = \min \sum_{r\in R} c^f x_r + c^v K^{-1} \sum_{\omega\in\Omega}\left(\sum_{r\in R}\left(\sum_{i\in I} y_{ir} d_i^\omega - T\right)^+\right)$$

$$\text{s. t. 式(9.4)} \sim \text{式(9.6)}$$

其中，Ω 表示样本集合，$\omega\in\Omega=\{1,2,\cdots,K\}$；$d_i^\omega$ 表示手术 $i\in I$ 在场景 ω 的时长。引入变量 o_r^ω 表示手术室 $r\in R$ 在场景 $\omega\in\Omega$ 情况下的加班时长，则模型可以线性表示为

$$\text{(SP)} \quad z_S^* = \min \sum_{r\in R} c^f x_r + c^v K^{-1} \sum_{\omega\in\Omega}\sum_{r\in R} o_r^w$$

$$\text{s. t.}$$

$$o_r^\omega \geqslant \sum_{i\in I} y_{ir} d_i^\omega - T, \quad \forall r\in R, \omega\in\Omega$$

$$o_r^\omega \geqslant 0, \quad \forall r\in R, \omega\in\Omega$$

$$\text{s. t. 式(9.4)} \sim \text{式(9.6)}$$

在随机规划模型当中，约束(9.7)～约束(9.9)同样适用，将其加入 SP 模型中可以缩小解空间。该随机规划模型可以利用优化软件进行直接求解。

9.2.5 四种方法的计算复杂度比较

针对决策变量及约束条件数量，我们对 9.2.1 节中的分布鲁棒优化 ER 模型，9.2.2 节中基于线性决策准则的 ALDR 模型，9.2.3 节中 Heu 模型和 9.2.4 节基于样本平均近似的 SP 模型进行比较。如表 9.1 所示，ER 模型的复杂度是指数规模的，模型中变量及约束数量均随着手术室数量 m 的增加呈现指数增长。由于 ER 模型的复杂度较高，因此难以求解大规模问题。相比之下，其他三种方法的复杂度都是多项式级的。相较于 ER 模型，基于线性决策准则的 ALDR 模型大幅度降低了变量及约束数量。然而它相较于 Heu 方法，求解的复杂度依然较大。对于基于样本平均近似的 SP 模型，变量和约束的个数与样本容量 K 成正相关。对于样本平均近似方法，样本容量越大，方法的准确度越高[162]。因此，如果选用大规模样本，SP 模型也可能无法解决现实中的问题。所以，就这四种模型而言，Heu 模型的约束及变量数量最少，在问题复杂度上表现最优。

表 9.1　四个模型的变量及约束数量比较

模型	ER	ALDR	Heu	SP
变量数量	$2^{m+2}+nm+m+2n+1$	$11nm+6n+2m+1$	$2m+3nm$	$nm+mK+m$
约束数量	$2^{m+2}+3\times 2^{m}+2nm+m+n$	$13nm+8n+2m+1$	$4nm+n+2m$	$2nm+2mK+n+m$

9.3　数值实验与影响因素分析

9.3.1　算例及评价指标描述

在计算实验中，参数设计如下：令 $T=480\text{min}$，手术室固定开放成本 $c^{f}=1$，单位加班费用分两种情况分别进行测试：①$c^{v}=0.0333$，表示每 0.5h 的加班费等于再开放一个手术室的费用；②$c^{v}=0.0083$，表示加班 2h 的费用等于再开放一个手术室的费用。这些参数的取值参考了文献[32]。我们对下列规模的实例进行测试：手术任务的数量为 10，15，20 和 25，对应的手术室的数量分别为 5，7，7 和 10，并比较如下四种方法的求解性能。

(1) ER：分布鲁棒优化 ER 的精确等价模型，详见 9.2.1 节。

(2) ALDR：分布鲁棒优化基于线性决策准则的近似方法，详见 9.2.2 节。

(3) Heu：分布鲁棒优化模型基于离散分布的启发式方法，详见 9.2.3 节。

(4) SP：基于样本平均近似的随机规划方法($K=500$)，详见 9.2.4 节。

为了描述手术时长的不确定性，在网站 http：//www. comihc. org/index. php/Test-Bed/3-years-of-surgery-data-at-sab. html 上获取三年 10390 条手术记录，包含 6 个科室(心血管科、胃肠科、妇科、内科、整形科、泌尿科)的日手术相关信息，每条手术记录包含科室、手术时长等相关信息，如图 9.1 所示。

为了确保比较的公平性，四种方法的实验参数设定完全相同。将相关数据分为训练集和测试集，训练集(含有 $K=500$ 个样本)用于优化模型中参数取值训练，对于分布鲁棒优化模型 ER，ALDR 和 Heu，需要构建包含描述性统计信息的模糊集 F；对于每个科室的手术时长，基于训练集中的历史数据预测手术时长的均值、绝对离差，并使用经验分布的 20%及 80%分位数作为支撑集。对于随机规划模型，直接选用训练集的手术记录作为手术时长样本。在使用四种方法求解后，使用测试集中的样本进行方法的性能评价。对于每个场景，计算四种方案的手术室运作成本及下列性能指标：

(1) Aver：基于训练集样本目标函数值的均值；

(2) Wor：基于训练集样本目标函数值的最差值；

(3) Dec：基于训练集样本目标函数的 90%分位数(即 90%差值)；

(4) Qua：基于训练集样本目标函数的 75%分位数；

(5) Time：求解实例的计算时间。

9.3.2 四种方法的对比实验

计算实验分为两部分：首先针对小规模算例，将分布鲁棒优化方法(ER)与随机规划方法进行比较；然后扩大问题规模，比较四种方法的性能指标。假设手术任务数量分别为10和15，c^v取值0.0333和0.0083。针对每组参数设定，分别计算10组实例，计算结果如表9.2～表9.5所示。其中，GAP表示两种方法在不同性能指标(Aver，Wor，Dec，Qua)的相对差异，即GAP=(ER−SP)/ER。显然，手术室运作成本的目标值越低越好。因此，GAP值为正数，表示模型SP的性能优于模型ER；否则模型ER表现更佳。

表9.2 分布鲁棒优化与随机规划方法求解性能的比较(10个手术任务，$c^f=1$，$c^v=0.0333$)

实例	分布鲁棒优化(ER)				基于采样平均近似的随机规划(SP)			
	Aver	Wor	Dec	Qua	Aver	Wor	Dec	Qua
1	4.1107	7.3077	4	4	3.8425	12.1198	5.9654	3.8092
2	3.3323	10.7333	4.1743	3	3.4034	11.8800	4.5290	3
3	3.1744	7.7269	3.2552	3	3.2374	8.3952	3.5250	3
4	3.1045	8.8846	3	3	3.1269	8.8846	3	3
5	3.1519	8.8619	3.0577	3	3.1691	7.4117	3.3308	3
6	4.1636	9.8269	4	4	3.6512	14.2315	5.1517	3
7	4.2206	11.0490	4.2858	4	3.8236	14.4252	5.9243	4.0934
8	3.0168	4.7399	3	3	2.4392	10.3283	3.4946	2
9	4.1033	9.2214	4	4	3.8747	13.4678	6.5514	3.7054
10	3.3261	9.9219	3.4451	3	3.3248	9.6939	3.6305	3
GAP/%	**5.07**	**−25.57**	**−24.53**	**7.03**	—	—	—	—

注：加黑数字表示性能最佳。

表9.3 分布鲁棒优化与随机规划方法求解性能的比较(10个手术任务，$c^f=1$，$c^v=0.0083$)

实例	分布鲁棒优化(ER)				基于采样平均近似的随机规划(SP)			
	Aver	Wor	Dec	Qua	Aver	Wor	Dec	Qua
1	3.1274	4.7262	3.4872	3	2.8033	5.8397	4.3825	3.2273
2	3.0519	5.0027	3.0187	3	2.6714	6.8667	3.7124	3.0454
3	3.0457	3.9675	3.1106	3	2.6460	4.8065	3.8210	3.0407
4	3.2224	4.6757	3.8046	3.3264	3.1720	5.0774	3.6314	3.1554
5	3.2170	6.0057	3.8514	3.2297	3.2104	5.5177	3.7236	3.1719
6	3.0169	3.8445	3	3	2.3300	4.4813	3.1783	2.4464
7	4.0661	5.3230	4.1792	4	3.3298	5.6003	4.2065	3.5633
8	3.1490	6.4764	3.5331	3.0284	3.1346	6.4765	3.4554	3.0275
9	3.0736	4.3899	3.2805	3	2.7758	5.7331	3.9791	3.2324
10	3.1134	4.4329	3.4290	3	2.8451	5.9933	4.1397	3.3032
GAP/%	**9.86**	**−15.45**	**−10.19**	**1.17**	—	—	—	—

注：加黑数字表示性能最佳。

表 9.4　分布鲁棒优化与随机规划方法求解性能的比较（15 个手术任务，$c^f=1$，$c^v=0.0333$）

实例	分布鲁棒优化（ER）				基于采样平均近似的随机规划（SP）			
	Aver	Wor	Dec	Qua	Aver	Wor	Dec	Qua
1	4.2780	19.0578	4.9279	4	4.2033	9.2043	4.3746	4
2	5.4066	10.4395	6.7610	5	5.8200	16.4971	9.4945	6.9110
3	5.4271	10.9090	6.6561	5	5.3046	12.8766	5.9540	5
4	5.2717	9.8623	6.2199	5	5.2718	15.3608	8.0309	5.9603
5	4.1907	8.2152	4.5056	4	4.2272	10.6139	4.5855	4
6	5.2220	8.5470	5.5023	5	4.8329	13.8196	7.2745	5.0684
7	5.4152	13.4842	6.1721	5	5.2644	13.5621	8.0775	5.9386
8	5.2713	12.2505	5.7526	5	4.8286	14.2836	7.3877	4.7831
9	5.2399	10.8158	5.3480	5	4.9808	16.5308	6.6723	5.1577
10	5.2870	10.9995	5.8935	5	5.0582	14.6177	7.7379	5.4091
GAP/%	**2.39**	**−19.89**	**−20.52**	**−8.81**	—	—	—	—

注：加黑数字表示性能最佳。

表 9.5　分布鲁棒优化与随机规划方法求解性能的比较（15 个手术任务，$c^f=1$，$c^v=0.0083$）

实例	分布鲁棒优化（ER）				基于采样平均近似的随机规划（SP）			
	Aver	Wor	Dec	Qua	Aver	Wor	Dec	Qua
1	4.1675	6.7373	4.6550	4.0847	3.7775	9.0525	4.8515	4.1886
2	4.1450	5.6268	4.6234	4.0177	3.7783	7.5021	5.0079	4.2746
3	5.1107	7.0567	5.3764	5	4.3857	8.2853	5.1790	4.5836
4	5.0963	7.0393	5.3786	5	4.4474	8.3785	6.0753	5.0307
5	5.0942	6.8514	5.3194	5	4.4415	7.4402	5.4075	4.6802
6	5.1657	7.2469	5.6475	5.1318	4.6484	7.8523	5.7335	5.0296
7	5.1914	7.2825	5.6845	5.2626	4.6582	9.6573	5.6953	5.0007
8	4.0650	5.2555	4.1276	4	3.4195	6.6081	4.1982	3.6143
9	5.2500	12.5347	5.4423	5	4.9771	17.8223	7.3550	5.2898
10	5.2122	8.0277	5.8845	5.1803	4.7067	8.9310	5.8243	5.1129
GAP/%	**10.84**	**−24.26**	**−6.12**	**1.83**	—	—	—	—

注：加黑数字表示性能最佳。

由表 9.2～表 9.5 可知，从均值（Aver）的角度来说，SP 方法比 ER 方法表现更佳。当 $c^v=0.0333$ 时，SP 节省了 2%～5%的手术室运作成本；当 $c^v=0.0083$ 时，SP 节省了 10% 的成本。这是由于两种方法的输入信息量差异导致的，ER 模型在考虑有限描述性信息，而手术时长的具体分布未知的情况下进行求解；而 SP 方法获取了训练集的所有样本信息。然而，在最差值 Wor 及 90%分位数 Dec 指标上，模型 ER 的表现明显好于 SP。对于 75%分位数 Qua，两种方法的表现则各有优劣。值得注意的是，当考虑高水平的加班成本($c^v=0.0333$)时，相较于 SP 方法，ER 虽在平均值 Aver 牺牲了 2%～5%的目标函数值，但针对 Wor 和 Dec 两个性能指标上分别提升了 19%～26%和 20%～25%；也就是说，ER 方法对最差情况和 90%分位水平的运作成本两个指标提高的比例远大于对平均值下降的比例，ER 方法能够给出更佳、更可靠的调度方案。因此，虽然分布鲁棒优化方法在平均值上的表现有一些保守，但是它能够很好地规避极端现象的发生，有效遏制极差解导致的手术室运作成本大幅度提高甚至调度方案不可行等现象的出现，适合具有风险规避意识的决策者选用。

接下来我们考虑手术任务数量及手术室更多的情况，测试 9.2 节中四种方法的求解性能。ER 模型的变量及约束数量是随手术室数量的增加而成指数增长的，如表 9.1 所示。对于手术室日调度问题，虽然 ER 方法可以获得最优解，但随着问题规模的增大，计算时间可能是无法接受的。在现实中，医院的管理者希望在有限的时间内获得较好的解，因此设定求解时间上限为 1h。我们分别使用 ER，ALDR，Heu 和 SP 方法求解不同规模情况下的算例，求解结果如表 9.6 和表 9.7 所示。其中，粗体表示在性能指标上表现最好的方法，“—”表示模型无法在给定时间内获得最终解；各方法最后一列记录着方法运行 10 组算例的平均计算时间，单位为 ms。由表可知，SP 方法在平均值(Aver)性能上表现最佳，但是在最差值(Wor)上表现最差；针对最差值，SP 需要比 ER 方法多支出 15%～25%的手术室运作成本。更值得注意的是，SP 方法只能求解手术任务不超过 15 个的算例，而当问题规模继续扩大时，方法无法在限定时间内找到最终解甚至导致内存溢出(2GB)。因此，模型 SP 不适用于求解大规模问题。

下面忽略 SP 方法，进一步比较三种分布鲁棒优化方法的优劣。值得注意的是，从求解效率的角度来看，Heu 方法可以在 10min 内获得所有测试规模实例的最终解；然而，对于 20 个和 25 个手术任务的算例而言，ER 模型和 ALDR 模型在 1h 内甚至无法获得最终解。当有 20 个手术任务时，在给定时间限制下，ER 模型只能获得 10 组算例中 4～5 组算例的最终解；而对于 25 个手术任务的情况，可以获得最终解的数量降低到 2～3 个；模型 ALDR 将获得最终解的比例分别提高至 60%～70%和 30%～40%。需要提及的是，计算时间也与单位加班费用 c^v 的取值有关，c^v 取值越小，所需的计算时长越大。三种分布鲁棒优化方法在性能指标 Aver 和 Wor 上并无明显差异。

值得注意的是，Heu 方法在计算时间上具有显著的优势，且相较于 ER 方法和 ALDR 方法，Heu 方法并没有牺牲掉平均值及最差值两个性能指标，在部分算例中，甚至表现优于另外两种方法。因此，对于较大规模的手术室日调度问题，医院管理者应选用 Heu 方法。

表 9.6　基于 10 组算例 ER、ALDR、Heu 和 SP 方法的平均性能指标($c^v=0.0333$)

规模	ER			ALDR			Heu			SP		
	Aver	Wor	Time/ms	Aver	Wor	Time/ms	Aver	Wor	Time/ms	Aver	Wor	Time/ms
10	3.7	**8.4**	164	3.7	8.9	127	3.7	8.5	**104**	**3.5**	10.6	7468
15	5.4	11.3	822	5.5	11.5	347	**5.0**	**10.2**	**226.8**	5.4	14.0	463577
20	7.2	14.5	>1h	7.1	**12.3**	>1h	**7.1**	13.7	**21253**	—	—	—
25	**8.5**	**15.6**	>1h	**8.5**	16.8	>1h	**8.5**	16.1	**518283**	—	—	—

注：加黑数字表示性能最佳。

表 9.7　基于 10 组算例 ER、ALDR、Heu 和 SP 方法的平均性能指标($c^v=0.0083$)

规模	ER			ALDR			Heu			SP		
	Aver	Wor	Time/ms	Aver	Wor	Time/ms	Aver	Wor	Time/ms	Aver	Wor	Time/ms
10	3.1	**4.8**	719	3.1	4.9	538	3.1	**4.8**	**514**	**2.7**	5.7	6943
15	4.4	6.6	65901	4.4	**6.4**	8086	4.4	6.5	**1418**	**4.0**	7.0	409242
20	**6.2**	8.0	>1h	**6.2**	8.0	>1h	**6.2**	**7.9**	**364998**	—	—	—
25	**8.4**	15.8	>1h	**8.4**	16.2	>1h	8.5	**13.9**	**2203763**	—	—	—

注：加黑数字表示性能最佳。

9.4　本章小结

本章面向运作层面的手术室单日调度问题展开研究，针对手术时长的不确定性，利用分布鲁棒优化方法进行建模与求解，以帮助医院降低手术室运作成本，增强手术方案抗扰动的能力。手术服务时间由一个模糊集描述，通过对偶理论，推导并提出了求解问题的精确方法；为了提高求解效率，进一步提出了基于线性决策准则的近似方法及基于离散分布的启发式方法。与随机规划方法相比，分布鲁棒优化方法虽然有些保守，但在最差值及 90%分位数两个性能指标上大幅度提升。特别的，基于离散分布的启发式方法大幅度提升了求解效率，可以在短时间获得所有测试实例的最优解，弥补了随机规划无法在可接受时间内求解较大规模问题的局限。

展　望

随着大数据时代的到来,手术室运作管理迎来了新的机遇。医院信息化建设不断深入,医院信息系统建设逐渐完善。数据驱动的手术室运作管理具有很强的现实紧迫性。面向医院管理实际与研究之间存在的缺口,综合运用数据驱动思想、机器学习及分布鲁棒优化方法,探究对患者服务时间和动态需求更真实的建模方式,提高手术调度方案的鲁棒性,为手术室运作管理提供方法性支持和管理学建议。

医院信息系统中存储着大量的手术相关记录和实时数据,包括患者年龄、病症、入院状态、麻醉方法、手术流程等,这些数据具有重要的科学价值。然而,由于患者身体状况的差异性和诊疗过程的复杂性,现有的医院信息系统数据并没有得到充分的利用以辅助决策。基于数据分析患者到达及需求特征,对患者需求进行分类预测,深度挖掘隐藏在数据背后的急诊到达及手术需求的规律,并将其应用到医院运作管理中,有利于进一步提升资源的利用效率和急诊的响应速度。

数据驱动的医疗服务运作管理符合大数据时代的需求,将是未来较长的一段时间里医院运营管理领域的研究热点问题之一。如何基于不同特征对患者进行科学分类,挖掘急诊到达和手术需求的分布规律;如何在患者信息动态更新的情况下完成患者动态调度,以优化医疗资源利用效率并提升患者满意度;如何实现手术室及序贯资源的协同;如何快速、高质量找到问题的解决方案(可解性及求解效率);这些都是极具理论和现实价值的科学问题。由于作者在上述部分领域的研究仍处于攻关阶段,因此在本书中涉及较少;这也将是作者未来的研究方向。

参考文献

[1] 罗利，石应康. 医疗服务资源调度优化理论、方法及应用[M]. 北京：科学出版社，2014.

[2] 中华人民共和国2019年国民经济和社会发展统计公报[J]. 中国统计，2020(3).

[3] 刘亚娜，谭晓婷，李玉柳. 中国政府推进老龄事业与养老体系建设的方案、演进与策略反思[J]. 中共福建省委党校学报，2021(2)：99-109.

[4] 杜少甫，谢金贵，刘作仪. 医疗运作管理：新兴研究热点及其进展[J]. 管理科学学报，2013，16(8)：1-19.

[5] Adan I, Vissers J. Patient mix optimisation in hospital admission planning: A case study [J], International Journal of Operations and Production Management, 2002, 22 (4): 445-461.

[6] 习近平在全国卫生与健康大会上强调：把人民健康放在优先发展战略地位，努力全方位全周期保障人民健康[J]. 中国食品药品监管，2016(8)：8-10.

[7] 邓富民，梁学栋，刘爱军，包北方. 多资源约束下改进NSGA-Ⅱ算法的手术调度[J]. 系统工程理论与实践，2012，32(6)：1337-1345.

[8] Van Oostrum J M, Van Houdenhoven M, Hurink J L, et al. A master surgical scheduling approach for cyclic scheduling in operating room departments[J]. OR Spectrum, 2008, 30(2): 355-374.

[9] 舒文，罗利. 基于目标规划的外科手术排程研究[J]. 技术与市场，2008，2：42-43.

[10] Cardoen B, Demeulemeester E, Beliën J. Operating room planning and scheduling: A literature review[J]. European Journal of Operational Research, 2010, 201: 921-932.

[11] Gupta D. Surgical suites' operations management [J]. Production and Operations Management, 2007, 16(6): 689-700.

[12] Magerlein J M, Martin J B. Surgical demand scheduling: a review[J]. Health services research, 1978, 13(4): 418.

[13] Gerchak Y, Gupta D, Henig M. Reservation planning for elective surgery under uncertain demand for emergency surgery[J]. Management Science, 1996, 42(3): 321-334.

[14] Tang J, Wang Y. An adjustable robust optimisation method for elective and emergency surgery capacity allocation with demand uncertainty [J]. International Journal of Production Research, 2015, 53(24): 7317-7328.

[15] Neyshabouri S, Berg B P. Two-stage robust optimization approach to elective surgery and downstream capacity planning[J]. European Journal of Operational Research, 2017, 260: 21-40.

[16] Qiu Y, Song J, Liu Z. A simulation optimisation on the hierarchical health care delivery system patient flow based on multi-fidelity models[J]. International Journal of Production Research, 2016, 54(21): 6478-6493.

[17] Choi S, Wilhelm W E, An approach to optimize block surgical schedules[J]. European Journal of Operational Research, 2014, 235(1): 138-148.

[18] Denton B, Viapiano J, Vogl A. Optimization of surgery sequencing and scheduling decisions under uncertainty[J]. Health Care Manage Sci, 2007, 10(1): 13-24.

[19] Schiele J, Koperna T, Brunner J O. Predicting intensive care unit bed occupancy for integrated operating room scheduling via neural networks[J]. Naval Research Logistics, 2021, (68): 65-88.

[20] 王昱,唐加福,曲刚,等.医院手术调度问题的多目标粒子群优化方法[J].系统仿真学报, 2014(8): 1658-1665.

[21] Tyler D C, Pasquariello C A, Chen C H. Determining optimum operating room utilization [J]. Anesthesia & Analgesia, 2003, 96(4): 1114-1121.

[22] Chen C K, Lin C, Hou T H, et al. A study of operating room scheduling that integrates multiple quantitative and qualitative objectives[J]. Journal of Nursing Research, 2010, 18(1): 62-74.

[23] 王昱,唐加福,曲刚.医院手术室运作管理:研究热点及发展方向[J].系统工程理论与实践, 2018, 38(7): 1778-1791.

[24] Day R, Garfinkel R, Thompson S. Integrated block sharing: A win-win strategy for hospitals and surgeons[J]. Manufacturing & Service Operations Management, 2012, 14(4): 567-583.

[25] Dexter F. Cost implications of various operating room scheduling strategies[J]. American Society of Anesthesiologists, 2002, 30(1): 87-95.

[26] Lamiri M, Xie X, Zhang S. Column generation approach to operating theater planning with elective and emergency patients[J]. IIE Transactions, 2008, 40(9): 838-852.

[27] Min D, Yih Y. Scheduling elective surgery under uncertainty and downstream capacity constraints[J]. European Journal of Operational Research, 2010, 206(3): 642-652.

[28] Jebali A, Alouane A B H, Ladet P. Operating rooms scheduling[J]. International Journal of Production Economics, 2006, 99(1-2), 52-62.

[29] Fei H, Chu C, Meskens N. Solving a tactical operating room planning problem by a column-generation-based heuristic procedure with four criteria[J]. Annals of Operations Research, 2009, 166(1): 91-108.

[30] Mannino C, Nilssen E J, Nordlander T E. A pattern based, robust approach to cyclic master surgery scheduling[J]. Journal of Scheduling, 2012, 15(5): 553-563.

[31] Holte M, Mannino C. The implementor/adversary algorithm for the cyclic and robust scheduling problem in health-care[J]. European Journal of Operational Research, 2013, 226(3): 551-559.

[32] Denton B T, Miller A J, Balasubramanian H J, Huschka T R. Optimal allocation of surgery blocks to operating rooms under uncertainty[J]. Operations Research, 2010, 58(4): 802-816.

[33] Torkki P M, Alho A I, Peltokorpi A V, et al. Managing urgent surgery as a process: Case study of a trauma center[J]. International Journal of Technology Assessment in Health Care, 2006, 22(2): 255.

[34] Wullink G, Houdenhoven M, Hans E, et al. Closing emergency operating rooms improves efficiency[J]. Journal of Medical Systems, 2007, 31(6): 543-546.

[35] 李晶,杨松凯.优化手术室业务流程提升手术台利用率[J].齐鲁医学杂志, 2010, 4(15): 178-182.

[36] Strum D P, Vargas L G, May J H, et al. Surgical Subspecialty Block Utilization and

Capacity Planning: A Minimal Cost Analysis Model | Anesthesiology | ASA Publications [J]. Journal of Medical Systems, 1999, 21(5): 309-322.

[37] Shylo O V, Prokopyev O A, Schaefer A J. Stochastic Operating Room Scheduling for High-Volume Specialties Under Block Booking[J]. INFORMS Journal on Computing, 2013, 25(4): 682-692.

[38] Bowers J, Mould G. Managing uncertainty in orthopaedic trauma theatres[J]. European Journal of Operational Research, 2004, 154(3): 599-608.

[39] Ogulata S N, Erol R. A Hierarchical Multiple Criteria Mathematical Programming Approach for Scheduling General Surgery Operations in Large Hospitals[J]. Journal of Medical Systems, 2003, 27(3): 259-270.

[40] Adan I, Bekkers J, Dellaert N, et al. Improving operational effectiveness of tactical master plans for emergency and elective patients under stochastic demand and capacitated resources[J]. European Journal of Operational Research, 2011, 213(1): 290-308.

[41] Velásquez R, Melo MT. A set packing approach for scheduling elective surgical procedures. In: Operations Research Proceedings, Springer, Germany, 2006, 425-430.

[42] Pham D N, Klinkert A. Surgical case scheduling as a generalized job shop scheduling problem[J]. European Journal of Operational Research, 2008, 185(3): 1011-1025.

[43] Wang Y, Miao Y, Zhu H, et al. A particle swarm optimization algorithm on the surgery scheduling problem with downstream process[C]. 2013 25th Chinese Control and Decision Conference. 2013: 850-855.

[44] 王昱,唐加福. 面向择期患者的手术排程问题的模型及算法研究[D]. 沈阳：东北大学,2011.

[45] Testi A, Tanfani E, Torre G. A three-phase approach for operating theatre schedules[J]. Health Care Manage Sci, 2007, 10: 163-172.

[46] Lovejoy W S, Li Y. Hospital Operating Room Capacity Expansion [J]. Management Science, 2002, 48(11): 1369-1387.

[47] Kim S C, Horowitz I, Young K K, et al. Flexible bed allocation and performance in the intensive care unit[J]. Journal of Operations Management, 2000, 18(4): 427-443.

[48] Choi S, Wilhelm W E. On capacity allocation for operating rooms [J]. Computers and Operations Research, 2014, 44: 174-184.

[49] Wang Y, Tang J, Fung R. Y. A column-generation-based heuristic algorithm for solving operating theater planning problem under stochastic demand and surgery cancellation risk [J]. International Journal of Production Economics, 2014, 158: 28-36.

[50] Zhang B, Murali P, Dessouky M M, et al. A mixed integer programming approach for allocating operating room capacity[J]. Journal of the Operational Research Society, 2009, 60: 663-673.

[51] Marcon E, Kharraja S, Simonnet G. The operating theatre planning by the follow-up of the risk of no realization[J]. International Journal of Production Economics, 2003, 85(1): 83-90.

[52] Batun S, Denton B T, Huschka T R, et al. Operating room pooling and parallel surgery processing under uncertainty[J]. INFORMS journal on Computing, 2011, 23(2): 220-237.

[53] Mancilla C, Storer R. A sample average approximation approach to stochastic appointment

sequencing and scheduling[J]. IIE Transactions,2012,44(8): 655-670.

[54] Dexter F,Epstein R H,Marcon E,et al. Strategies to reduce delays in admission into a postanesthesia care unit from operating rooms[J]. Journal of PeriAnesthesia Nursing, 2005,20: 92-102.

[55] Roland B, Martinelly D, Riane F. Operating Theatre Optimization: A Resource-Constrained Based Solving Approach[C]. International Conference on Service Systems & Service Management. IEEE,2007.

[56] Ozkarahan I. Allocation of Surgeries to Operating Rooms by Goal Programing[J]. Journal of Medical Systems,2000,24(6): 339-378.

[57] Ma G,Beliën J,Demeulemeester E,et al. Solving the strategic case mix problem optimally by using branch-and-price algorithms [C]. International Conference on Operational Research Applied to Health Services (ORAHS) edition: 35 location: Leuven (Belgium) date: 12-17 July 2009.

[58] Hans E,Wullink G,Van Houdenhoven M,et al. Robust surgery loading[J]. European Journal of Operational Research,2008,185(3): 1038-1050.

[59] Guinet A,Chaabane S. Operating theatre planning[J]. International Journal of Production Economics,2003,85(11): 69-81.

[60] Freeman N K,Melouk S H, Mittenthal J. A Scenario-Based Approach for Operating Theater Scheduling Under Uncertainty [J]. Manufacturing & Service Operations Management,2015,18(2): 245-261.

[61] Liao C,Pegden C D. Rosenshine M. Planning timely arrivals to a stochastic production or service system[J]. IIE Transactions,1993,25(5): 63-73.

[62] Aboueljinane L,Sahin E,Jemai Z. A review on simulation models applied to emergency medical service operations [J]. Computers & Industrial Engineering, 2013, 66 (4): 734-750.

[63] Chow V S, Puterman M L, Salehirad N, et al. Reducing Surgical Ward Congestion Through Improved Surgical Scheduling and Uncapacitated Simulation[J]. Production and Operations Management,2011,20(3): 418-430.

[64] Troy P M,Rosenberg L. Using simulation to determine the need for ICU beds for surgery patients[J]. Surgery,2009,146(4): 608-620.

[65] Everett J E. A decision Support Simulation model for the management of an elective surgery waiting system[J]. Health Care Management Science,2002,5(2): 89-95.

[66] Cochran J K,Bharti A. A multi-stage stochastic methodology for whole hospital bed planning under peak loading [J]. International Journal of Industrial & Systems Engineering,2006,(29): 8-36.

[67] Tan Y,Xiao Z M. Clonal particle swarm optimization and its applications [J]. IEEE Congress on Evolutionary Computation, 2007: 2303-2309. Tuft S, Gallivan S, Computer modelling of a cataract waiting list [J]. British Journal of Ophthamology, 2001, 85: 582-585.

[68] Blake J T,Donald J,Ball S. Mount Sinai hospital uses integer programming to allocate operating room time[J]. Interfaces,2002,32: 63-73.

[69] Tànfani E, Testi A. Improving surgery department performance via simulation and

optimization[C]. Health Care Management (WHCM), 2010 IEEE Workshop on. IEEE, 2010: 1-6.

[70] Addies B, Carello G, Tànfani E. A robust optimization approach for the operating room planning problem with uncertain surgery durations [C]. Springer Proceedings in Mathematics & Statistics, 2014, 61: 185-189.

[71] Bertsimas D, Sim M. The price of robustness[J]. Operations Research, 2004, 52(1): 35-53.

[72] Chen Z, Sim M, Xiong P. Robust stochastic optimization made easy with RSOME[J]. Management Science, 2020, 66(8): 3329-3339.

[73] Delage E, Ye Y. Distributionally robust optimization under moment uncertainty with application to data-driven problems[J]. Operations Research, 2010, 58(3): 595-612.

[74] Wiesemann W, Kuhn D, Sim M. Distributionally robust convex optimization [J]. Operations Research, 2014, 62(6): 1358-1376.

[75] Wang Y, Zhang Y, Tang J. A distributionally robust optimization approach for surgery block allocation[J]. European Journal of Operational Research, 2019, 273(2): 740-753.

[76] Kuhn D, Esfahani P M, Nguyen V A, et al. Wasserstein distributionally robust optimization: Theory and applications in machine learning[J]. INFORMS Tutorials in Operations Research, 2019: 130-166.

[77] Goh J, Sim M. Distributionally robust optimization and its tractable approximations[J]. Operations Research, 2010, 58, 4(1): 902-917.

[78] Esfahani P M, Kuhn D. Data-driven distributionally robust optimization using the Wasserstein metric: Performance guarantees and tractable reformulations [J]. Mathematical Programming, 2018, 171(1-2): 115-166.

[79] Bertsimas D, Sim M, Zhang M. Adaptive distributionally robust optimization [J]. Management Science, 2018, 65(2): 604-618.

[80] Aïda J, Atidel B, Hadj A, et al. Operating rooms scheduling[J]. International Journal of Production Economics, 2006, 99: 52-62.

[81] Min D, Yih Y. Scheduling elective surgery under uncertainty and downstream capacity constraints[J]. European Journal of Operational Research, 2010, 206(3): 642-652.

[82] Gul S, Denton B T, Fowler J. W. A progressive hedging approach for surgery planning under uncertainty. INFORMS Journal on Computing, 2015, 27(4): 755-772.

[83] Doulabi S H H, Rousseau L M, Pesant G. A constraint-programming-based branch-and-price-and-cut approach for operating room planning and scheduling[J]. INFORMS Journal on Computing, 2016, 28(3), 432-448.

[84] Rath S, Rajaram K, Mahajan A. Integrated Anesthesiologist and Room Scheduling for Surgeries: Methodology and Application. Operations Research, 2017, 65(6), 1460-1478.

[85] Shylo O V, Prokopyev O A, Schaefer A J. Stochastic operating room scheduling for high-volume specialties under block booking [J]. INFORMS Journal on Computing, 2012, 25(4): 682-692.

[86] Nemirovski A, Shapiro A. Convex approximations of chance constrained programs[J]. SIAM Journal on Optimization, 2006, 17(4): 969-996.

[87] Hanasusanto G A, Kuhn D, Wiesemann W. A comment on "computational complexity of

stochastic programming problems"[J]. Mathematical Programming, 2016, 159(1-2): 557-569.

[88] Freeman N K, Melouk S H, Mittenthal J. A Scenario-Based Approach for Operating Theater Scheduling Under Uncertainty [J]. Manufacturing & Service Operations Management,2015,18(2): 245-261.

[89] Pagnoncelli B K,Ahmed S,Shapiro A. Sample average approximation method for chance constrained programming: theory and applications[J]. Journal of optimization theory and applications,2009,142(2): 399-416.

[90] Soyster A L. Convex programming with set-inclusive constraints and applications to inexact linear programming[J]. Operations research,1973,21(5): 1154-1157.

[91] El Ghaoui L,Oustry F, Lebret H. Robust solutions to uncertain semidefinite programs [J]. SIAM Journal on Optimization,1998,9(1): 33-52.

[92] Ben-Tal A,Nemirovski A. Robust solutions of uncertain linear programs[J]. Operations research letters,1999,25(1): 1-13.

[93] 章宇.不确定旅行时间环境下带时间限制的路径优化模型与算法[D].沈阳:东北大学,2017.

[94] Ben-Tal A,El Ghaoui L, Nemirovski A. Robust optimization[M]. Princeton University Press,2009.

[95] Bertsimas D,Brown D B,Caramanis C. Theory and applications of robust optimization[J]. SIAM review,2011,53(3): 464-501.

[96] 赵怀峰,梁立强,祁建伟,等.制订手术准入标准实行手术分级管理[J].医院管理,2003.7(2): 36-40.

[97] 汪定伟,王俊伟,王洪峰,等.智能优化方法[M].北京:高等教育出版社,2007.

[98] Deb K,Pratap A,Agarwal S, et al. A fast and elitist multiobjective genetic algorithm: NSGA-II[J]. IEEE Transactions on Evolutionary Computation,2002,6(2): 182-197.

[99] Lee S,Yih Y. Reducing patient-flow delays in surgical suites through determining start-times of surgical cases[J]. European Journal of Operational Research, 2014, 238(2): 620-629.

[100] Kennedy J, Eberhart R. Particle swarm optimization [C]. Proceedings of IEEE International Conference on Neural Networks. 1995,1942-1948.

[101] Kennedy J,Eberhart R. A discrete binary of the particle swarm algorithm: Proc. IEEE International Conference on Neural Networks[C]. Piscataway,NJ: IEEE Service Center, 1997: 1942-1948.

[102] Schuster M,Standl M, Wagner J A, et al. Effect of different cost drivers on cost per anesthesia minute in different anesthesia subspecialties[J]. Anaesthesist,2004,101(6): 1435-1443.

[103] Markowitz H M. Portfolio Selection: Efficient Diversification of Investments[J]. 1991, second ed. Blackwell,Cambridge,MA.

[104] 王宇嘉.多目标粒子群优化算法的全局搜索策略研究[D].上海:上海交通大学,2008.

[105] Coello C,Pulido G, Lechunga M. Handling Multiple Objectives with Particle Swarm Optimization[J]. IEEE Transactions on Evolutionary Computation,2004. 8(3): 256-279.

[106] Laumanns M,Thiele L, Deb K, et al. Combining Convergence and Diversity in

Evolutionary Multi-objective Optimization [J]. Evolutionary Computation, 2002: 263-282.

[107] 侯艳玲,马静,马厚芝. 择期手术当日停台原因及分析[J]. 华西医学,2014,29(4): 754-756.

[108] Rym B B,Alain G,Sonia H G. An integer linear model for hospital bed planning[J]. International Journal of Production Economics,2012,140(2): 833-843.

[109] Essen J T,Hans E W,Hurink J L, et al, Minimizing the waiting time for emergency surgery[J]. Oper. Res. Health Care,2012,1(2-3): 34-44.

[110] Dantzig G B,Wolfe P. Decomposition Principle for linear Programs [J]. Operations Researeh,1960,8: 101-111.

[111] Gilmore P,Gomory R. A linear Programming approach to the cutting stock Problem[J]. Operations Researeh,1961,9: 849-859.

[112] Desrosiers J,Soumis F,Desrochers M. Routing with time windows by column generation [J]. Networks,1984,14: 545-565.

[113] Lübbecke M E,Desrosiers J. Selected Topics in Column Generation [J]. Operations Research,2005,53(6): 1007-1023.

[114] 高振,唐立新,汪定伟. 列生成解大规模 NP-hard 整数与组合优化问题[J]. 信息与控制,2003,32(7): 604-607.

[115] Bard J F,Purnomo H W. Preference scheduling for nurses using column generation[J]. European Journal of Operational Research,2005,16(2): 510-534.

[116] He F,Qu R. A constraint programming based column generation approach to nurse rostering problems[J]. Computers & Operations Research,2012,39(12): 3331-3343.

[117] Troels M R,Richard M L,Jesper L. A Column Generation Approach for Solving the Patient Admission Scheduling Problem[J]. European Journal of Operational Research, 2014,235(1): 252-264.

[118] Strum D P,May J H,Vargas L G. Modeling the uncertainty of surgical procedure times: Comparison of log-normal and normal models [J]. Anesthesiology, 2000, 92 (4): 1160-1167.

[119] Zhou J,Dexter F. Method to assist in the scheduling of add-on surgical cases: Upper prediction bounds for surgical case durations based on the log-normal distribution[J]. Anesthesiology,1998,89(5): 1228-1232.

[120] Gul S,Denton B T,Fowler J W,et al. Bi-Criteria scheduling of surgical services for an outpatient procedure center[J]. 2010,20(3): 406-417.

[121] Combes C,Meskens N,Rivat C,et al. Using a KDD process to forecast the duration of surgery[J]. International Journal of Production Economics,2008,112(1): 279-293.

[122] Barnhart C,Johnson E L, Nemhauser G L. Branch-and-price: column generation for solving huge integer programs[J]. Operations Research,1998,46(3): 316-329.

[123] Hifi M,Zissimopoulos V. A recursive exact algorithm for weighted two-dimensional cutting[J]. European Journal of Operations Research,1996,91(3): 553-564.

[124] Martello S,Toth P. Knapsack problems,algorithms and computer implementment[M]. Wiley-Interscience series in discrete mathematics and optimization,1990.

[125] Augusto V,Xie X L,Perdomo V. Operating theatre scheduling with patient recovery in

both operating rooms and recovery beds[J]. Computers & Industrial Engineering,2010, 58(2): 231-238.

[126] Hancock W M,Operating room scheduling data base analysis for scheduling[J]. Journal of medical systems,1988,12(6): 397-409.

[127] Gupta D,Wang L. Revenue Management for a Primary-Care Clinic in the Presence of Patient Choice[J]. Operations Research,2008,56(3): 576-592.

[128] Cardoen B, Demeulemeester E, Beliën J. Sequencing surgical cases in a day-care environment: An exact branch-and-price approach [J]. Computers & Operations Research,2009,36(9): 2660-2669.

[129] Dexter F,Birchansky L,Bernstein J M,et al. Case scheduling preferences of one surgeon's cataract surgery patients[J]. Anesthesia & Analgesia. 2009,108: 579-582.

[130] Day R,Garfinkel R,Thompson S. Integrated Block Sharing: A Win-Win Strategy for Hospitals and Surgeons[J]. Manufacturing & Service Operations Management, 2012: 1-17.

[131] Testi A,Tànfani E. Tactical and operational decisions for operating room planning: Efficiency and welfare implications[J]. Health Care Manag Sci,2009: 12: 363-373.

[132] Pariente J M M,Torres J M F,Cia T G. Policies and Decision Models for Solving Elective Case Operating Room Scheduling [J]. Computers & Industrial Engineering, 2009: 112-117.

[133] Fügener A,Hans E W,Kolisch R,et al. Master surgery scheduling with consideration of multiple downstream units[J]. European journal of operational research,2014,239(1): 227-236.

[134] Ferrand Y,Magazine M, Rao U S, et al. Building Cyclic Schedules for Emergency Department Physicians[J]. Interfaces,2011,41(6): 521-533.

[135] Brunner J O,Bard J F,Kolisch R. Flexible shift scheduling of physicians[J]. Health Care Management Sci. 2009,12(3): 285-305.

[136] Strum D P,Jerrold M D,May H,et al. Modeling the Uncertainty of Surgical Procedure Times Comparison of Log-normal and Normal Models [J]. Anesthesiology,2000,92(4): 1160-1167.

[137] Robb D J,Silver E A. Scheduling in a management context uncertain processing times and non-regular performance measures. Decision Sciences[J]. 1993,24(6): 1085-1108.

[138] Bowles,S. Microeconomics: behavior, institutions, and evolution [M]. Princeton University Press,2009.

[139] Von Neumann J,Morgenstern O. Theory of games and economic behavior[M]. Princeton University Press,Princeton,1944.

[140] Ben-Tal A,Teboulle M. An old-new concept of convex risk measures: the optimized certainty equipvalent[J]. Mathematical Finance,2007,17(3): 449-476.

[141] Manning J,Hedden T, Wickens N, et al. Personality influences temporal discounting preferences: Behavioral and brain evidence[J]. NeuroImage,2014,98: 42-49.

[142] Aumann R.J,Serrano R. An economic index of riskiness [J]. Journal of Political Economy,2008,116(5): 810-836.

[143] Jaillet P,Qi J,Sim M. Routing optimization under uncertainty[J]. Operations research,

2016,64(1): 186-200.

[144] Garey Michael R,David S. Johnson. *Computers and intractability*. Vol. 29. New York: wh freeman,2002.

[145] Bertsimas D,Tsitsiklis J N. Introduction to linear optimization[M]. 1997,6: 479-530.

[146] Ross,S. M. Introduction to probability models[M]. Academic press. 2014.

[147] Hall,Nicholas G. ,et al. Managing underperformance risk in project portfolio selection. *Operations Research*,2015,63(3): 660-675.

[148] Kleywegt A J,Shapiro A, Homem-de-Mello T. The sample average approximation method for stochastic discrete optimization[J]. SIAM Journal on Optimization, 2002, 12(2): 479-502.

[149] Olivares M,Terwiesch C,Cassorla L,Structural Estimation of the Newsvendor Model: An Application to Reserving Operating Room Time[J]. Management Science,2008,54(1): 41-55.

[150] Diefenbach M,Kozan E. Hospital emergency department simulation for resource analysis[J]. Industrial Engineering & Management Systems,2008,7(2): 133-142.

[151] Ben-Tal A,Goryashko A, Guslitzer E, et al. Adjustable robust solutions of uncertain linear programs[J]. Math. Program,2004,99: 351-376.

[152] Ben-Tal A,Nemirovski A. Robust solutions of uncertain linear programs[J]. Operations Research Letters,1999,25(1): 1-13.

[153] Ben-Tal A,Nemirovski A. Robust solutions of linear programming problems contaminated with uncertain data[J]. Math. Programming (Series B),2000,88: 411-424.

[154] Ben-Tal A,Nemirovski A. A robust optimization methodology and applications [J]. Math. Programming (Series B). 2002,92: 453-480.

[155] Bienstock D. Histogram models for robust portfolio optimization [J]. Journal of Computational Finance,2007,11: 1-64.

[156] May J H,Spangler W E,Strum D P, et al. The surgical scheduling problem: Current research and future opportunities[J]. Production and Operations Management, 2011, 20(3): 392-405.

[157] El Amir,E. A. H. On uses of mean absolute deviation: decomposition, skewness and correlation coefficients. Metron,2012,70(2-3): 145-164.

[158] Postek K,Ben-Tal A, Den Hertog D, et al. Exact robust counterparts of ambiguous stochastic constraints under mean and dispersion information. 2015, https: //papers. ssrn. com/sol3/papers. cfm? abstract_id=2614985.

[159] Murty K G,Kabadi S. N. Some NP-complete problems in quadratic and nonlinear programming[J]. Mathematical programming,1987,39(2): 117-129.

[160] Meng F,Qi J,Zhang M,Ang J,et al. A robust optimization model for managing elective admission in a public hospital[J]. Operations Research,2015,63(6): 1452-1467.

[161] Ben-Tal A,Hochman E. More bounds on the expectation of a convex function of a random variable[J]. Journal of Applied Probability,1972,9(4): 803-812.

[162] Shapiro A,Nemirovski A. On complexity of stochastic programming problems [J]. Continuous optimization,2005: 111-146.

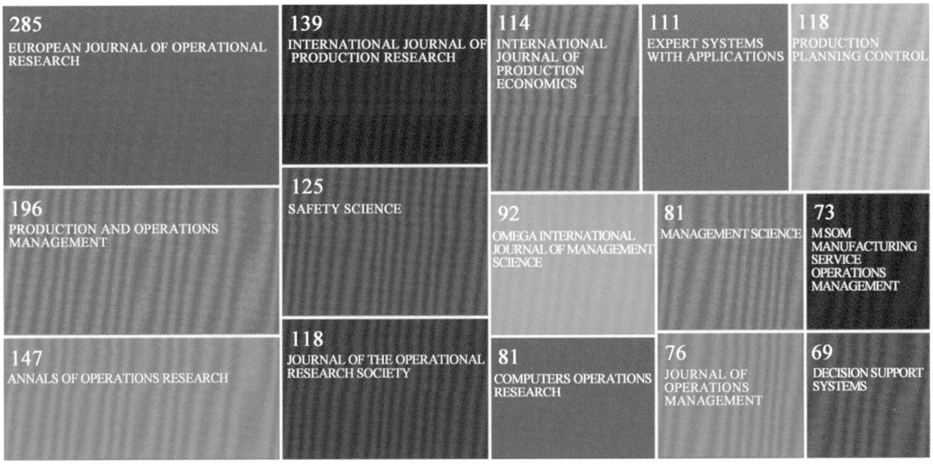

图 2.1　相关期刊发表的论文数量统计

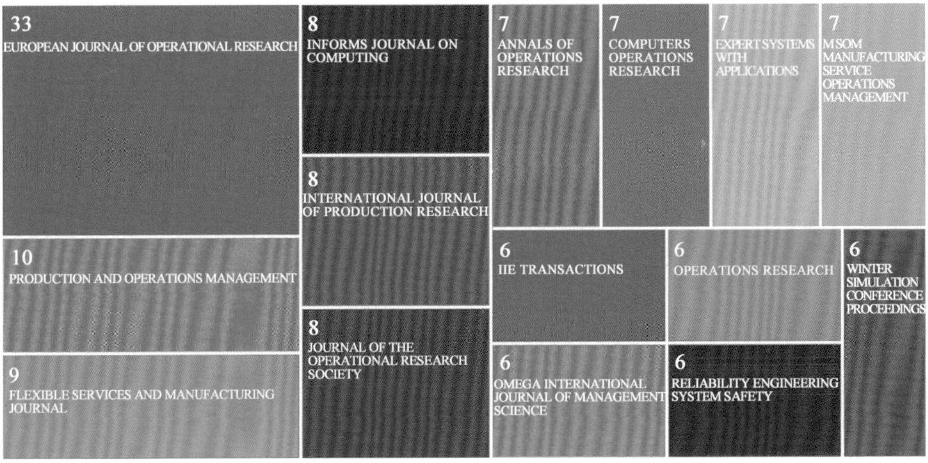

图 2.2　主题为“不确定环境下的手术调度”期刊发表的论文数量统计

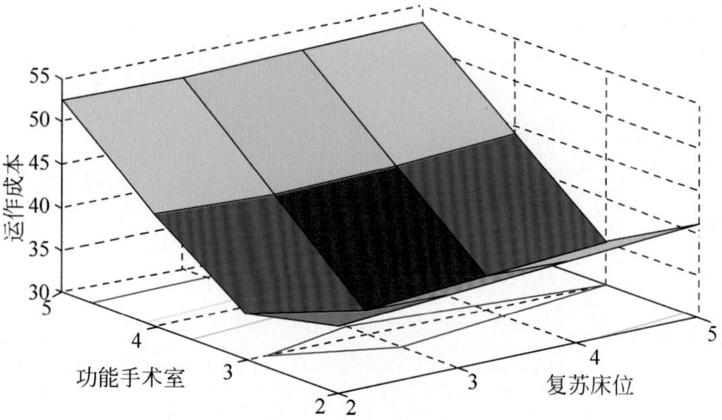

图 3.7　不同功能手术室和麻醉复苏床位下医院的运作成本

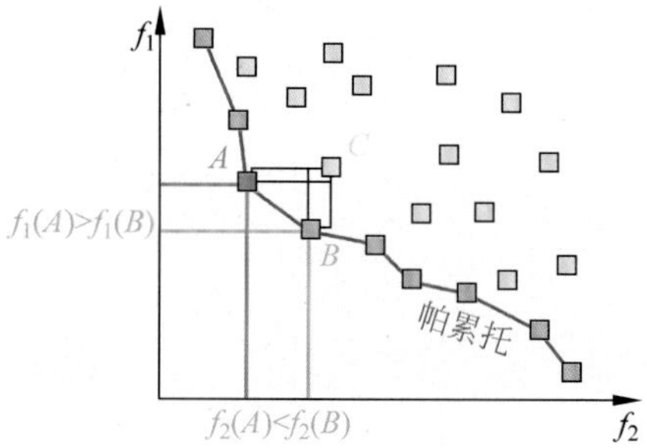

图 4.4　双目标问题解的示意图

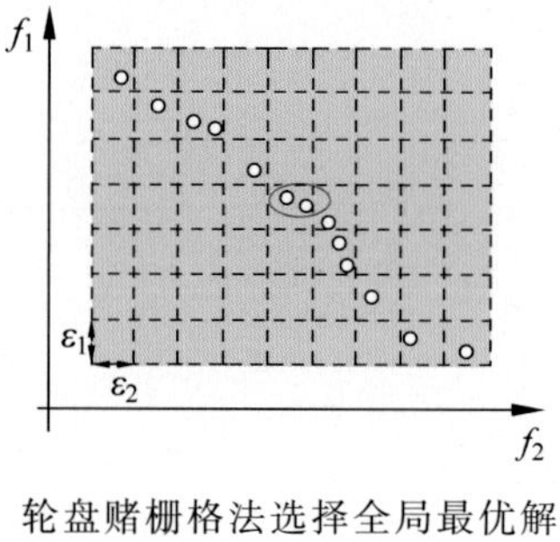

图 4.8　轮盘赌栅格法选择全局最优解示意图

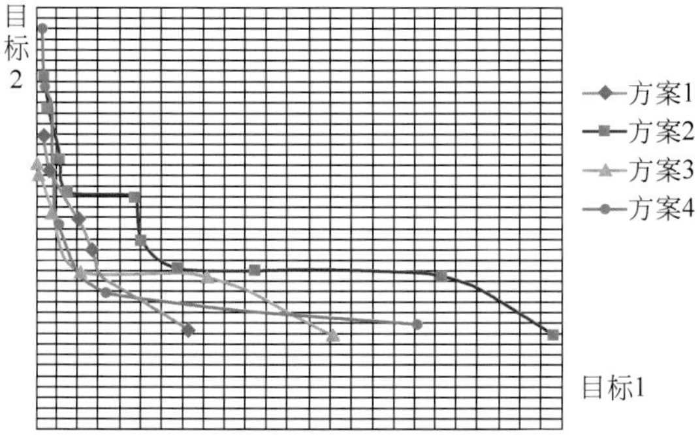

图 4.10　不同 w-r 求解方案示意图

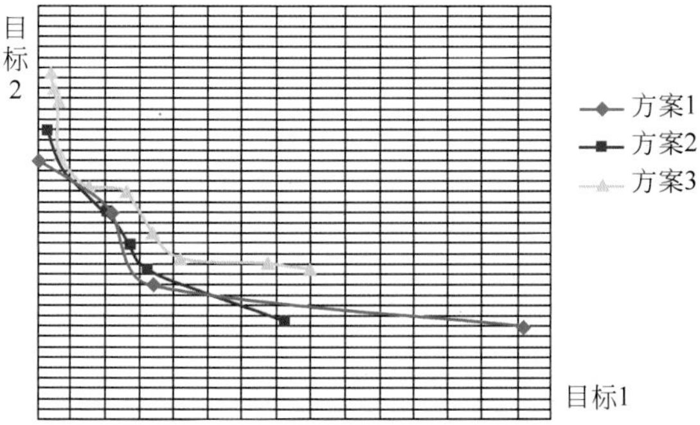

图 4.12　不同 ε 取值效果图

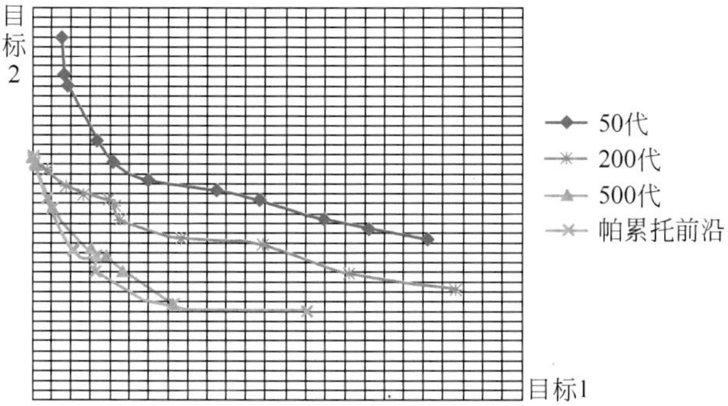

图 4.13　算法收敛性能示意图

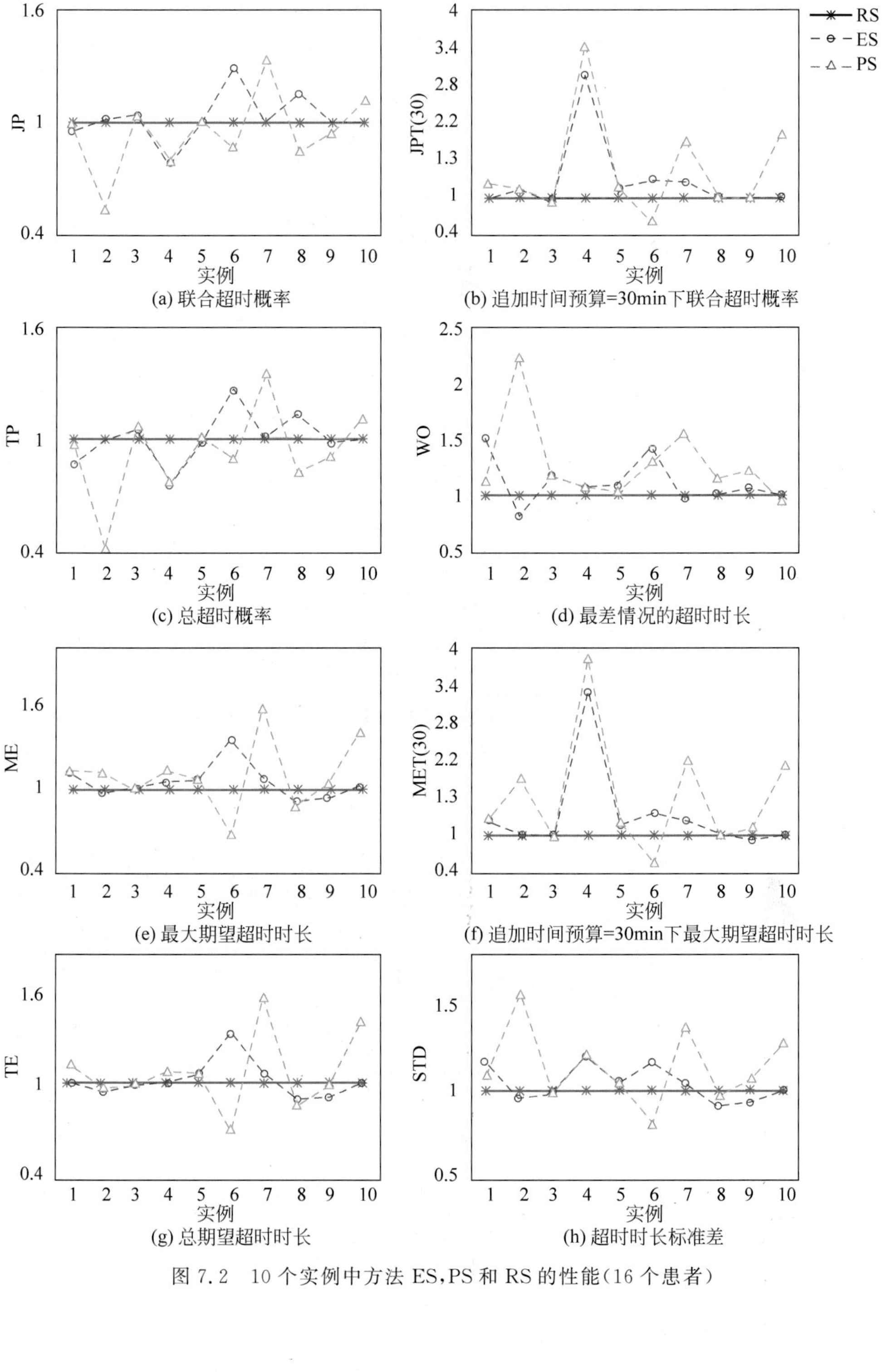

图 7.2　10 个实例中方法 ES,PS 和 RS 的性能(16 个患者)